Das große Allergie-Lexikon

urania

Annette Sabersky

Das große Allergie-Lexikon

Die wichtigsten Allergene und Beschwerden von A–Z

Die im Buch veröffentlichten Ratschläge wurden von der Verfasserin sorgfältig erarbeitet und geprüft. Eine Garantie kann dennoch nicht übernommen werden, ebenso ist eine Haftung der Verfasserin bzw. des Verlages und seiner Beauftragten für Personen-, Sach- und Vermögensschäden ausgeschlossen.

Bibliografische Information der Deutschen Bibliothek:
Die Deutsche Bibliothek verzeichnet diese Publikation in der Deutschen Nationalbibliografie; detaillierte bibliografische Daten sind im Internet über http://dnb.ddb.de abrufbar.

Urania Verlag
in der Verlagsgruppe Dornier GmbH
Postfach 80 06 69, 70506 Stuttgart

www.urania-verlag.de
www.verlagsgruppe-dornier.de

Umschlaggestaltung: Behrend & Buchholz, Hamburg
Umschlagbild: © Photodisc, Behrend & Buchholz, Hamburg
Redaktion: Berliner Buchwerkstatt, Dr. Andrea Wuller
Layout und Satz: Roland Poferl Print-Design, Köln
Druck: Westermann Druck, Zwickau
Printed in Germany

ISBN 3-332-01783-7
ISBN 978-3-332-01783-0

Dieses Buch möchte Betroffenen helfen,

mehr über die Produkte und Stoffe zu erfahren, die Auslöser einer Allergie oder einer Unverträglichkeitsreaktion sein können. Es informiert darüber, in welchen Kosmetika, Lebensmitteln, Putz- und Waschmitteln, Textilien und Baustoffen welche allergisierenden Substanzen enthalten sein können. Es gibt auch Rat, was unternommen werden kann, wenn die neue Kette am Hals juckt, das Glas Milch nicht bekommt oder die Augen tränen, sobald im Frühjahr die ersten Sträucher blühen.
Nicht jeder Hautausschlag, Pickel oder heftige Schnupfen ist eine Allergie. Sicher ist aber auch: Allergien sind weltweit auf dem Vormarsch. Im Jahr 2010 könnten bis zu 50 Prozent der Menschen unter einer Allergie leiden, so die Weltgesundheitsorganisation WHO. Darum ist es gut, über die Stoffe, die sehr häufig oder besonders heftig allergisierend wirken, Bescheid zu wissen. Dazu zählen verschiedene Lebensmittel, Nickel in Accessoires, Duftstoffe in Deodorants und Parfüms, aggressive Farbstoffe in Haarfärbemitteln, Hausstaub, Pollen und vieles mehr.

Dieses Buch kann den Arztbesuch nicht ersetzen

Es möchte sogar dazu motivieren, einen Allergologen aufzusuchen – wenn der Schnupfen zum Dauerschnupfen geworden ist oder nicht nur die Haare nach dem Färben flammend rot sind, sondern auch die Haut.
Nur etwa zehn Prozent der rund 24 Millionen Allergiker werden derzeit adäquat behandelt, so der Ärzteverband Deutscher Allergologen in Deutschland. Weil jeder Arzt einen Allergietest machen kann, jedoch nicht alle Mediziner über entsprechendes allergologisches Fachwissen verfügen, erhalten laut Ärzteverband viele Betroffene vermutlich keine angemessene fachärztliche Beratung und Therapie.
Und die gibt es. Zwar können nur einige Allergien ursächlich therapiert werden. Es gibt jedoch eine Reihe von neuen Behandlungsmöglichkeiten und -verfahren, die ein weitgehend beschwerdefreies Leben möglich machen – trotz Allergie.

Annette Sabersky

Akupunktur ☛Alternative Heilmethoden

Alkohol ☛Wein

Allergie

Jeder vierte Mensch leidet im Laufe seines Lebens an einer Allergie. Unter den Kindern bis zu elf Jahren tritt sogar bei jedem dritten Schüler einmal eine Allergie auf. Fachleute kommen zu dem Schluss, dass Allergien in den vergangenen Jahrzehnten weltweit dramatisch zugenommen haben, und sprechen sogar von der „Epidemie des 21. Jahrhunderts“. An ☛Heuschnupfen leiden weltweit etwa 23 Prozent der Menschen, an ☛Asthma hierzulande bis zu vier Prozent der Erwachsenen und bis zu sieben Prozent der Kinder und Jugendlichen. Weltweit gibt es rund 300 Millionen Asthmatiker, so die Weltallergieorganisation WAO auf dem letzten Allergiekongress in München 2005. Die Weltgesundheitsorganisation schätzt, dass im Jahr 2010 bereits jeder Zweite an einer Allergie leiden wird.
Allergien sind keine Bagatellerkrankungen. Die Betroffenen sind oftmals in ihrem Alltag stark eingeschränkt. Juckende Hautausschläge, verquollene Augen oder durch Asthma bedingte Atemprobleme können bei Kindern zu Schlafstörungen, Lernschwierigkeiten und Ausgrenzung führen. Erwachsene sind in ihrer Arbeitsfähigkeit eingeschränkt oder werden z. B. bei einer massiven ☛Kontaktallergie im Extremfall sogar arbeitsunfähig. In Deutschland sterben jährlich sogar rund 2700 Menschen an Asthma, das in 85 Prozent mit einer allergischen Erkrankung einhergeht, weltweit sind es 180 000 Menschen.

Gut zu wissen!

Eine Allergie ist eine Überreaktion des Immunsystems auf an sich harmlose Stoffe. Normalerweise unterscheidet der Körper zwischen guten und gefährlichen Substanzen. Gegen körperfremde, gefährliche Bakterien und Viren bildet er Antikörper, die dafür sorgen, dass ihnen bei erneutem Kontakt der Garaus gemacht wird. Bei Allergikern ist dieser Vorgang gestört. Das Immunsystem stuft an sich ungefährliche Substanzen wie Tierhaare oder ☛Pollen als gefährlich ein und setzt die Freisetzung von Histamin und anderen Botenstoffen in Gang. Sind sie in größeren Mengen im Blut vorhanden, kommt es zu allergischen Symptomen wie z. B. Hautjucken, Niesen, Übelkeit, Erbrechen oder Bindehautentzündung.

Dass den einen Menschen Tierhaare stören und den anderen nicht, liegt vermutlich an einem Ungleichgewicht verschiedener Körperzellen, die bei der Immunabwehr eine Rolle spielen. So genannte Th2-Lymphozyten, eine Untergruppe der weißen Blutkörperchen, setzen im Falle des Falles allergische Reaktionen in Gang. Von ihnen produzieren Allergiker möglicherweise zu viele. Von den Gegenspielern, den so genannten regulatorischen T-Zellen, kurz Treg, die die Lymphozyten in Schach halten, gibt es bei Allergikern hingegen zu wenig. So können sich die Th2-Lymphozyten unkontrolliert austoben.

Die genetische Veranlagung spielt bei der Allergieentstehung eine wichtige Rolle. Sind ein oder beide Eltern Allergiker, nimmt auch das Risiko zu, dass das Kind eine Allergie entwickelt, insbesondere dann, wenn beide Elternteile an derselben Allergie leiden.

Daneben wird aber auch der so genannte westliche Lebensstil als Verursacher diskutiert: eine „sterile" Umgebung, der zunehmende Verzehr von keimfreien, erhitzten Nahrungsmitteln und zu wenig Infekte in der Kindheit sorgen dafür, dass das Immunsystem unterfordert ist und darum Substanzen attackiert, die an sich harmlos sind. Aber auch Umweltschadstoffe, Zigarettenrauch, der frühzeitige Kontakt zu Haustieren und exotischen Lebensmitteln spielen eine Rolle bei der Entstehung von Allergien.

Unser Rat

Kinder sollten nicht zu sauber und „steril" aufwachsen. Studien ergaben, dass Jungen und Mädchen, die auf einem Bauernhof groß werden, nur halb so häufig an Heuschnupfen leiden wie Stadtkinder. Grund dafür scheint der dauernde Kontakt zu Keimen aus dem Kuhstall und vom Feld zu sein, der das Immunsystem fordert und trainiert. Lassen Sie kleine Kinder also ruhig auf dem Boden herumkrabbeln und „Dreck essen", wie es der britische Universitätsprofessor Scott Weiss empfiehlt. Auch das mindestens viermonatige Stillen wird zur Prävention empfohlen.

Sollten Sie den Verdacht haben, dass Sie oder Ihr Kind auf einen Stoff allergisch reagieren, suchen Sie einen Arzt mit der Zusatzbezeichnung „Allergologie“ auf. Bevor ins Blaue hinein auf Lebensmittel oder ☛ Kosmetika verzichtet wird, muss eine sachgerechte Diagnose gestellt werden, die das weitere Vorgehen bestimmt. Leider erhalten nur zehn Prozent der Allergiker eine angemessene Behandlung, so der Ärzteverband Deutscher Allergologen.
Sollte tatsächlich eine Allergie vorliegen, steht das Meiden des Allergens im Vordergrund. ☛ Nahrungsmittelallergiker reagieren meist nur auf einige wenige Produkte, so dass genussvolles Essen durchaus möglich ist. Dichte ☛ Matratzenüberzüge, so genannte Encasings, schützen bei ☛ Hausstauballergien. Verträgliche Kosmetika können mit Hilfe des ☛ Allergiepasses, in dem die individuell nicht vertragenen kosmetischen Substanzen aufgelistet sind, ausfindig gemacht werden.
Um die Symptome zu behandeln, gibt es verschiedene ☛ Medikamente. Sie werden entweder lokal, also z. B. als Nasenspray oder Augentropfen eingesetzt, oder sie wirken systemisch im ganzen Körper und werden in Form von Tabletten und Spritzen verabreicht.
Grundsätzlich ist es aber sinnvoller, die Ursache der Allergie zu behandeln. Das ist nur mit Hilfe der ☛ Hyposensibilisierung möglich, bei der das Allergen in abgeschwächter Form zugeführt und mit der Zeit dann oftmals akzeptiert wird. Jedoch lassen sich nicht alle Allergien ursächlich behandeln. Auch einige ☛ alternative Heilmethoden, wie z. B. Akupunktur, helfen bei Allergien.

Gut zu wissen!

Allergiepass

Der Allergiepass ist für Allergiker und auch für Patienten mit einer ☛ Pseudoallergie ein wichtiges Dokument. Darin werden alle Substanzen verzeichnet, auf die die Betroffenen allergisch reagieren. So haben sie die Möglichkeit, bei der Auswahl von z. B. ☛ Kosmetika geeignete Produkte auszuwählen, die die kritischen Substanzen nicht enthalten. Daneben ist der Pass auch im Notfall wichtig, etwa, wenn der Allergiker nach einem Unfall ins Krankenhaus eingeliefert wird und bestimmte ☛ Medikamente verabreicht bekommen soll, die möglicherweise nicht vertragen werden. Auch über eine lebensbedrohliche ☛ Insektengiftallergie gibt der Pass Aufschluss, so dass die entsprechenden

Notfallmedikamente bei einem Wespenstich gezielt verabreicht werden können. Nicht zuletzt ist er für Menschen mit einer ☛Latexallergie wichtig, da der Pass bei einer Not-OP darüber informiert, dass der Betroffene nicht mit den üblichen latexhaltigen OP-Materialien in Kontakt kommen darf, da es andernfalls zu einem lebensbedrohlichen anaphylaktischen Schock (☛Anaphylaxie) kommen kann.

Voraussetzung für den Allergiepass ist ein ☛Allergietest. Damit werden die Stoffe identifiziert, die beim Betroffenen sensibilisierend wirken, etwa Medikamente, Kosmetika, ☛Pollen oder ☛Nahrungsmittel.

In den Allergiepass werden die Substanzen (z. B. ☛Kuhmilcheiweiß, ☛Duftstoffe oder ☛Azetylsalizylsäure) eingetragen und auch die Produktgruppe (z. B. Lebensmittel, Kosmetik, Arzneimittel), in denen die Allergene enthalten sein können. Bei Kosmetika, ☛Putz- und ☛Waschmitteln kommen noch deren INCI-Bezeichnungen hinzu. INCI steht für International Nomenclature of Cosmetic Ingredients. Die INCI-Deklaration ist auf der Verpackung der Produkte zu finden.

Im Allergiepass wird zudem angegeben, welche Stoffe insbesondere zu lebensbedrohlichen Reaktionen bei der Person führen können, z. B. Erdnussallergene bei Menschen mit einer ☛Nussallergie. Daneben finden sich in dem Pass Hinweise auf Medikamente, die der Patient einnimmt, und welche Notfallmedikamente er bei sich tragen sollte.

Mit Hilfe des Allergiepasses wird der Einkauf von Nahrungsmitteln, Kosmetik, Putz- und Waschmitteln erleichtert. Denn viele Produkte werden hinsichtlich ihrer Inhaltsstoffe auf der Verpackung deklariert. Durch den Vergleich von Allergiepass und Zutatenliste können Allergiker für sie verträgliche Produkte auswählen – auch wenn das im Einzelfall Detektivarbeit erfordert und es eine Zeit lang dauern kann, bis eine verträgliche Creme oder der Keks ohne Milcheiweiß gefunden ist.

Tragen Sie den Allergiepass immer bei sich. Bewahren Sie ihn an einer gut sichtbaren Stelle, z. B. in der Brieftasche, im Portemonnaie oder in der Dokumentenmappe zusammen mit Personalausweis und Führerschein auf.

Unser Rat

Ein guter Arzt gibt Ihnen den Pass nicht einfach in die Hand, sondern nimmt sich auch Zeit, Sinn und Zweck zu erklären. Er zeigt Ihnen, wie Sie anhand der Zutatenliste verträgliche Lebensmittel identifizieren oder mit Hilfe der INCI-Deklaration auf der Verpackung von Cremes, Shampoos und dekorativer Kosmetik allergisierende Zutaten erkennen und meiden können. Ein sinnvoll ausgestellter Allergiepass sollte immer auch Arzneimittel (Wirkstoffe) und Produkte auflisten, die Sie nachweislich vertragen.

Leider werden nicht alle Produktgruppen, mit denen die Verbraucher konfrontiert werden, gekennzeichnet. So gibt es für die Inhaltsstoffe von ☛Textilien, ☛Schuhen, ☛Lacken und Lasuren, ☛Wandfarben, ☛Schmuck und vielen anderen Produkten mehr keine ☛Kennzeichnungspflicht. Auch Spuren von Nahrungsmittelallergenen werden nicht erfasst, obwohl sie sehr empfindlichen Allergikern zu schaffen machen können. Manchmal reichen schon winzige Mengen eines Erdnussallergens aus, um einen lebensbedrohlichen anaphylaktischen Schock auszulösen.

Der Deutsche Allergie- und Asthmabund in Mönchengladbach verschickt an seine Mitglieder so genannte Recherchelisten, die Auskunft z. B. über den ☛Nickelgehalt in Lebensmitteln geben oder über Wasch- und Reinigungsmittel ohne Duftstoffe informieren. Weitere Infos: www.daab.de.

Allergietest

Nicht hinter jedem roten Pickel auf der Haut verbirgt sich eine ☛Allergie. So werden ☛Kosmetika oftmals nicht vertragen, da die Creme nicht zum Hauttyp passt und sich die Haut mit Pickeln und Rötung wehrt. Mit einer Allergie hat das aber nichts zu tun. Entscheidend ist die Diagnostik durch den Arzt. Je nach Allergie umfasst sie mehrere Schritte: Anamnese, Hauttests, Labortest und eventuell Provokationstest. Bei der Anamnese wird der Patient zunächst ausführlich zu seinen Beschwerden befragt: Unter welchen Umständen, wann, wie oft und wo treten sie auf? Wie stark sind sie? Gibt es Vorbelastungen in der Familie? Anhand der Aussagen wird eine Verdachtsdiagnose gestellt, und es werden mögliche Auslöser in Betracht gezogen, die das weitere Vorgehen bestimmen. Führen z. B. Kosmetika zu

Hauterscheinungen, ist es sinnvoll, wenn die ☛Hautcremes mit zum Arzt genommen werden.
Anschließend wird die Haut begutachtet. Bei manchen Allergien und bei ☛Asthma und ☛Heuschnupfen werden auch Nase, Augen und Atemwege untersucht. Ergänzend dazu wird in der Regel ein Allergietest gemacht. Dazu bringt der Arzt Testsubstanzen am Unterarm oder auf dem Rücken auf oder in die Haut ein. Entweder es wird ein Pflaster (Epikutan- oder Patch-Test) auf die Haut geklebt, die Haut leicht eingeritzt (Prick-Test) oder die Testsubstanzen darunter gespritzt (Intrakutan-Test). Das Ergebnis kann bei Reaktionen vom „Soforttyp" schon nach 15 bis 20 Minuten abgelesen werden. Bei Allergien vom „verzögerten Typ" müssen die Testsubstanzen ein bis zwei Tage auf der Haut verbleiben.
Wenn die Haut sehr empfindlich ist, macht der Arzt unter Umständen auch einen Bluttest. Hierbei wird nach spezifischen Antikörpern für einzelne Allergene gesucht. Überprüft werden auf diese Weise Allergien auf ☛Pollen, Tierhaare, ☛Hausstaub und ☛Nahrungsmittel, die als häufige Auslöser bekannt sind. Daneben gibt es weitere Bluttests, die von Speziallabors durchgeführt werden.

Gut zu wissen!

Ein Provokationstest wird dann durchgeführt, wenn das Testergebnis nicht eindeutig ist oder nochmals bestätigt werden soll – wenn also z. B. abgeklärt werden muss, ob der Körper „nur" sensibilisiert ist oder ob es tatsächlich zu allergischen Symptomen auf die betreffende Substanz kommt. Der Provokationstest ist auch nützlich um herauszufinden, welche Pollen genau die Nase laufen oder die Augen tränen lassen. Auch bei einer ☛Pseudoallergie ist der Provokationstest die Methode der Wahl, da hier Blut- und Hauttests nichts nützen. Provokation, das bedeutet: Bei Verdacht auf eine Apfelallergie muss der Patient ein Stück ☛Apfel essen, bei Verdacht auf eine Pollenallergie sich eine allergenhaltige Lösung in die Nasen sprühen lassen. Anschließend wird die Reaktion kontrolliert. Da es dabei zu massiven Nebenwirkungen bis hin zu einem anaphylaktischen Schock (☛Anaphylaxie) kommen kann, wenn Patienten schon auf kleinste Mengen des Allergens reagieren (z. B. auf ☛Nüsse) werden solche Provokationstests in einer Klinik durchgeführt.

Unser Rat

Allergietests müssen von einem allergologisch geschulten Arzt vorgenommen werden. Denn nicht nur die sachgerechte Durchführung, sondern auch vor allem die Interpretation der Ergebnisse ist wichtig. So kann es zu „positiven" Ergebnissen kommen, das heißt, der Patient ist sensibilisiert. Doch das bedeutet nicht unbedingt, dass er über entsprechende Beschwerden klagt. „Bei etwa einem Drittel der Bevölkerung lassen sich durch Allergietests Reaktionen gegen Pollen, Insektengifte, Tierallergene oder Nahrungsmittel nachweisen, ohne dass diese Krankheitswert hatten, haben oder jeweils haben werden", heißt es im „Weißbuch Allergie", das von verschiedenen allergologischen Fachgesellschaften herausgegeben wird. Das kann zur Folge haben, dass der Patient z. B. unnötigerweise seine Wohnung saniert, auf bestimmte Lebensmittel verzichtet oder gar den Beruf aufgibt. Weil eine im Test nachgewiesene Sensibilisierung also nicht zwingend bedeutet, dass es zu relevanten Symptomen kommt, macht es auch keinen Sinn, dass sich kerngesunde Menschen vorsorglich testen lassen.

Liegt der Verdacht auf eine Pseudoallergie durch z. B. Konservierungsstoffe nahe, können Allergietests nur zum Ausschluss einer Allergie herangezogen werden. Denn bei dieser Sonderform spielt das Immunsystem keine Rolle, so dass auch keine Antikörper im Blut nachweisbar sind. Die Diagnose wird hier vor allem mit Hilfe der gründlichen Anamnese, einem Symptomtagebuch, bei Nahrungsmittelunverträglichkeit auch durch bestimmte Ausschluss-Diäten und Provokationstests gestellt.

Achtung: In Zeitschriften, im Internet und beim Arzt werden immer häufiger Allergietests beworben, mit denen Nahrungsmittelunverträglichkeiten auf die Spur gekommen werden soll. Bei diesen Tests wird die Menge an so genannten IgG-Antikörpern (Ig = Immunglobuline) ermittelt, die anzeigen sollen, ob der Betroffene auf bestimmte Lebensmittel reagiert. Jedoch werden IgG immer ausgeschüttet, wenn körperfremde Stoffe ins Blut gelangen, also z. B. nach jeder Mahlzeit, so dass diese Testmethode nach Aussage von Fachleuten überhaupt keine Aussagekraft hat. Der Test, den die Patienten aus eigener Tasche bezahlen müssen (bis zu 1000 Euro) sei „unsinnig" und „sinnlose Geldverschwendung", kritisieren Experten. Problematisch ist der Test vor allem darum, weil die Betroffenen in der Regel eine lange Liste mit Lebensmitteln erhalten, die sie nicht essen dürfen. Das bedeutet für sie eine große Einschränkung und Belastung.

Auch von anderen alternativen Allergietests raten Experten ab, da sie nicht zu den anerkannten Diagnostikverfahren zählen. Dazu gehören Elektroakupunktur, der Bioresonanzbluttest, Bioresonanzverfahren, der elektromagnetische Bluttest, Kinesiologie und Auspendeln. Sie können bestenfalls ergänzend zu den herkömmlichen Testmethoden genutzt werden.

Allergische Rhinokonjunktivitis ☛Haustiere, ☛Heuschnupfen, ☛Milben, ☛Pollen

Alternative Heilmethoden

Weil Tabletten, Nasensprays und Tropfen keine Heilung bringen und auch die ☛Hyposensibilisierung, also die Immunisierung, die eine dauerhafte Verträglichkeit des Allergens bringen soll, nicht immer möglich oder erfolgreich ist, suchen viele Allergiker Hilfe durch alternative Heilmethoden. Nach einer Studie der Universität Lübeck haben fast 20 Prozent der Allergiker schon einmal Akupunktur angewendet, fast 30 Prozent versuchten es mit einer Eigenblutinjektion und mehr als 30 Prozent suchten einen Homöopathen auf.

Die Deutsche Gesellschaft für Allergologie und Klinische Immunologie steht den meisten Verfahren skeptisch gegenüber. Sie hat eine Vielzahl von Studien ausgewertet und kommt zu dem Schluss, dass die meisten Verfahren mangels wissenschaftlich eindeutiger Nachweise nicht zu empfehlen sind. Dazu zählen sowohl Homöopathie, traditionelle chinesische Medizin, Aroma- und Farbtherapie wie auch Bioresonanztherapie, Elektroakupunktur, Kinesiologie und Pendeln. Dagegen werden Akupunktur, allergologisch zusammengestellte ☛Diäten, Atemtherapie, Entspannungsverfahren, Kneipp-Anwendungen, bestimmte Pflanzenmedikamente und Entspannungsmethoden wie z. B. autogenes Training als Ergänzung zur konventionellen Behandlung mit Tabletten und Salben für einzelne Allergien durchaus akzeptiert. Demgegenüber stehen zahlreiche positive Erfahrungen z. B. mit chinesischer Medizin oder Homöopathie bei ☛Heuschnupfen. Mit diesen Verfahren konnte in vielen

Gut zu wissen!

Fällen Betroffenen geholfen werden, wo die so genannte Schulmedizin versagte.
Vor allem die Akupunktur gilt inzwischen als weitgehend etabliert. Im Rahmen einer Studie an der Berliner Charité wurden mehr als 250 000 Patienten mit den kleinen Nadeln therapiert. Die Studie kommt zu dem Ergebnis, dass Akupunktur hilft. Neun von zehn Patienten mit Heuschnupfen oder Asthma ging es auch sechs Monate nach der Behandlung deutlich besser als zuvor. Nebenwirkungen waren selten. Die Weltgesundheitsorganisation WHO stufte die Akupunktur ebenfalls als geeignetes Verfahren bei der Behandlung von Heuschnupfen ein.

Unser Rat

Bevor Sie ein alternatives Verfahren in Betracht ziehen: Prüfen Sie, ob Ihnen bisher die beste medizinische Hilfe gewährt wurde. Sind Sie bei einem Allergologen in Behandlung oder bei einem Arzt, der möglicherweise nicht nach dem neuesten Stand der Forschung therapiert? Nur zehn Prozent der Allergiker werden angemessen behandelt, wie verschiedene Studien zeigen.
Nur für wenige alternative Therapien gibt es einen wissenschaftlichen Nachweis, dass Allergiker davon profitieren. Wenn bei Ihnen die schulmedizinische Behandlung nicht anschlägt oder nicht ausreichend hilft, ist es aber legitim auszuprobieren, ob Naturheilverfahren größeren Nutzen bringen.
Sehen Sie die alternative Methode als Ergänzung zur schulmedizinischen Therapie. Lassen Sie sich das Beste aus zwei medizinischen Richtungen zukommen. Gehen Sie möglichst zu einem Allergologen, der auch eine naturheilkundliche Zusatzausbildung hat und dem Thema gegenüber aufgeschlossen ist.
Setzen Sie nicht einfach die verordneten Medikamente ab, wenn Sie sich einer alternativen Behandlung unterziehen. Es kann lebensgefährlich sein, wenn z. B. Insektengiftallergiker die Hyposensibilisierung unterbrechen oder sogar im Notfall lebensrettende Medikamente verweigern.
Fragen Sie vor Beginn der Behandlung bei Ihrer Krankenkasse nach, ob sie die Kosten übernimmt. Viele Naturheilverfahren werden inzwischen bezuschusst oder ganz von der Kasse übernommen. Das ist auch ein Zeichen dafür, dass den alternativen Methoden von Seiten der Kostenträger ein immer größerer Stellenwert eingeräumt wird.

Anaphylaxie

Die Anaphylaxie ist sozusagen die schlimmste Ausprägung der ☛Allergie. Dabei handelt es sich um eine schwere Überreaktion des Immunsystems, die wenige Minuten bis hin zu zwei Stunden nach Kontakt mit dem Allergen auftreten kann. Hierbei werden wie bei jeder allergischen Reaktion ☛Histamin und andere Botenstoffe in großen Mengen freigesetzt, was zur Bildung von Quaddeln, Schwellungen und Rötungen führen kann. Sind die Atemwege betroffen, kann es auch zu Atemnot, ☛asthmatischen Beschwerden und starkem Schnupfen kommen. Gerät das Herz-Kreislauf-System aus dem Takt, fällt der Blutdruck ab, es kann zu einem Kreislaufschock und Kreislaufversagen mit Todesfolge kommen.

Gut zu wissen!

Um den so genannten anaphylaktischen Schock auszulösen, reichen schon geringe Mengen des Allergens. Sehr empfindliche Allergiker reagieren bereits auf den Geruch von ☛Fisch, auf Spuren eines ☛Medikaments, die an einem verschmutzten Trinkglas haften, oder einen Kuss, wenn der Partner zuvor Erdnüsse verzehrt hat.

Hierzulande führen besonders häufig ☛Sellerie, ☛Karotten, ☛Kuhmilch, Eier und ☛Fisch zur Anaphylaxie. In den USA sind es vor allem Erdnüsse, weil sie mengenmäßig mehr verzehrt werden als in Deutschland. Grundsätzlich könne jedoch jede Substanz zu der lebensbedrohlichen Reaktion führen, heißt es im „Weißbuch Allergie".

Der „worst case" tritt gar nicht so selten ein. So kommt es in Deutschland bei bis zu fünf Prozent der Menschen mit einer ☛Insektengiftallergie auf Bienen- oder Wespengift zur Anaphylaxie. Schwere Reaktionen auf ☛Nahrungsmittel treten bei bis zu drei Prozent der Lebensmittelallergiker auf. Schon Kinder sind davon betroffen. 0,6 Prozent der Kleinen haben bereits einmal eine solche lebensbedrohliche allergische Reaktion erlebt, ergab eine australische Studie mit mehr als 4000 Kindern.

Unser Rat

Gehen Sie wachsam mit Ihrer Allergie um. Haben Sie ☛Heuschnupfen, wissen Sie, wie es sich anfühlt, wenn die Nase zu laufen beginnt oder die Augen tränen. Kommt es zu einer übermäßigen, für Sie unüblichen Reaktion, sollten die Alarmglocken schrillen. ☛Nussallergiker

kennen das stumpfe oder prickelnde Gefühl im Mund, wenn sie versehentlich eine Walnuss gegessen haben. Alarmstufe eins ist aber erreicht, wenn sich die Symptome verstärken: Wenn die Schleimhäute anschwellen, das Herz zu klopfen beginnt oder Schwindel und Übelkeit auftreten, sollten sie sofort den Notarzt rufen lassen (Telefon 112), weil ein lebensbedrohlicher Schock die Folge sein kann.
Wer einmal eine Anaphylaxie erlitten hat, ist davor auch in Zukunft nicht gefeit. Sind die Symptome abgeklungen, kann es bei erneutem Kontakt mit dem Allergen zur selben Reaktion kommen. Darum ist die Identifizierung des Auslösers besonders wichtig. Dafür sollten Sie einen Arzt mit der Zusatzbezeichnung „Allergologie" aufsuchen oder eine Hautklinik, die auf Anaphylaxie spezialisiert ist. Der Arzt wird verschiedene ☛Allergietests durchführen, um den Auslöser zu identifizieren.
Das Meiden des Allergens stellt die sicherste Art dar, um einen anaphylaktischen Schock zu verhindern. Doch trotz der verbesserten ☛Kennzeichnung von Lebensmitteln können Spuren von z. B. ☛Nüssen via Schokoladenkekse verzehrt werden und lebensbedrohliche Folgen nach sich ziehen. Auch ein Wespenstich lässt sich nicht immer verhindern. Darum sollten Sie immer ein Notfallset bei sich führen, in dem sich folgende Medikamente befinden: ☛Antihistaminika und ☛Kortison als Tropfen und Adrenalin zum Inhalieren. Lassen sie sich vom Arzt erklären, welche Medikamente im Falle des Falles in welchen Mengen eingenommen werden. Notieren Sie groß und deutlich die Dosierung, damit andere Ihnen helfen können.
Am sichersten können Sie einer Anaphylaxie vorbeugen, indem Sie die Ursache der Allergie beheben. Durch ☛Hyposensibilisierung (auch Spezifische Immuntherapie genannt) können Insektengiftallergiker zu fast 100 Prozent geheilt werden. Leider sind jedoch nicht alle Allergien mit diesem Verfahren behandelbar.

Antibiotika ☛Medikamente

Antihistaminika

Wenn Allergiker mit einem Stoff in Berührung kommen, den sie nicht vertragen, wird aus den weißen Blutkörperchen das Hormon ☛Histamin ausgeschüttet. In kurzer Zeit steigt der Spiegel an Gewebehormon, was in den umliegenden Geweben zu Entzündungen, Juckreiz und Ekzemen führt. Mit Hilfe von ☛Medikamenten, die Antihistaminika heißen, können die Bindestellen für Histamin im Gewebe besetzt und die allergische Reaktion – je nach Medikament – nach 20 bis 60 Minuten weitgehend unterbunden werden. Dass die Symptome wie Hautjucken und Niesen nicht komplett verschwinden, liegt daran, dass die allergische Reaktion auch noch von anderen Botenstoffen als Histamin ausgelöst wird.

Antihistaminika werden meist in Form von Tabletten eingenommen, für Kinder gibt es Antihistaminika auch als Saft, Sirup oder Tropfen. Gele oder Cremes, die oftmals bei Juckreiz auf der Haut empfohlen werden, nützen wenig, schreibt die „Stiftung Warentest“ in ihrem Allergieratgeber. Denn sie dringen nicht tief genug in die Haut ein, um Histamin zu inaktivieren. „Wenn die Creme dennoch Juckreiz lindert, so beruht das auf dem Kühleffekt.“

Gut zu wissen!

Bei den Medikamenten zum Einnehmen unterscheidet man die der älteren und die der jüngeren Generation. Die Mittel mit den Wirkstoffen Clemastin, Dimetinden und Hydroxyzin, die schon seit längerem auf dem Markt sind, unterbinden zwar die allergische Reaktion, machen aber müde. Nach der Einnahme werden die Patienten unaufmerksam, träge und benommen. Was am Abend durchaus von Vorteil sein kann, um das Einschlafen zu erleichtern, ist tagsüber nicht wünschenswert und kann sogar gefährlich werden – etwa, wenn trotz Müdigkeit Auto oder Fahrrad gefahren wird.

Die Medikamente der so genannten zweiten Generation enthalten die Wirkstoffe Cetirizin, Desloratadin, Levocetirizin und Loratadin. Sie führen kaum noch zu Ermüdungserscheinungen und sind laut „Stiftung Warentest“ darum besser geeignet, allergische Reaktionen zu lindern.

Unser Rat

Antihistaminika sind dann sinnvoll, wenn sich das Allergen nicht meiden lässt. So ist es für Menschen mit ☛Heuschnupfen kaum möglich, im Frühjahr Gräsern oder Birkenpollen aus dem Weg zu gehen. Günstiger wäre aber eine ☛Hyposensibilisierung, mit der eine dauerhafte Akzeptanz des Allergens erreicht werden kann.

In der Regel werden Antihistaminika gut vertragen. Jedoch kommt es bei bis zu fünf Prozent der Patienten zu Mundtrockenheit, bei zwölf Prozent treten auch Kopfschmerzen auf, bei manchen Menschen Übelkeit (1,5 Prozent). Des Weiteren können die einzelnen Mittel schwere spezifische Nebenwirkungen haben und auch in Wechselwirkung mit anderen Medikamenten treten. Welches Präparat das geeignete ist, muss der Allergologe entscheiden.

In seltenen Fällen können Antihistaminika selbst allergische Reaktionen auslösen. Wenn sich die Beschwerden verstärken und Hautausschläge mit Rötung und Juckreiz nach 24 Stunden nicht abgeklungen sind, müssen Sie unbedingt den Arzt aufsuchen. Treten zusätzlich Schwindel, Atemnot und Schwächegefühl auf, muss sofort der Notarzt gerufen werden, da es möglicherweise zu einem lebensbedrohlichen anaphylaktischen Schock (☛ Anaphylaxie) kommt.

Für Kinder werden von den Herstellern Antihistaminika in Form von Tropfen, Saft und Sirup angeboten. Sie enthalten wie auch Gele und Cremes zur äußeren Anwendung ☛ Konservierungsstoffe wie z. B. Parabene, die selbst eine allergische Reaktion oder ☛ Pseudoallergie hervorrufen können.

Antihistaminika dürfen nicht eingenommen werden, wenn der Arzt einen ☛ Allergietest machen möchte, da das Ergebnis dadurch verfälscht wird und „negativ" ausfällt. Die Mittel müssen nach Rücksprache mit dem Arzt mehrere Tage vor dem Test abgesetzt werden.

Wenn Sie ein Medikament mit dem Wirkstoff Terfenadin einnehmen, dürfen Sie keinen Grapefruitsaft trinken und auch keine Grapefruit essen, da sich die Wirkung verstärkt. Das kann Auswirkungen auf die Herzfunktion haben. Da der Wirkstoff aber auch ohne gleichzeitigen Verzehr von Grapefruit zu Störungen am Herzen führen kann, wird er von der „Stiftung Warentest" grundsätzlich als „wenig geeignet" beurteilt.

Auch wenn die neuen Antihistaminika kaum noch müde machen, kann im Einzelfall das Reaktionsvermögen beeinträchtigt werden. Wer sich also nach der Medikamenteneinnahme nicht ganz fit fühlt, sollte sicherheitshalber das Auto oder Fahrrad stehen lassen und die Bahn oder den Bus nehmen.

Anti-IgE-Spritze ☛ Asthma

Apfel

Äpfel zählen zu den ☛Obstsorten, die häufig eine ☛Allergie auslösen. 35 Prozent der Erwachsenen, die unter einer ☛Nahrungsmittelallergie leiden, reagieren auch auf Früchte. Bei den Kindern sind nur acht Prozent betroffen. Meist liegt bei den Fruchtallergikern keine reine „Apfelallergie“ vor. Viele leiden bereits unter einer ☛Pollenallergie, ausgelöst durch bestimmte Baumpollen und hier insbesondere Birken. Da es eine botanische Verwandtschaft zwischen Äpfeln und Birkenpollen gibt, kommt es zu einer so genannten ☛Kreuzallergie. Zwischen 50 und 65 Prozent der Baumpollenallergiker reagieren auch auf Äpfel.

Vorsicht, häufiges Allergen

Die Zunahme von Nahrungsmittelallergien in den vergangenen Jahren wird primär auf die ständig steigende Zahl von Pollenallergien zurückgeführt.

Meist machen nicht alle Apfelsorten den Betroffenen zu schaffen. Denn nicht nur ein Allergen im Apfel ist für das Kribbeln oder Anschwellen der Schleimhäute im Mund verantwortlich, das bei den Betroffenen nach dem Verzehr eines Apfels auftreten kann. Insgesamt 26 Eiweißstoffe machten Wissenschaftler der niederländischen Universität Wageningen ausfindig, als sie kürzlich die Apfelgene identifizierten.

Es kommt also immer auf die Sorte an. Vor allem Granny Smith, Golden Delicious, Jonagold und der australische Braeburn gelten als reich an allergenen Eiweißstoffen und werden darum meist schlechter vertragen als die heimischen Apfelsorten Boskop, Jamba und Gloster. Auch lösen reife Äpfel seltener eine allergische Reaktion aus als unreife Früchte.

Unser Rat

Wenn der Arzt eine Allergie auf Äpfel diagnostiziert hat, bedeutet das nicht, dass Sie die Adamsfrüchte grundsätzlich vom Speiseplan streichen müssen. Der Test wird nämlich nicht unbedingt mit der Sorte durchgeführt, die Sie später essen möchten. Sie können also ausprobieren, ob Sie bestimmte Sorten, z. B. Boskop, Jamba oder Gloster, besser vertragen. Oftmals sind zudem geschälte Früchte besser bekömmlich als die mit Schale. Das liegt daran, dass die Allergene gehäuft unter der Schale vorkommen, nicht jedoch an Rückständen von Pflanzenschutzmitteln, die weggeschält werden. Auch das Reiben oder Stehenlassen von geschälten oder geriebenen Äpfeln reicht manchmal schon

aus, um die Frucht für Allergiker bekömmlicher zu machen, denn Apfelallergene sind sehr instabil.
Außerdem mindert Kochen die Allergenität. Es lohnt sich also, Äpfel zu Mus, Kompott, Saft oder Gelee zu verarbeiten oder einen Apfelkuchen zu backen.
Viele Allergiker vertragen Äpfel außerhalb der Pollensaison besser als während der Zeit, in der die Pollen fliegen – weil das Immunsystem dann nicht ständig „unter Strom“ steht.

Aromastoffe ☛Nahrungsmittelallergie, ☛Pseudoallergien, ☛Zusatzstoffe

Asthma

Asthma ist hierzulande eine der häufigsten chronischen Erkrankungen. Bis zu vier Prozent der Erwachsenen und bis zu sieben Prozent der Kinder leiden daran. Weltweit sind sogar rund 300 Millionen davon betroffen, schätzt die Weltallergieorganisation WAO. Asthma ist keine Bagatellerkrankung. In Deutschland sterben pro Jahr rund 2700 Menschen daran, weltweit sogar mehr als 180 000 Patienten.
Fachleute unterscheiden zwischen nichtallergischem und allergischem Asthma. Ersteres ist häufig Folge einer chronischen Infektion der Atemwege. Die Schleimhaut der Bronchien wird mit der Zeit empfindlich und reagiert „gereizt“ auf Kälte, Luft und Tabakrauch. Es beginnt meist mit einem Reizhusten, der stärker wird und schließlich zu Anfällen von Atemnot führt. Die Bronchialschleimhaut schwillt an, die Atemwege verengen sich, es wird ein zäher Schleim abgesondert und es kommt zu den typischen pfeifenden Geräuschen, die Asthmatiker von sich geben.

Gut zu wissen!

Mehr als 85 Prozent der Asthmaerkrankungen gehen jedoch auf eine ☛Allergie zurück. Zunächst leiden die Betroffenen „nur“ unter ☛Heuschnupfen oder Dauerschnupfen, ausgelöst durch ☛Milben oder ☛Hausstaub, so dass sie ständig niesen müssen. Die Nase ist verstopft und die Augen tränen. Werden die Erkrankungen nicht richtig behandelt, rutschen sie eine Etage tiefer und auch die Atemwege und Lungen sind betroffen. Dann sprechen Fachleute von einem „Etagenwechsel“. Sind die Atemwege erst einmal geschädigt, kann ein Asthmaanfall leicht durch Allergene wie z. B. ☛Pollen, Hausstaub, ☛Schimmelpilze, ☛Haustiere, ☛Nahrungsmittel, ☛Medikamente ausgelöst werden. Auch Ozon in der Außenluft, ☛Zigarettenqualm und ☛Dieselruß fördern die Entzündung der Atemwege und somit Asthma. Neuere US-amerikanische Studien ergaben, dass ein Viertel der Asthmapatienten Übergewicht hat. Vermutlich führen zu viele Kilos auf der Waage dazu, dass die Atemwege verengt sind, die Luft somit schlechter hindurchgeht und es so zur Atemnot kommt.

Welche Asthmamedikamente geeignet sind, hängt von der Schwere der Erkrankung ab. Leichtes Asthma (Stufe 1) bedeutet: Atemnot tritt höchstens zweimal pro Woche tagsüber und nachts nur einmal im Monat auf. Empfohlen werden dann so genannte kurzfristig wirkende Beta-2-Sympathomimetika. Diese Mittel werden inhaliert. Sie entkrampfen und erweitern die Bronchien, so dass die Betroffenen wieder tief durchatmen können. Ein leichtes Dauerasthma (Stufe 2) besteht, wenn der Asthmaanfall mehr als zweimal pro Woche tagsüber auftritt, aber nachts nicht häufiger als zweimal pro Monat. Dann raten Fachleute zusätzlich zu Glukokortikoiden, auch als ☛Kortison bekannt. Kortison wird ebenfalls inhaliert und mildert die Entzündung in den Bronchien. Reichen diese Medikamente nicht aus und das Asthma tritt täglich und auch regelmäßig nachts auf (Stufe 3), werden Beta-2-Sympathomimetika zum Inhalieren verabreicht, die längerfristig wirksam sind. Auch der Wirkstoff Theophyllin wird eingesetzt, da er die Bronchien erweitert, den Abtransport des Schleims aktiviert und antientzündlich wirkt. Sehr starkes Asthma mit Anfällen tags wie nachts (Stufe 4) wird mit hoch dosiertem Kortison zum Inhalieren und auch zum Einnehmen in Tablettenform behandelt.

Für Patienten mit schwerem allergischem Asthma, bei denen die herkömmlichen Medikamente nicht ausreichend wirksam sind, ist möglicherweise ein neues Medikament geeignet, das gerade von der Europäischen Kommission zugelassen wurde. Das als „Anti-IgE“ bezeichnete Mittel mit dem Wirkstoff Omalizumab blockiert das so genannte Immunglobulin E (IgE), das bei Allergien die Entzündungsreaktion vermittelt. Nach Erfahrungen von US-amerikanischen Ärzten, die Omalizumab schon seit längerem verschreiben können, ist „Anti-IgE" bei zwei Dritteln der Patienten wirksam. Die Betroffenen konnten den Einsatz von Kortison vermindern und ihre Lebensqualität verbesserte sich erheblich. Unklar ist aber, ob und welche Nebenwirkungen das neue Medikament hat, wenn es längerfristig eingenommen wird. Dazu liegen jedoch noch keine ausreichenden Erfahrungen vor.

Unser Rat

Kortison hat einen schlechten Ruf. Wer es einnimmt, befürchtet Gewichtszunahme, ein aufgequollenes Gesicht, Pickel und brüchige Knochen. Solche Nebenwirkungen sind aber nur der Fall, wenn Kortison hoch dosiert als Tablette eingenommen wird und somit in den Blutkreislauf gelangt. Wird das Präparat inhaliert, was bei leichtem bis mittelschwerem Asthma angezeigt ist, wirkt es gezielt auf die Bronchien der Lunge und entfaltet dort seine Wirkung. Zu den typischen Nebenwirkungen, die eventuell durch Kortisontabletten auftreten, kommt es beim Inhalieren nicht. „Keine Angst vor Kortison", betonen darum fachkundige Allergologen.

Doch die medikamentöse Behandlung ist nicht alles. Vermeiden Sie unbedingt den Kontakt zum Allergen. Welches das ist, kann nur eine ausführliche Diagnostik eines allergologisch geschulten Facharztes und ein ☛Allergietest zeigen.

Asthmatiker mit Pollenallergie bzw. Heuschnupfen sollten eine ☛Hyposensibilisierung durchführen lassen, die bei bis zu 80 Prozent der Betroffenen erfolgreich ist und bisher die einzige Therapie ist, die bei den Ursachen der Erkrankung ansetzt.

Daneben sind Schulungsprogramme wichtig. Hier lernen Sie auf verschiedene Weise, mit der Erkrankung umzugehen. Sie beinhalten ein Atemtraining, bei dem man lernt, während des Asthmaanfalls richtig zu atmen, so dass sich die Bronchien nicht weiter verengen. Durch Entspannungsmethoden (z. B. autogenes Training, Muskelentspannung nach Jacobsen) wird gelernt, beim nächsten Asthmaanfall die Ruhe zu bewahren.

Treiben sie regelmäßig ☛Sport. Anders als noch vor wenigen Jahren wird Bewegung heute bei Asthma ausdrücklich empfohlen. Dadurch verbessert sich der allgemeine Gesundheitszustand, die Durchblutung

kommt in Gang und die Sekrete der Atemwege können besser abgehustet werden. Wichtig ist, dass Medikamente weiterhin eingenommen werden und Sie es mit der Aktivität nicht übertreiben bzw. das Training langsam steigern. Während der Pollensaison kann es günstiger sein, in einer Halle zu trainieren als durch blühende Felder zu joggen. Gut geeignet sind Ausdauersportarten wie z. B. Fahrrad fahren, Segeln, Rudern, Schwimmen und Skilanglauf. Asthmatiker sollten immer ein kurzfristig wirksames Asthmaspray bei sich haben, das vor und nach dem Sport angewendet wird, gegebenenfalls auch währenddessen. Ausreichendes Trinken ist ebenfalls wichtig. Flüssigkeit macht den Schleim dünnflüssig, so dass er besser abfließen kann.
Probieren Sie aus, ob Ihnen ☛alternative Heilmethoden, wie z. B. eine homöopathische Behandlung helfen. Nachweislich wirksam ist nach einer aktuellen Studie der Berliner Charité, die im Auftrag der Techniker Krankenkasse durchgeführt wurde, die Akupunktur. Danach kam es bei 82 Prozent der Patienten zu einer Besserung der Beschwerden, wenn zehn bis 15 Akupunktursitzungen durchgeführt wurden. Da nur selten über unangenehme Nebenwirkungen berichtet wurde, lohnt sich in jedem Fall ein Versuch.

Azetylsalizylsäure

Vorsicht, häufiges Pseudoallergen

Vor mehr als 100 Jahren wurde das Schmerzmittel Azetylsalizylsäure (ASS) auf den Markt gebracht, das bei leichten Kopfschmerzen über Erkältungskrankheiten und Fieber bis hin zu grippalen Infekten als zuverlässiges Schmerzmittel bald Ruhm erlangte. Kurze Zeit nach der Einführung beobachteten Ärzte, nachdem ihre Patienten das neue ☛Medikament eingenommen hatten, erstmals Unverträglichkeitsreaktionen in Form von Hautjucken, Nesselfieber (☛Urtikaria) bis hin zu allergischen Schockreaktionen (☛Anaphylaxie). Sie bemerkten auch, dass unerwünschte Reaktionen vor allem bei Menschen auftreten, die gleichzeitig unter ☛Asthma und Nasenpolypen leiden. Fatalerweise wurde ASS noch lange Zeit als entzündungshemmendes Mittel zur Behandlung von Asthma eingesetzt.
Heute ist das „Schmerzmittelasthma“ oder auch die „Analgetika-Intoleranz“ ein stehender Begriff. Etwa zehn Prozent der Asthmatiker reagieren auf ASS. Frauen sind etwa doppelt so

häufig betroffen wie Männer. Aber auch bei ca. 20 Prozent der Menschen mit Nesselsucht und sieben Prozent der Patienten mit einem ganzjährigen Schnupfen kommt es zu krankhaften Reaktionen auf das Schmerzmittel.
Dabei handelt es sich fachlich gesehen um keine echte allergische Reaktion, sondern um eine ☛Pseudoallergie. Das Schmerzmittel hemmt ein Enzym, die so genannte Cyclooxygenase, so dass es zu einer Anhäufung von bestimmten Stoffwechselprodukten kommt, die die allergieähnlichen Reaktionen auslösen.

Unser Rat

Schmerzmittelunverträglichkeiten können lebensbedrohlich sein. Darum müssen Asthmatiker, die nach Einnahme von ASS eine allergische Reaktion bemerken, sofort zum Arzt bzw. den Notarzt rufen (Notrufnummer 112) lassen. Nicht nur ASS, auch andere entzündungshemmende Schmerzmittel wie Diclofenac, Indometacin und Ibuprofen werden oftmals nicht vertragen. Vorsicht ist also auch bei diesen Medikamenten angezeigt.
Bei der Diagnostik von Unverträglichkeitsreaktionen auf ASS nützen Bluttests nichts, da es sich um keine echte Immunreaktion handelt und somit auch keine Antikörper nachweisbar sind. Im Rahmen der Diagnostik wird ein Provokationstest durchgeführt, indem z. B. ASS inhaliert oder als Tablette eingenommen und anschließend die Reaktion dokumentiert wird. Wegen möglicher bedrohlicher Reaktionen auf das Medikament muss dieser Test im Krankenhaus durchgeführt werden. Fällt das Ergebnis positiv aus, muss dies im ☛Allergiepass (besser Unverträglichkeitspass) vermerkt werden, Sie müssen das Schmerzmittel zukünftig meiden und auch bei einem Aufenthalt im Krankenhaus oder beim Zahnarzt den Arzt darüber informieren, dass ASS nicht vertragen wird.
Bei einer Schmerzmittelunverträglichkeit besteht auch die Möglichkeit, den Körper nach und nach unempfindlich dagegen zu machen. Das ist sinnvoll, wenn ASS z. B. zur Vorbeugung eines Schlaganfalls oder zur Blutverdünnung eingenommen werden muss. Ähnlich wie bei der ☛Hyposensibilisierung erhalten die Patienten in kleinen, langsam ansteigenden Dosen ASS, entweder als Tablette oder via Infusion, bis eine Gewöhnung eingetreten ist. Dieses Verfahren kann nur in spezialisierten Kliniken durchgeführt werden und erfordert vom Patienten viel Disziplin, da er täglich ASS einnehmen muss.

Salizylsäure kommt auch in verschiedenen Lebensmitteln vor. Es kann, muss aber nicht sein, dass Patienten mit einer Schmerzmittelunverträglichkeit auch auf Lebensmittel reagieren. Einen hohen Salizylsäuregehalt haben die ☛Gewürze Curry, Oregano, milder und scharfer Paprika, Senf und Zimt. Obstsäfte und Tomatenmark (☛Tomaten) haben einen höheren Gehalt als das frische Stück ☛Obst bzw. Gemüse. Rum und Portwein können ebenfalls höhere Mengen an Salizylsäure in sich haben.

Azofarbstoffe ☛Farbstoffe, ☛Textilien

Biogene Amine ☛Histamin

Blumen

Blühen Hyazinthen, Tulpen und Narzissen in der Wohnung, tut das der Seele gut. Grünpflanzen wie Gummibaum, Immergrün und Aloe Vera können auch das Raumklima verbessern, da sie die Luftfeuchtigkeit erhöhen und ☛Luftschadstoffe wie z. B. ☛Formaldehyd binden. Allerdings muss man sich schon einen kleinen Urwald ins Wohnzimmer stellen, um solche Effekte zu erzielen.

Doch Grünpflanzen und blühende Blumen können Allergikern auch zu schaffen machen. Manche reizen die Haut und rufen allergische Reaktionen hervor. Sie werden entweder durch das Anfassen der Blätter und Blüten, durch Säfte, die aus den Milchröhren der Pflanze austreten, oder auch durch Einatmen der ☛Pollen hervorgerufen. Bei manchen Allergenen wie z. B. denen der Herkulesstaude kommt es erst unter Einfluss von UV-Licht zu einer allergischen Reaktion.

Wie häufig Blumen sensibilisierend wirken, ist unklar. Bekannt ist aber, dass Personen, die beruflich mit Pflanzen zu tun haben, sehr häufig unter Pflanzenallergien leiden. Einer niederländischen Studie zufolge kam es bei 70 bis 80 Prozent der Floristen und Gärtner, bei denen 17 verschiedene Extrakte von Pollen getestet wurden, zu positiven Reaktionen.

Vorsicht, häufiges Allergen

Nicht alle Blumen und Grüngewächse wirken allergisierend. Ein besonders hohes allergenes Potenzial haben z. B. Primeln. Sie enthalten den Stoff Primin, welcher unter den feinen Härchen an der Unterseite der Blätter und Stängel sitzt, berichtet das Magazin „Allergie Konkret“, das vom Deutschen Allergie- und Asthmabund herausgegeben wird. Bei Berührung brechen die Härchen, Primin wird frei und kann so auf die Haut gelangen. Auch Chrysanthemen enthalten aggressive Allergene, die vor allem bei Floristen sensibilisierend wirken. Dazu kommt es insbesondere, wenn die Blumen angeschnitten oder ausgebrochen werden. Schwellungen und Entzündungen an den Händen, Unterarmen oder am Hals sind die Folge. Auch Geranien haben ein hohes allergenes Potenzial. Der Stoff Geraniol wird als ☛Duftstoff in ☛Kosmetik eingesetzt, macht aber auch Hobbygärtnern zu schaffen. Nicht zuletzt werden die Pollen der Pflanzen eingeatmet und können sich dann wie ein allergischer Schnupfen oder eine Bindehautentzündung bemerkbar machen. Unter den nicht-blühenden Pflanzen nehmen ☛Allergien auf die beliebten Ficus-Grüngewächse zu. Nicht der direkte Kontakt schadet. Die Allergene werden über die Blätter an die Luft abgegeben und binden sich an den ☛Hausstaub. „Manchmal handelt es sich (darum) bei einer vermeintlichen Hausstauballergie auch um eine Ficus-Allergie“, berichtet „Allergie Konkret“.

Unser Rat

Vorbeugend sollten Sie nicht die Pflanzen aus ihrer Wohnung verbannen. Schließlich tut Blühendes und Grünendes dem Auge gut und verbessert auch in gewissem Umfang das Raumklima.
Sollten Sie den Verdacht haben, dass die Blumen in Ihrem Wohnumfeld für Hautausschläge oder Dauerschnupfen verantwortlich sind, fragen Sie einen Arzt mit der Zusatzbezeichnung „Allergologie“ um Rat. Er wird Sie ausführlich zu Ihrer Blumenpracht befragen, aber auch nach Kosmetika, die Sie benutzen. Denn einige „blumige“ Inhaltsstoffe befinden sich auch in ☛Hautcremes und ☛Parfüms, z. B. Geraniol, Ringelblume oder Kamille. Der Arzt wird eventuell einen ☛Allergietest mit den in Frage kommenden Pflanzen machen. Das ist aber nicht so einfach, da es standardisierte Testlösungen nicht für alle Blumen gibt. Doch auch mit frischen Pflanzen kann der Test durchgeführt werden. Ist das allergene Potenzial der Pflanze sehr hoch, kann

der Hautkontakt allerdings eine unerwünschte Erstsensibilisierung nach sich ziehen, so dass es bei erneutem Kontakt mit der Pflanze zu allergischen Reaktionen kommt. Weniger riskant ist ein Bluttest. Doch damit können nur einige gängige Pollenallergene wie z. B. die von Chrysanthemen oder Ficus benjamina identifiziert werden, da man die allergene Struktur vieler Pflanzenbestandteile noch gar nicht kennt. Reagieren Sie nachweislich allergisch auf eine Pflanze, müssen Sie sie aus der Wohnung entfernen. Jedoch sind manche Allergene hartnäckig und verbleiben noch eine Zeit lang im Raum. Die Allergene der verschiedenen Ficusarten können sich z. B. noch Monate später in einem Zimmer befinden.
Vorsicht vor ☛Kreuzallergien. Wer auf Chrysanthemen allergisch reagiert, kommt möglicherweise auch mit Astern, Schafgarbe, Sonnenblume und Lorbeer nicht klar, da es hier eine botanische Verwandtschaft gibt. Tulpenallergiker können auch mit Lilien und Lauch Probleme haben, Primelallergiker mit Palisander- und Teakholz. ☛Latexallergiker sollten den Kontakt zu Ficus-Pflanzen meiden, da die Pflanzen ebenfalls miteinander verwandt sind.

Bluttest ☛Allergietest

Bufexamac s. a. ☛Medikamente

Bereits seit Anfang der 70er Jahre wird der Wirkstoff Bufexamac zur Behandlung von Hauterkrankungen eingesetzt. Als Creme oder Salbe kann er Entzündungen und Ekzeme zum Abklingen bringen und wird darum vor allem von Menschen mit ☛Neurodermitis als „Kortisonersatz“ genutzt. ☛Kortison hat wegen seiner die Haut verdünnenden Wirkung einen schlechten Ruf.

Vorsicht, häufiges Allergen

Paradoxerweise können Salben und Cremes mit Bufexamac aber selbst sensibilisierend wirken und somit eine ☛Kontaktallergie auslösen. Oder anders gesagt: Die Medizin, die das Hautbild verbessern soll, ist manchmal selbst Verursacher eines Ekzems und unterhält die Krankheit somit weiter. Durch Bufexamac kann es zu Rötungen und Schwellungen, Bläschen, Schuppen und Krusten auf der Haut kommen. Betroffen sind häufig

Patienten, die auch an einem Unterschenkelekzem leiden sowie Kinder mit Neurodermitis.

Obwohl man seit langem weiß, dass Bufexamac ein Kontaktekzem auslösen kann und die Wirksamkeit des Präparats von vielen Hautärzten generell in Frage gestellt wird, empfehlen manche Mediziner das Mittel weiterhin. Fast zwei Prozent der Patienten, die in Hautkliniken wegen des Verdachts auf eine Kontaktallergie untersucht werden, sind gegen Bufexamac sensibilisiert, so der Informationsverbund Dermatologischer Kliniken an der Universität Göttingen. Von den jährlich ca. 600 000 ☛ Allergietests, die in Arztpraxen durchgeführt werden, lautet die Diagnose rund 10 000mal Kontaktallergie auf Bufexamac. Da das Mittel nicht verschreibungspflichtig ist und auch nicht jeder mit einem Ekzem gleich zum Arzt geht, schätzt der Informationsverbund die tatsächliche Zahl der Betroffenen auf 30 000 bis 50 000 pro Jahr. Interessanterweise gibt es in den neuen Bundesländern nur halb so viele Betroffene wie in den alten Ländern. Eine wichtige Rolle scheint das Verordnungsverhalten der Ärzte in den alten Bundesländern zu spielen, sagt Professor Axel Schnuch vom Informationsverbund Dermatologischer Kliniken.

Unser Rat

Bufexamac ist zur Behandlung von Ekzemen wenig geeignet. Wird der Stoff verwendet, kann sich nicht nur eine Kontaktallergie entwickeln. Auch die Wirksamkeit wird von ausgewiesenen Fachleuten als eher gering eingeschätzt.

Haben Sie den Verdacht, dass die Anti-Allergiecreme Ihnen Probleme bereitet, gehen Sie am besten zu einem Hautarzt (Dermatologen). Er kann am ehesten beurteilen, ob Bufexamac die Ursache ist, sich die Neurodermitis weiter verschlechtert hat oder ein anderes Kontaktekzem vorliegt.

Um die Wirkung von Bufexamac zu überprüfen, sollte der Arzt einen ☛ Allergietest machen. Nehmen Sie auf jeden Fall Ihre Creme mit zur Untersuchung.

Möglicherweise ist eine Kortisoncreme oder -salbe eine Alternative. Richtig angewendet, hat Kortison kaum noch Nebenwirkungen. D. h., es darf nicht zu lange und oft eingesetzt werden, sonst verdünnt sich die Haut – und wird wiederum anfällig für Bakterien.

Chrom s. a. ☛Leder, ☛Schuhe

Chrom ist ein Spurenelement, das im Körper wichtige Funktionen ausübt und auch in vielen Lebensmitteln wie z. B. in Fleisch, Ei, Haferflocken, ☛Tomaten, Kopfsalat, Kakao und Pilzen enthalten ist. In dieser gebundenen Form bereitet Chrom Allergikern keine Probleme. Für sie sind bestimmte Chrom-Verbindungen von Bedeutung, und zwar das lösliche Chrom III und Chrom VI. Vor allem das sechswertige Chrom kann schwere ☛Kontaktallergien auslösen. Es ist hierzulande zwar als Zusatz in ☛Leder und anderen Produkten verboten, kann aber über unzureichend kontrollierte importierte Lederwaren auch nach Deutschland gelangen. Auf der „Hitliste“ der häufigsten Kontaktstoffe, die vom Informationsverbund Dermatologischer Kliniken an der Universität Göttingen herausgegeben wird, steht Chrom ziemlich weit oben. Es zählt mit einer Reaktionsquote von 5,3 Prozent bei in Kliniken untersuchten Patienten zu den häufigen Allergenen.

Vorsicht, häufiges Allergen

Bereits 1908 erschien erstmals in der Presse ein Artikel über die „Zementkrätze“ bei Maurern, die am Bau der Pariser Metro mitgewirkt hatten. Im Zement ist so genanntes Chromat-Salz enthalten, das durch den ständigen Kontakt beim Arbeiten an den Händen zu Ekzemen und Hautausschlägen führen kann.

Für Verbraucher eher von Bedeutung ist jedoch das in Leder enthaltene Chrom III oder Chrom VI. Die Substanzen werden zum Gerben von Leder für z. B. ☛Schuhe, Lederjacken, Handschuhe und Bezugsstoffe von ☛Möbeln eingesetzt.

Heute wird zwar meistens nur noch Chrom III verwendet. Unter Einwirkung von Schweiß wie etwa beim Tragen von Lederstiefeln oder Handschuhen kann Chrom III aber zu Chrom VI umgebaut werden und dann unerwünschte allergische Reaktionen auslösen.

Zum Gerben von Leder eignen sich auch pflanzliche Stoffe, z. B. Fichten-, Weiden- und Eichenrinde. Hochwertige, teure Bekleidung und Schuhe werden manchmal aus pflanzlich gegerbtem Leder hergestellt. Doch das ist die Ausnahme. In einem „Test Lederjacken“ des Verbrauchermagazins „Öko-Test“ war in allen zehn Kleidungsstücken das problematische Chrom III aus chemisch gegerbtem Leder enthalten.

Schuhe aus Leder können ebenfalls Probleme bereiten. Untersuchungen zeigen, dass 18 Prozent der Patienten, die mit Verdacht auf ein Schuh-Ekzem in Hautkliniken untersucht werden, gegen Chrom sensibilisiert sind.

Unser Rat

Lederschuhe sollten Sie nicht barfuß tragen, weil es dadurch zur Sensibilisierung gegen Chrom kommen kann. Allerdings können auch Strümpfe ☛Farbstoffe enthalten, die sensibilisierend wirken.
Wenn Sie den Verdacht haben, dass Sie Ledertextilien nicht vertragen, fragen Sie einen Arzt mit der Zusatzbezeichnung „Allergologie" um Rat. Er kann durch eine ausführliche Diagnostik und gegebenenfalls einen ☛Allergietest herausfinden, ob es sich um eine mögliche Kontaktallergie auf Leder handelt.
Sollten Sie unter einer Chromallergie leiden, können Sie trotzdem Ledertextilien tragen. Bekleidung und Schuhe aus pflanzlich gegerbtem Leder sind eine Alternative. Solche ☛Textilien sind bei den Anbietern von Naturtextilien via Versand und in Naturmodegeschäften erhältlich. Weitere Infos: www.naturtextil.com.
Eine ☛Kennzeichnung von Zusätzen, die bei der Lederherstellung eingesetzt werden, ist nicht vorgeschrieben. In den Katalogen von Versendern finden sich aber manchmal Hinweise darauf, wie das Leder gegerbt wurde. Achten Sie auf die Angabe „pflanzlich gegerbt".
Das Label „SG – Schadstoffgeprüft" des TÜV-Rheinland steht für Produkte aus Leder wie Möbelbezüge, Schuhe, Bekleidung und sonstige Lederwaren, die auf ihren Gehalt an Chrom kontrolliert werden.

Deklaration ☛Kennzeichnung

Deodorant

Wer nicht gerne unter den Achseln müffelt, benutzt ein Deodorant. Es gibt genug Auswahl: Im Handel sind Deos mit mildem und herbem Duft erhältlich, solche ohne ☛Duftstoffe und Alkohol für die empfindliche Haut sowie Produkte gegen stärkeres Schwitzen. Sie funktionieren nach verschiedenen Prinzipien. Entweder wird der Schweißgeruch von Duftstoffen „übertüncht" oder es werden gezielt Substanzen eingesetzt, die

die Poren der Schweißdrüsen verengen und so den Schweißfluss bremsen. Nicht zuletzt gibt es auch Deodorants, die die Bakterien, die den Schweiß zersetzen und so den als unangenehm empfundenen Geruch erzeugen, abtöten.

Ob Duftdeo oder Schweißbremse, Deos können zu allergischen Reaktionen führen. Unter den parfümierten ☛Kosmetika sind Deos die Produkte, die am häufigsten zu einer ☛Kontaktallergie führen.

Die Haut schwillt, beginnt zu jucken, es bilden sich Bläschen, die mit der Zeit zu nässen beginnen. Ursache sind vor allem Duftstoffe, die z. T. stark allergisierend wirken. Mehr als eine Million Menschen reagieren in Deutschland allergisch auf Duftstoffe. Bei einer chemischen Analyse von Deos kam heraus, dass 84 der ermittelten 226 Duftstoffe allergologisch problematisch waren, so das Fachblatt „Contact Dermatitis“.

Als das Magazin „Öko-Test“ 65 Deodorants unter die Lupe nahm, enthielten etwa ein Drittel sensibilisierende Duftstoffe. Bei speziellen Deos für Männer hatte sogar die Hälfte der 27 getesteten Geruchskiller problematische Düfte in sich. Darunter auch besonders starke Allergene wie die Düfte Baummoos, Eichenmoos und Isoeugenol.

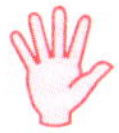

Vorsicht, häufiges Allergen

Seit kurzem müssen nach einer EU-Verordnung 26 Duftstoffe auf der Verpackung von Kosmetika und somit auch auf Deodorants deklariert werden. Dabei handelt es sich um Riechstoffe, die häufiger allergisierend wirken. „Unsere Daten zeigen, dass die EU-Liste viele Stoffe umfasst, die in der Praxis als Allergene nicht relevant sind“, sagt jedoch der Leiter des Informationsverbunds Dermatologischer Kliniken an der Universität Göttingen, Professor Axel Schnuch. Das soll heißen: Nicht jeder deklarierte Duftstoff muss jedem Allergiker Probleme bereiten. Andererseits fehlen auf der Liste aber auch Duftstoffe, die allergisierend wirken.

Nicht nur Düfte, auch die in Deodorants enthaltenen Aluminiumsalze reizen die Haut. Sie sorgen dafür, dass sich die Porenkanäle verengen und der Schweißfluss gebremst wird. Auch der Bakterienkiller ☛Triclosan ist noch vereinzelt in den Duftrollen und -sprays zu finden. Er reizt die Haut und kann, wenn er mit Dioxinen verunreinigt ist, eine Chlorakne auslösen.

Unser Rat

Wenn Sie unter einer Duftstoffallergie leiden, Ihr Deo aber gut vertragen, verwenden sie es einfach weiter. Nicht alle Düfte verfügen über dasselbe allergene Potenzial.
Verzichten sollten Sie aber auf Ihr Deo, wenn die Haut rot und pickelig wird und der Hautarzt eine Duftstoffallergie diagnostiziert hat. Beim ☛Allergietest wird ein Mix von acht verschiedenen, häufig allergisierenden Düften auf die Haut aufgetragen. Fällt das Ergebnis positiv aus, werden die Stoffe aus diesem „Duftstoffmix" in den ☛Allergiepass eingetragen. Allerdings wissen Sie dann noch immer nicht, auf welchen Stoff Sie genau allergisch reagieren. Darum sollten die in Frage kommenden Stoffe noch einmal einzeln getestet werden.
Das hat den Vorteil, dass Sie beim Deokauf die allergen wirkenden Düfte gezielt meiden können. Seit kurzem müssen 26 mehr oder weniger allergisierende Duftstoffe auf der Verpackung von Kosmetika deklariert werden. Und zwar dann, wenn das kosmetische Produkt wie ein Deo auf der Haut verbleibt und mehr als 10 Milligramm pro Kilogramm Duftstoff in sich hat. Bei Kosmetik wie ☛Seife oder Shampoo, die wieder abgewaschen wird, ist die Deklaration erst ab einer Menge von 100 Milligramm pro Kilogramm erforderlich.
Mit Hilfe des Allergiepasses und der INCI-Deklaration auf der Verpackung (International Nomenclature of Cosmetic Ingredients) von Deos und anderen Produkten können Sie ein geeignetes Produkt auswählen. Als starke Duftstoffallergene gelten die Stoffe Eichenmoos (Deklaration Evernia Prunastri Extract), Baummoos (Evernia Furfuracea Extract), Isoeugenol und Cinnamal. Weniger allergisierend sind Cinnamyl Alcohol, Hydroxycitronellal und Lyral (Hydroxyisohexyl 3-cyclohexene Carboxaldehyde).
Wer bereits mit einer Duftstoffallergie zu tun hat, sollte bei den Stoffen Amyl Cinnamal, Citral, Eugenol, Farnesol, Butylphenyl Methylpropional und Methyl 2-octynoate vorsichtig sein.
Steht in der INCI-Liste die Bezeichnung „Aluminium ..." oder „Triclosan", besteht das Risiko, dass das Deo hautreizend wirkt. Auch so genannte Sensitiv-Deos haben oftmals Aluminium in sich und sollten bei empfindlicher Haut besser nicht gekauft werden.

Desinfektionsmittel ☛Formaldehyd, ☛Putzmittel, ☛Lebensstil, ☛Triclosan

Diät s. a. ☛Ernährung

In Zeitschriften und von selbst ernannten Heilern werden manchmal Diäten propagiert, mit denen eine ☛Allergie kuriert werden soll. Oft wird der pauschale Verzicht auf z. B. ☛Kuhmilch, Weizen (☛Getreide) und ☛Zucker empfohlen, ohne dass eine Diagnose gestellt wurde. Häufig sind in diesen Diäten nur wenige Lebensmittel erlaubt, so dass die Nahrungsauswahl sehr eingeschränkt ist. Allergologen berichten von Kindern, die im Rahmen solcher Diäten praktisch nur Wasser und Brot erhalten hatten und ernste Mangelerscheinungen aufwiesen.

Gut zu wissen!

Menschen mit einer ☛Nahrungsmittelallergie oder -unverträglichkeit müssen keine Diät im Sinne einer Krankenkost oder kalorienreduzierten Ernährung einhalten. Ziel ist es vielmehr, eine große Auswahl an Lebensmitteln zu benennen, die vertragen werden. Aus diesen Produkten stellen sich die Betroffenen dann ihren Speiseplan zusammen. Diäten müssen lediglich anfangs eingehalten werden, um die unverträglichen Lebensmittel zu identifizieren.

Dafür sollte ein allergologisch geschulter Arzt oder eine Fachklinik aufgesucht werden. Grundlage jeder Diät ist die Diagnose. Sie umfasst mehrere Schritte. Bei Verdacht auf eine Lebensmittelallergie muss der Patient zunächst ein Ernährungstagebuch führen, in dem alle verzehrten Speisen dokumentiert und auch Unverträglichkeiten aufgeschrieben werden. Um das Ergebnis zu konkretisieren, kann eine so genannte oligoantigene Diät durchgeführt werden. Sie besteht aus ca. zehn gut verträglichen Lebensmitteln wie z. B. Reis, Lammfleisch, milden Gemüsesorten, Öl, Mineralwasser, Kaffee und Tee. Bessern sich die Beschwerden unter dieser Diät, werden nach und nach weitere Lebensmittel eingeführt und die Verträglichkeit bzw. Unverträglichkeit dokumentiert. Eine Liste zeigt anschließend, welche Lebensmittel bekommen und welche nicht. Neben der oligoantigenen Diät kann auch bis zu vier Wochen eine so genannte Eliminationsdiät durchgeführt werden. Die verdächtigen Lebensmittel werden hierbei konsequent weggelassen. Zählen also Milchprodukte dazu, kommen weder Kuhmilch noch Joghurt, Käse und Butter auf den Tisch. Tritt keine Besserung ein, geht die Suche weiter.

D

Anschließend stellt eine Ernährungsberaterin oder Diätassistentin mit dem Patienten eine Liste mit verträglichen Lebensmitteln zusammen. Daraus ergeben sich, wie gesagt, kein fester Speise- oder Diätplan und auch keine Verbotsliste. Hier werden erlaubte Produkte aufgezeigt und Alternativen zu Lebensmitteln genannt, die der Patient nicht essen darf, z. B. Roggenbrot bei Weizenallergie.

Unser Rat

Wenn Sie den Verdacht haben, dass Lebensmittel allergische Symptome auf der Haut hervorrufen oder sich der Heuschnupfen verschlechtert, sobald Sie Äpfel oder Nüsse essen, suchen sie einen Arzt mit der Zusatzbezeichnung „Allergologie" auf. Hausärzte sind nicht die richtige Adresse, da sie oft kein ausreichendes allergologisches Fachwissen haben. Auch naturheilkundliche Ärzte verfügen nicht immer über die nötigen Kenntnisse. Hellhörig sollten Sie werden, wenn Ihnen der Arzt eine pauschale Wunderdiät empfiehlt, bei der ohne Diagnose z. B. sämtliche Milchprodukte und Zucker verboten sind oder es nur Rohkost gibt.

Für das Vorgehen des Hautarztes gibt es Empfehlungen der Deutschen Gesellschaft für Allergologie und Klinische Immunologie und des Ärzteverbandes Deutscher Allergologen. Sie umfassen die Anamnese inklusive Ernährungstagebuch, Haut- bzw. Bluttests, Eliminations- bzw. oligoantigene Diät und gegebenenfalls einen Provokationstest. Anhand der Ergebnisse wird dann die Positivliste zusammengestellt. Weitere Informationen: www.awmf-online.de.

Übrigens: Unverträgliche Lebensmittel sind vor allem bei Kindern meist nicht lebenslang tabu. Säuglinge, die keine Kuhmilch vertragen, kommen mit zunehmendem Alter mit Käse und anderen Milchprodukten oft gut klar. Bei 80 Prozent der Säuglinge verliert sich die Kuhmilchallergie bis zum Schulalter sogar ganz. Darum sollten Sie etwa im Abstand von einem Jahr prüfen, ob bisher „verbotene" Lebensmittel nicht doch wieder gegessen werden können.

Diesel

Das Thema Feinstaub ist in aller Munde. Oder besser in aller Nase. Denn Dieselrußpartikel fördern die Entstehung von Allergien, verstärken die Wirkung anderer Allergene und tragen dazu bei, dass Allergien chronisch werden. Das beweisen verschiedene Studien an Tieren und Menschen. Sie zeigen z. B., dass das Einatmen von Dieselpartikeln zu einer Erhöhung der an allergischen Reaktionen beteiligten Immunglobuline E (kurz IgE) führt. Bei Mäusen wurde auch nachgewiesen, dass das Einwirken von Dieselruß auf die Lunge zu Schwellungen an den Atemwegen führt und die Absonderung von Schleim steigt, Symptome, die ☛Asthmatiker nur zu gut kennen. Bei Meerschweinchen führte der Kontakt von Dieselpartikeln auf den Schleimhäuten zu verstärktem Niesen, Sekretabsonderungen und Läsionen an den Gefäßen der Nase. Nicht zuletzt steigerte die Provokation mit Dieselpartikeln beim Menschen die Ausschüttung so genannter Chemokine. Das sind Stoffe, die an Entzündungs- und allergischen Reaktionen im Nasen- und Bronchialsekret von Allergikern beteiligt sind.

Vorsicht, häufiges Allergen

Bislang waren die Fachleute immer der Ansicht, dass Dieselpartikel nur zusammen mit ☛Pollen problematisch sind. Man ging davon aus, dass sie sich an die Pollen anhängen und diese quasi als Transportfahrzeug in den Körper benutzen. Neueren Erkenntnissen zufolge entfaltet Dieselruß aber auch direkt eine Wirkung.

Das bedeutet, dass vor allem Menschen, die an verkehrsreichen Straßen wohnen, durch Dieselpartikel belastet werden. So nahm zwei Studien aus Münster und Bochum zufolge mit steigendem Lastwagenverkehr in einer Wohnstraße auch die Häufigkeit von ☛Heuschnupfen zu. Auch gibt es einen Zusammenhang zwischen der Verkehrsbelastung in Wohngebieten und dem Auftreten von Asthma, so eine Studie mit 1052 Vorschulkindern aus unterschiedlich belasteten Gebieten in Nordrhein-Westfalen. Nicht zuletzt zeigen Untersuchungen in Düsseldorf mit 340 Kindern, dass die Sensibilisierung gegen Pollen in der Innenstadt mit zunehmender Verkehrbelastung steigt – und auch die Symptome mit steigender Umweltbelastung zunehmen.

Unser Rat

Verbraucher können sich nur bedingt vor Diesel schützen. Natürlich können Sie auf die Nutzung eines Diesel-Pkws verzichten und aufs Land ziehen. Doch das ist wohl meist nicht praktikabel. Der seit langem von Ärzten und Umweltfachleuten geforderte obligatorische

Einsatz von Dieselrußfiltern in neuen Autos müsste sofort per Gesetz festgeschrieben werden – schon deshalb, weil die Beliebtheit von Dieselfahrzeugen ständig steigt. Rund 25 Prozent aller verkauften Neufahrzeuge werden mit Dieselkraftstoff betrieben.
Auch finanzielle Anreize zur Umrüstung vorhandener Dieselfahrzeuge könnten wesentlich zur Entlastung beitragen und Neu-Sensibilisierungen verhindern. Wenn Sie ein mit Diesel betriebenes Auto fahren, könnten Sie derzeit nur den Einbau eines Dieselrußfilters auf eigene Kosten veranlassen.
Ob der Umzug von der Stadt aufs Land sinnvoll ist, weil z. B. Ihre Kinder massiv unter Asthma oder Heuschnupfen leiden, kann nur im Einzelfall entschieden werden. Werden die Kleinen aus ihrem sozialen Umfeld gerissen, kann dies auch ☛Stress erzeugen und sich nachteilig auf die Erkrankung auswirken.

Duftbäume ☛Duftstoffe

Duftstoffe

Duftstoffe sind allgegenwärtig. Sie kommen nicht nur in ☛Parfüms, ☛Gesichtscremes, Shampoos, ☛Putz- und ☛Waschmitteln vor. Zunehmend werden auch Wohnungen mit Duftweckern, Öllämpchen oder Air-Design-Geräten beduftet, um ein angenehmes Klima zu verbreiten. In Geschäften soll der Duft zum Kauf animieren, in Arztpraxen für Sauberkeit sprechen. Im Auto baumeln kleine Duftbäume, die nach Vanille, Apfel oder „new car“, also neuem Auto riechen.
Haupteinsatzgebiet sind aber ☛Kosmetika. Besonders starke Allergene in hohen Konzentrationen finden sich paradoxerweise in Kosmetik für Kinder, heißt es in dem Forschungsbericht „Untersuchungen zur Verbreitung umweltbedingter ☛Kontaktallergien mit Schwerpunkt im privaten Bereich“ des Umweltbundesamts (UBA) in Zusammenarbeit mit dem Informationsverbund Dermatologischer Kliniken an der Universität Göttingen.

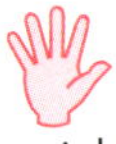
Vorsicht, häufiges Allergen

Rund 3000 verschiedene Riechstoffe gibt es. Jedoch wird immer nur ein Teil oder eine Mischung aus verschiedenen Düften eingesetzt. Duftstoffe werden eingeatmet oder gelangen über die

Haut in den Körper. Ob die duftenden Stoffe auch über die Atemwege allergisierend wirken, das wird zur Zeit in einer Studie des UBA untersucht. Sicher ist jedoch, dass sie als Kontaktallergene über die Haut wirken. Der „Duftstoffmix“, eine Mischung aus acht verschiedenen Riechstoffen, steht seit Jahren ganz oben auf der „Hitliste“ der häufigsten Kontaktstoffe des Informationsverbunds Dermatologischer Kliniken an der Universität Göttingen. Mehr als eine Million Menschen sind gegen Duftstoffe sensibilisiert. Aber nicht jeder Riechstoff ist sensibilisierend. In Tests mit Duftstoffallergikern haben sich einzelne Stoffe als besonders problematisch herauskristallisiert (siehe unten).

Eine Reaktion auf Duftstoffe muss nicht sofort nach Benutzung des Parfüms auftreten. Manchmal wird ein Produkt jahrelang gut vertragen, doch dann führt der erneute Kontakt zur Sensibilisierung und erst bei jeder weiteren Anwendung kommt es zu einer allergischen Reaktion: Die Haut rötet sich, juckt, schwillt an und es können sich Bläschen und nässende Stellen bilden. Weil Duftstoffe in diversen Produkten des Alltags enthalten sind, ist diese Allergie für Betroffene eine besondere Belastung. Daneben können Duftstoffe aber in größeren Mengen auch Augen und Atemwege reizen und schlimmstenfalls einen Asthmaanfall auslösen.

Unser Rat

Es ist kaum möglich, Duftstoffen aus dem Weg zu gehen. Selbst in duftstofffreien Produkten kommen manchmal natürliche, so genannte ätherische Öle zum Einsatz, die als Duftstoffe fungieren. Die Anbieter von Naturkosmetik beduften ihre Produkte oftmals nicht mit Düften von Herstellern, sondern setzen stark riechende ätherische Öle ein. In mehreren Studien wurde überprüft, ob diese Art von Beduftung ebenfalls allergisierend wirkt. Dabei kam heraus, dass sie von Duftstoffallergikern oft gut vertragen wird. Zwar sind die Studien wegen mancher methodischer Mängel umstritten, da z. B. die Anzahl der Testpersonen sehr gering war. Die Hersteller von Naturkosmetik wissen jedoch aus Gesprächen mit ihren Kunden, dass natürliche Duftstoffe teilweise besser vertragen werden als synthetische Duftzusätze.

Wenn Sie den Verdacht haben, dass Ihr Parfüm oder Deo der Haut zusetzt, muss nicht gleich eine Allergie die Ursache sein. Es kann sich auch um eine Unverträglichkeit handeln, die nach Absetzen des Produkts verschwindet. Sollte es im Zusammenhang mit duftenden Kosmetika jedoch häufiger Probleme geben, sollten Sie auf jeden Fall einen allergologisch geschulten Arzt zu Rate ziehen. Er kann feststellen, ob es sich um eine allergische Reaktion handelt oder vielleicht „nur" die ☛Hautcreme nicht zum Hauttyp passt, wodurch es ebenfalls zu starken Beschwerden kommen kann. Er wird auch einen ☛Allergietest machen. Sollte der Test mit dem „Duftstoffmix" positiv ausfallen, also eine Sensibilisierung vorliegen, wäre noch zu überprüfen, welcher der acht Stoffe der Übeltäter ist. Eventuell kann es sogar notwendig sein, alle 26 Duftstoffe, die als mehr oder weniger allergisierend gelten, einzeln zu überprüfen.

Mit Hilfe der Angaben im ☛Allergiepass und der INCI-Kennzeichnung (International Nomenclature of Cosmetic Ingredients) auf der Verpackung können Sie ein geeignetes Produkt auswählen.

Seit kurzem müssen 26 Duftstoffe auf der Verpackung von Kosmetika deklariert werden, die im Zusammenhang mit allergischen Reaktionen stehen. Nämlich dann, wenn ein Produkt, das auf der Haut verbleibt, mehr als zehn Milligramm pro Kilogramm des betreffenden Duftstoffs enthält. Bei Kosmetika, die wie Seife oder Shampoo abgewaschen werden, ist die Deklaration erst ab einer Menge von 100 Milligramm pro Kilogramm erforderlich.

Doch nicht alle 26 Duftstoffe haben das gleiche allergene Potenzial. Als starke Duftstoffallergene gelten die Stoffe Eichenmoos (Deklaration: Evernia Prunastri Extract), Baummoos (Evernia Furfuracea Extract), Isoeugenol und Cinnamal. Weniger allergisierend sind Cinnamyl Alcohol, Hydroxycitronellal und Lyral (Hydroxyisohexyl 3-cyclohexene Carboxaldehyde). Wer bereits mit einer Duftstoffallergie zu tun hat, sollte bei den Stoffen Amyl Cinnamal, Citral, Eugenol, Farnesol, Butylphenyl Methylpropional und Methyl 2-octynoate vorsichtig sein.

Neue Kosmetika sollten nur in der Armbeuge auf ihre Verträglichkeit getestet werden, wenn bereits eine Kosmetikallergie bekannt ist, jedoch nicht generell. Besser ist es, die Angaben im ☛Allergiepass mit denjenigen auf der Verpackung zu vergleichen und so ein geeignetes Produkt auszuwählen.

Verzichten Sie auf Riechstoffe zur Beduftung der Wohnung oder des Autos. In so genannten Duftbäumen für Pkws sind teilweise extrem hohe Mengen an allergisierenden Duftstoffen enthalten.

Ekzem

Handekzem

Emulgatoren

Pseudoallergien, Zusatzstoffe

Enzyme

Gut zu wissen!

Die Lebensmittelindustrie würde nicht ohne sie auskommen. Enzyme werden zur Herstellung von Säften und Alkoholika, zum Backen von Brot und Brötchen und zum Frischhalten von Lebensmitteln verwendet. Sie sind auch in Medikamenten zu finden, die bei Entzündungen, Verdauungsstörungen, Thrombosen und Insektenstichen empfohlen werden. Auch in vielen frei verkäuflichen Schlankheitsmitteln sind sie enthalten. Von Natur aus sind verschiedene Früchte reich an Enzymen. Dazu zählen Ananas (Bromelain), Papaya (Papain), aber auch Feigen und Melonen. Zudem sind einige Bohnenarten, Weizen und Flaschenkürbisse enzymreich.

Gefährlich können die kleinen Helfer für Menschen mit einer Pollenallergie werden und für diejenigen, die gleichzeitig auf Nahrungsmittel und Pollen reagieren. Nach dem Verzehr kann es zu heftigen allergischen Reaktionen kommen. Dazu zählen Nesselfieber (Urtikaria), Magen-Darm-Beschwerden, Ödeme, Asthmaanfälle und Reaktionen bis hin zum anaphylaktischen Schock (Anaphylaxie).

Bekannt ist, dass rund 20 Prozent der Bäcker mit Dauerschnupfen und/oder Asthma gegen das Backmittelenzym Alpha-Amylase sensibilisiert sind. Das „Bäckerasthma" ist somit nicht nur auf den eingeatmeten Mehlstaub zurückzuführen, sondern auch auf den Kontakt mit Enzymen.

Eigentlich werden Enzyme durch starkes Erhitzen inaktiviert, so dass der Verzehr vieler verarbeiteter Produkte theoretisch kein Problem sein dürfte. Jedoch werden nicht immer ausreichend hohe Temperaturen erreicht, um die kleinen Helfer unschädlich zu machen. Das legen Untersuchungen nahe. Das Enzym Alpha-Amylase, ein Backhilfsmittel, das dem Teig mehr Volumen gibt und vor allem in preiswerten Backwaren eingesetzt wird, ist teilweise auch noch nach dem Backen im Brot vorhanden und hier vor allem in der Kruste, ergaben Untersuchungen des Berufsgenossenschaftlichen Forschungsinstituts für Arbeitsmedizin der Ruhr-Universität Bochum. Und das, obwohl die Temperatur in der Kruste an sich am höchsten ist.

Unser Rat

Mit wenigen Ausnahmen gibt es für Enzyme keine Pflicht zur ☛Kennzeichnung auf der Verpackung. Denn sie zählen theoretisch zu den technischen Hilfsstoffen, die nur bei der Herstellung, nicht aber im Endprodukt eine technologische Wirkung haben und dort nur in Spuren vorhanden sein sollten. Für Allergiker ist es somit praktisch unmöglich, Lebensmittel mit Enzymen zu erkennen und zu meiden. Kennzeichnungspflichtig sind lediglich die Enzyme Nisin (E 234) und Lysozym (E 1105), die auch als ☛Zusatzstoffe wirken. Weitere Informationen unter www.zusatzstoffe-online.de oder www.transgen.de.
Da Enzyme für die Lebensmittelindustrie zum Teil aus Schimmelpilzen gewonnen werden, können sie auch Menschen mit einer Schimmelpilzallergie zu schaffen machen.
Auf Nummer sicher geht, wer Fertigprodukte möglichst meidet und das Essen aus frischen Zutaten selbst zubereitet bzw. kocht. Dabei müssen aber enzymreiche Lebensmittel wie Ananas, Papaya, Feigen, Melonen, Bohnen, Weizen und Flaschenkürbisse gemieden werden.

Epikutantest ☛Allergietest

Ernährung

Die Ernährung spielt bei ☛Allergien eine wichtige Rolle. Jedoch hat sie keine so große Bedeutung, wie von vielen angenommen wird. Nach einer britischen Befragung bei 19 000 Menschen gaben zwar fast 20 Prozent an, unter einer ☛Nahrungsmittelallergie zu leiden, und weitere sieben Prozent meinten, ☛Zusatzstoffe nicht zu vertragen. Tatsächlich konnte aber nur bei weniger als jeder zehnten Person eine Allergie auf Lebensmittel diagnostiziert werden. In Europa beträgt die Häufigkeit (gesicherter) Nahrungsmittelallergien zwischen zwei und drei Prozent bei Erwachsenen und ca. vier Prozent bei Kindern. Bei einzelnen Hauterkrankungen wie z. B. ☛Neurodermitis kommt den Nahrungsmitteln jedoch eine größere Bedeutung zu. Bei ca. 30 Prozent der Kleinkinder, die unter Neurodermitis leiden, spielen sie eine Rolle.

Vorbeugend bestimmte Nahrungsmittel zu essen oder zu trinken bzw. sie generell zu meiden, um eine Allergie zu verhindern, macht nach Ansicht von Fachleuten keinen Sinn. So sollten gesunden Babys ohne familiäre Vorbelastung nicht einfach sämtliche Milchprodukte vorenthalten werden, auch wenn dies bei allergiegefährdeten Kleinkindern empfohlen wird (siehe unten).

☛Pollenallergiker reagieren häufig auf Lebensmittel, die zu den individuell belastenden Pollen eine botanische Verwandtschaft haben. So werden bei einer Allergie auf Gräserpollen manchmal Hülsenfrüchte, Kartoffeln, ☛Tomaten und Paprika nicht vertragen, bei Birken- und Beifußunverträglichkeit auch ☛Nüsse, Kern- und Steinobst, exotische Früchte, ☛Sellerie und verschiedene ☛Gewürze. Dennoch sollten diese Lebensmittel nicht vorbeugend weggelassen werden, da ansonsten der Speiseplan sehr eingeschränkt ist und der Genuss auf der Strecke bleibt. Wenn es nach dem Verzehr im Mund jedoch zu kribbeln beginnt, die Nase läuft oder die Schleimhäute anschwellen, ist in jedem Fall Vorsicht geboten.

Gut zu wissen!

Nach neueren Untersuchungen haben so genannte ☛Probiotika möglicherweise einen präventiven Einfluss auf Allergien. Im Rahmen einer finnischen Studie erhielten 159 schwangere Frauen mit Neurodermitis, ☛Heuschnupfen oder ☛Asthma zwei bis vier Wochen vor der Geburt des Kindes Kapseln mit einem Probiotikum, also Bakterien, die einen günstigen Einfluss auf die Darmflora haben und die Immunabwehr stärken, bzw. ein Plazebo (Scheinmedikament). Nach der Geburt bekamen die Mütter weiterhin das Präparat bzw. nicht gestillte Babys das Probiotikum mit der Milchersatznahrung gefüttert. Ergebnis: Neurodermitis trat in der Probiotikagruppe bis zum zweiten bzw. vierten Lebensjahr nur halb so häufig auf wie in der Vergleichsgruppe. Bislang gibt es aber noch keine Empfehlung für Probiotika, so das Forschungsinstitut für Kinderernährung in Dortmund. Weitere Untersuchungen müssen zeigen, ob es auch negative Nebenwirkungen gibt. Auch der möglicherweise günstige Einfluss von Fischölkapseln ab der 20. Schwangerschaftswoche auf die Allergieentstehung hat noch zu keiner allgemeinen Empfehlung geführt.

Unser Rat

Auch wenn es kein Lebensmittel gibt, das generell vor Allergien schützt, so können Eltern von allergiegefährdeten Babys einiges tun, um ihren Nachwuchs davor zu schützen. Unklar ist, ob eine allergenarme Ernährung der Mutter während der Schwangerschaft Einfluss auf die Allergieentwicklung beim Baby hat. Sicher ist aber, dass durch ausschließliches mindestens viermonatiges ☛Stillen das Auftreten einer Allergie hinausgezögert oder verhindert werden kann. Denn die Muttermilch enthält Immunstoffe, die dem Baby helfen, seine Abwehr aufzubauen. Wenn dies nicht möglich ist, empfiehlt sich eine ☛hypoallergene Säuglingsnahrung im ersten Lebenshalbjahr.
Auch eine allergenarme Beikost frühestens ab dem fünften Lebensmonat schützt allergiegefährdete Kinder. Sie besteht aus einigen wenigen Gemüsesorten, Fleisch, Öl, ☛Getreide und ☛Obst. Die Mahlzeiten und Lebensmittel werden im Abstand von Tagen bzw. Wochen eingeführt, um im Falle des Falles Unverträglichkeiten aufzuspüren. Hingegen sollten Lebensmittel, die ein höheres allergenes Potenzial haben, im ersten Lebensjahr nicht auf Babys Speiseplan stehen. Dazu zählen ☛Kuhmilch, ☛Hühnerei-Eiweiß, Nüsse, ☛Soja, Weizen, ☛Fisch, Zitrusfrüchte, exotische Früchte und daraus hergestellte Säfte.

Farbstoffe

Farbstoffe sind allgegenwärtig. Sie sind wichtiger Bestandteil in ☛Kosmetik wie z. B. Lippenstiften, Lidschatten und Shampoos. Sie färben Haushaltsreiniger und ☛Waschmittel und sind auch aus ☛Nahrungsmitteln und hier vor allem ☛Süßigkeiten wie Gummibärchen, Bonbons, Eiscreme, Puddings oder Kaugummis, Fertiggerichten, Softdrinks und ☛Margarine nicht wegzudenken. Auch ☛Textilien sind durch ansprechende Farben wesentlich attraktiver.
Was dem Auge Freude bereitet, kann Allergikern zu schaffen machen. Verschiedene Farbstoffe haben ein erhöhtes allergenes Potenzial. Das heißt, sie führen häufiger als andere zu allergischen oder ☛pseudoallergischen Reaktionen. Durch Farbstoffe in Textilien, Kosmetik und Reinigungsmitteln kommt es vor al-

lem zu ☛Kontaktallergien. Die Haut rötet sich, juckt, schwillt an und es können sich Bläschen und nässende Stellen bilden. Nach dem Verzehr farbstoffhaltiger Süßigkeiten können auch allergische Reaktionen auftreten, die sich beispielsweise in Form einer ☛Urtikaria (Nesselsucht) äußern oder eine ☛Neurodermitis verschlechtern.

Farbstoffe in Lebensmitteln sind ☛Zusatzstoffe, die vom Gesetzgeber zugelassen werden. Die Hersteller müssen nachweisen, dass von den Farben keine gesundheitlich negativen Wirkungen ausgehen. Dennoch beobachten Ärzte häufiger Reaktionen auf die Buntmacher. Das gelb färbende Tartrazin (E 102), das z. B. in gelben Süßigkeiten enthalten sein kann, erzeugt Unverträglichkeiten. Das früher nur für alkoholische Getränke zugelassene Farbmittel ist durch Angleichungen an das EU-Recht heute auch für andere Produkte wie Süßwaren erlaubt. Während dieser Farbstoff also offiziell zum Färben einzelner Lebensmittel zugelassen ist, sorgt der illegale Einsatz des sehr aggressiven Farbstoffs Sudanrot immer wieder für Aufsehen. Er ist in Europa verboten, da einige Verbindungen krebserregend sind und stark sensibilisierend auf Haut und Atemwege wirken. In anderen Ländern wird der Stoff aber noch immer zum Färben insbesondere von Chilipulver verwendet und gelangt mangels ausreichender Kontrollen durch Importe auch in unsere hiesigen Gewürzregale.

Allergien auf Bekleidung treten vor allem bei Menschen auf, die unter einer ☛Chromallergie leiden. Vermutlich führt das Tragen von ☛Lederschuhen und -bekleidung, die mit Chrom gegerbt sind, zur Sensibilisierung gegen Farbstoffe in Textilien. Der Anteil an Patienten mit dem Verdacht auf eine Textilallergie betrug in den Jahren 1998 bis 2002 rund 2,5 Prozent, so der Informationsverbund Dermatologischer Kliniken an der Universität Göttingen. „Kontaktallergien gegen Textilfarbstoffe sind im Vergleich zu ihrer weiten Verbreitung eher selten“, so das Fazit der Fachleute.

Einzelne Farbstoffe stellen aber durchaus ein Problem dar. Bei Hauttests kam heraus, dass vor allem drei Farbstoffe häufig sensibilisierend wirken. Sie tragen die Bezeichnung Dispers Blau 106, Dispers Blau 124 und Dispers Orange 3 und führten

Vorsicht, häufiges Allergen

je nach Substanz bei sechs bis sieben Prozent der untersuchten Patienten zu unerwünschten Hautreaktionen.

Unser Rat

Zum Schutz vor Farbstoffen in Lebensmitteln sollten Sie, wenn immer möglich, selbst kochen. So gehen Sie sicher, dass keine zugesetzten Farbstoffe den Appetit verderben. Bei Süßigkeiten ist es schwer, ungefärbte Alternativen zu finden. Vor allem in Naturkostläden und auch in Reformhäusern gibt es Gummibärchen, Lollis und Bonbons, die mit Fruchtsaft oder natürlichen Farbstoffen gefärbt sind. Ob sie besser vertragen werden, muss ausprobiert werden.
Wenn Sie herkömmliche Süßigkeiten kaufen wollen, achten Sie auf die Zutatenliste. Folgende Farbstoffe haben in wissenschaftlichen Untersuchungen ☛ Pseudoallergien oder ☛ Allergien ausgelöst: E 100 (Kurkumin), E 102 (Tartrazin), E 104 (Chinolingelb), E 110 (Gelborange S), E 120 (echtes Karmin bzw. Cochenille), E 122 (Azorubin), E 123 (Amarant), E 124 (Cochenillerot A); E 127 (Erythrosin), E 131 (Patentblau V), E 132 (Indigotin I), E 133 (Brillantblau FCF), E 150 b (Sulfitlaugen-Zuckercouleur), E 150 d (Ammoniumsulfit-Zuckercouleur), E 151 Brillantschwarz BN), E 160 c (Paprikaextrakt/Capsorubin), E 160 d (Lycopin) und E 162 (Beetenrot).
Vor Farbstoffen in Textilien können Sie sich nur bedingt schützen. So ist das Tragen ungefärbter Bekleidung nicht jedermanns Sache. Auch gibt es keine Pflicht zur ☛ Kennzeichnung, so dass die Farbmittel nicht auf dem Etikett aufgeführt werden.
Textilien, die frei von allergisierenden Farbstoffen sind, bieten die Hersteller von Naturtextilien an. Die Produkte sind an dem Label „Naturtextil“ erkennbar und via Versandhandel oder in Naturtextilfachgeschäften erhältlich. Weitere Infos: www.naturtextil.com.
Das Label „Textiles Vertrauen – Schadstoffgeprüfte Textilien nach Öko-Tex-Standard 100“ kennzeichnet ebenfalls Textilien für Babys, Kinder und Erwachsene, die ohne allergisierende Farben auskommen. Ein Manko ist aber, dass ☛ optische Aufheller und geringe Mengen an ☛ Formaldehyd erlaubt sind, die bei empfindlichen Menschen zu Hautreaktionen führen können. Infos unter: www.oeko-tex.com.
Farbstoffe lassen sich durch Waschen der Bekleidung reduzieren, wenn sie nicht fest in die Faser eingebunden sind, also „ausbluten“. Stecken Sie neue Textilien darum besser zweimal in die Waschmaschine, bevor Sie sie tragen.

Fettsäuren ☛Prävention

Fisch

Fisch oder besser gesagt darin enthaltene Eiweißstoffe sind starke Allergene. Vor allem Salzwasserfisch wie Seelachs, Kabeljau oder Scholle machen Fischallergikern zu schaffen. Schon kleinste Mengen, etwa ein mit Fisch verunreinigtes Messer, ja sogar der Geruch von Fisch, können bei ihnen zu schweren allergischen Reaktionen bis hin zur lebensbedrohlichen ☛Anaphylaxie führen. Betroffene, die Salzwasserfisch nicht vertragen, kommen manchmal mit Süßwasserfischen besser klar. Dazu zählen z. B. Hecht, Aal, Forelle, Karpfen oder Zander. Reaktionen auf geräucherten Süßwasserfisch werden meist nicht durch den Fisch selbst erzeugt, sondern beruhen auf den Gewürzmischungen, die Pfeffer und Wacholder enthalten und mit denen der Fisch behandelt wird.

Vorsicht, häufiges Allergen

Wurde der Fisch längerfristig gelagert, können sich im Laufe der Zeit darin größere Mengen an ☛Histamin bilden. Histamin ist kein Allergen. Es führt bei empfindlichen Menschen zu Unverträglichkeitsreaktionen, an denen das Immunsystem unbeteiligt ist. Eine ☛Allergie kann zwar, muss dazu aber nicht unbedingt vorliegen.

Jedoch kann die Histaminintoleranz bei Allergikern die Beschwerden verstärken, da bei ihnen die Konzentration an Histamin im Blut ohnehin schon erhöht ist. Der Thunfisch aus der Dose in einem Salat kann also zu Unverträglichkeiten führen, obwohl keine Fischallergie vorliegt.

Da die Allergene in Fisch sehr stabil sind, können sie durch Kochen, Braten und Dünsten anders als z. B. bei ☛Äpfeln nicht unwirksam oder weniger allergen gemacht werden. Die allergene Potenz nimmt, so der Deutsche Allergie- und Asthmabund, durch das Erhitzen sogar noch zu.

Allergiegefährdete Babys, deren Eltern oder Geschwister eine Allergie haben, sollten im ersten Lebensjahr keinen Fisch erhalten. Frühestens nach dem ersten Geburtstag können Sie ausprobieren, ob das Fischeiweiß bekommt.

Unser Rat

Bei Verdacht auf eine Fischallergie sollten Sie unbedingt einen Arzt mit der Zusatzbezeichnung „Allergologie" zu Rate ziehen. Da schon kleinste Mengen reichen, um heftige Reaktionen auszulösen, sollte die Verträglichkeit unbedingt überprüft werden. Wird ein ☛Allergietest durchgeführt, sollte zwischen Süß- und Salzwasserfischen unterschieden werden, da diese Unterscheidung die spätere Nahrungsmittelauswahl erheblich beeinflusst.
Menschen mit ausgeprägter Fischallergie sollten für den Notfall immer ihren ☛Allergiepass und auch ein Notfallset mit ☛Medikamenten bei sicht tragen. Darin müssen ☛Antihistaminika und ☛Kortison als Tropfen sowie ein Adrenalinpräparat als Spray enthalten sein. Notieren Sie gut sichtbar die Dosierung. Dann können Ihnen im Falle des Falles andere Menschen helfen.
Fischölkapseln, die zum Schutz vor Herz-Kreislauf-Erkrankungen und Depressionen eingenommen werden, können Rückstände von Fischeiweiß (Lachs) enthalten. Darum sollten Fischallergiker sicherheitshalber darauf verzichten. Auch eine mediterrane Kost schützt das Herz.

Formaldehyd

Der Stoff ist allgegenwärtig. Formaldehyd oder die damit verwandten Formaldehydabspalter stecken als Bindemittel in ☛Möbeln, Spanplatten und Fußbodenbelägen, in Ausrüstungsstoffen für ☛Textilien, in Bettwäsche oder Bekleidung, in Kleb- und Schaumstoffen, sie dienen in ☛Wandfarben, ☛Lacken, Desinfektionsmitteln und ☛Kosmetik als Konservierungsstoff. Auch beim Verbrennen einer ☛Zigarette entsteht Formaldehyd, das Raucher und Passivraucher einatmen.

Gut zu wissen!

Formaldehyd wird über die Haut, die Atemwege und den Magen-Darm-Trakt aufgenommen. Als farbloses, stechend riechendes Gas, das z. B. aus Möbeln und Spanplatten in die Raumluft ausgast, kann Formaldehyd zu Reizungen an den Augen und im Atemtrakt führen und Kopfschmerzen erzeugen. Bei längerfristigem Kontakt auf der Haut wirkt es allergisierend. Nach der aktuellen „Hitliste" der Kontaktstoffe, die die Reaktionsquoten auf die häufigsten Kontaktallergene nennt und vom Informationsverbund Dermatologischer Kliniken an der Universität Göttingen (IVDK) herausgegeben wird, zeigen knapp

zwei Prozent der in Hautkliniken untersuchten Patienten eine Sensibilisierung gegen Formaldehyd. Bis Ende der 80er Jahre gab es wesentlich mehr Betroffene. Da aber z. B. in Kosmetika immer häufiger andere Konservierungsstoffe zum Einsatz kommen, ist die Zahl der Betroffenen eindeutig rückläufig, so der IVDK. Auch bei Textilien sind die Hersteller in den vergangenen Jahren auf andere Ausrüstungsstoffe umgestiegen. Allerdings wurde teilweise der „Teufel mit dem Beelzebub ausgetrieben". Denn die Ersatzstoffe, z. B. Glyoxal, können ebenfalls allergisierend wirken.
Auch wenn Formaldehyd eher selten Probleme bereitet, so ist es nicht harmlos. Es ist nicht nur allergisierend, sondern hat auch eine krebserregende Wirkung. Eine große Belastung stellt Formaldehyd zudem für Menschen dar, die als Putzkräfte mit formaldehydhaltigen Desinfektionsmitteln zu tun haben.

Unser Rat

Ob Formaldehyd in einem Produkt steckt, ist nicht ohne weiteres ersichtlich. Auf dem Etikett von Textilien muss es zwar ab einer Konzentration von 1500 Milligramm pro Kilogramm mit dem Hinweis „enthält Formaldehyd" gekennzeichnet werden. Jedoch werden so große Mengen meist nicht mehr eingesetzt. Über Konzentrationen unterhalb der deklarationspflichtigen Menge erfahren Sie also nichts.
Enthält die Verpackung den Hinweis „Pflegeleicht", „Knitterarm" oder „Bügelfrei", ist es aber gut möglich, dass die Textilien mit Formaldehyd oder einer ähnlichen Substanz ausgerüstet wurden.
Die Hersteller von Naturtextilien bieten Textilien an, die kein oder nur unvermeidbare Rückstände von Formaldehyd in sich haben. Die Produkte sind an dem Label „Naturtextil" erkennbar und via Versandhandel oder in Naturtextilfachgeschäften erhältlich. Weitere Infos: www.naturtextil.com.
Das Label „Textiles Vertrauen – Schadstoffgeprüfte Textilien nach Öko-Tex-Standard 100" kennzeichnet Textilien, die geringere Schadstoffmengen in sich haben als das Gesetz erlaubt oder frei davon sind. Danach muss Babybekleidung frei von Formaldehyd sein. Textilien für Erwachsene können je nachdem, ob sie direkt mit der Haut in Kontakt kommen oder wie ein Mantel hautfern getragen werden, zwischen 75 Milligramm und 300 Milligramm Formaldehyd pro Kilogramm Stoff in sich haben. Nachteilig ist aber, dass für Textilien mit diesem

Label ☛optische Aufheller erlaubt sind, die ebenfalls allergisierend wirken können. Weitere Infos unter: www.oeko-tex.com. Der Formaldehydgehalt lässt sich durch Waschen reduzieren. Waschen Sie neue Textilien vor dem Tragen darum besser zweimal in der Waschmaschine.
Kosmetika müssen erst ab einer Konzentration von 0,05 Prozent freiem Formaldehyd im Endprodukt den Hinweis „enthält Formaldehyd" tragen. Frei von Formaldehyd ist Kosmetik aus dem Reformhaus mit dem „Neuform-Label". Auch Kosmetik mit dem Siegel „kontrollierte Naturkosmetik BDIH", die es in Naturkostläden, Bio-Supermärkten oder Naturkosmetikfachgeschäften oder via Versandhandel zu kaufen gibt, darf kein Formaldehyd enthalten.
Bevorzugen Sie natürliche Baustoffe und Materialien, um in Wohnräumen „dicke Luft" zu vermeiden. Massivholzmöbel gasen nur sehr wenig Formaldehyd aus. Möchten Sie Spanplatten verwenden, bevorzugen sie solche mit der Aufschrift „E1" oder dem „Blauen Engel" und der Aufschrift „Weil emissionsarm". Sie enthalten weniger Formaldehyd als vergleichbare herkömmliche Platten. Es gibt auch formaldehydarme Möbel, die einen entsprechenden Hinweis tragen. Dennoch sollten Sie neue Produkte mehrere Tage lang im Freien auslüften lassen. Formaldehyd verflüchtigt sich mit der Zeit.
Auch Testzeitschriften sind hilfreich zur Identifizierung (un)belasteter Produkte. Infos unter www.oekotest.de und www.stiftung-warentest.de.

Geschmacksverstärker

Ob Würstchen, Tortellini, ☛Sojasauce, Chips oder Konserven – viele Fertigprodukte enthalten Geschmacksverstärker. Selbst spezielle Lebensmittel für Kinder haben die Stoffe in sich.

Gut zu wissen!

Geschmacksverstärker können, wie der Name schon sagt, den Geschmack von aromawirksamen Stoffen wie ☛Zucker, Salz, Säuren, Süßstoff und Bitterstoffen verstärken, indem sie die Geschmacksrezeptoren im Mund stimulieren. Weil für die Herstellung von Fertiggerichten oftmals preiswerte aromaarme Zutaten wie fades Fleisch und wasserreiches Gemüse verwendet werden oder die Geschmacksstoffe im Zuge der Herstellung durch Kochen, Trocknen und Lagern auf der Strecke bleiben, geben Hersteller Geschmacksverstärker an die Rezeptur. Sie sorgen letztendlich dafür, dass die Speisen kräftiger schmecken.

Einer der am häufigsten eingesetzten Stoffe ist Natriumglutamat (E 621). Es intensiviert vor allem fleischähnliche Aromen und wird darum in Instant-Tütensuppen und Konserven auf Fleisch- und ☛Fischbasis gerührt. Sehr häufig wird der Stoff auch in der asiatischen Küche eingesetzt. Selbst gute Köche in Restaurants geben manchmal eine Prise Glutamat ans Essen, wie der „Stern" vor einiger Zeit berichtete.
Weil Besucher nach dem Besuch eines Chinarestaurants, wo sie Speisen mit Glutamat verzehrt hatten, wiederholt über Kopfschmerzen, Juckreiz, Übelkeit und Atemnot berichteten, wurde der Begriff „China-Restaurant-Syndrom" geprägt. In mehreren Studien und auf (von Firmen gesponserten) Expertentagungen wurde den Beobachtungen später widersprochen. Offiziell gilt der Stoff darum als unproblematisch und ist vom Gesetz her als ☛Zusatzstoff in Fertigprodukten und Würzmitteln erlaubt.
Einzelne Studien und Beobachtungen zeigen aber, dass Glutamat bei Menschen mit ☛Asthma zu Atemnot führen kann. Die Fachzeitschrift „Allergo Journal" bestätigt zudem, dass es nach dem Verzehr von Glutamat zu ☛pseudoallergischen Reaktionen kommen kann, vor allem bei empfindlichen Menschen mit ☛Urtikaria (Nesselfieber), Asthma und der Neigung zur allergischen Schockreaktion (☛Anaphylaxie).

Unser Rat

Empfindliche Menschen mit einer ☛Allergie oder Pseudoallergie sollten sicherheitshalber auf mit Glutamat gewürzte Speisen und Fertigprodukte verzichten. Würstchen, Suppen, asiatische Saucen, Chips und Co. gibt es immer auch ohne Geschmacksverstärker. Was genau in Fertigprodukten steckt, können Sie in der Zutatenliste auf der Verpackung nachlesen. Essen Sie in einem Restaurant oder in einer Betriebskantine, müssen Geschmacksverstärker auf der Speisekarte oder in einem öffentlichen Aushang sichtbar gemacht werden. Das gilt auch für das Essen in Kindertagesstätten.
Die Stoffe verbergen sich hinter den folgenden E-Nummern: E 620 (Glutaminsäure), E 621 (Natriumglutamat), E 622 (Kaliumglutamat), E 623 (Calciumglutamat), E 624 (Ammoniumglutamat) und E 625 (Magnesiumglutamat).
Wenn Sie selbst kochen, verwenden Sie Bio-Lebensmittel oder Gemüse und ☛Obst der Saison aus regionalem Anbau. Sie werden vollreif ge-

Vorsicht zu genießen. Dasselbe gilt für Grünkern, das unreif geerntete gedarrte Weizengetreide.
Vorsicht auch bei Malz- und Malzprodukten wie Bier, Malztrunk, Kakaogetränken und Malzkaffe oder Getreidekaffee.
Auch in Fischstäbchen (Panade), Pudding, Kuchen, Bonbons, Kaugummis, Fertigsaucen, Joghurt mit Körnern und vielen Fertigprodukten steckt Getreide als ☛Zusatzstoff. Selbst in ☛Medikamenten und in Briefmarken zum Anlecken ist Getreidestärke enthalten. Die Zutatenliste auf der Verpackung gibt Auskunft über solche Zusätze.
Wenn gar kein Getreide erlaubt ist, müssen Sie auf Alternativen umsteigen. Dazu zählen Amaranth- oder Kartoffelmehl, Buchweizen oder Johannisbrotkernmehl zum Andicken.

Gewürze

Bei einer ☛Allergie auf die ☛Pollen von Gräsern, Bäumen, Kräutern und ☛Blumen werden oftmals auch verschiedene Gewürze nicht vertragen, so dass es zu einer ☛Kreuzallergie kommt. Jedoch gibt es auch Menschen, die keine Pollenallergie haben und trotzdem allergisch auf Gewürze reagieren.
Fachleute beobachten, dass es in den vergangenen Jahren zu einer Zunahme von Gewürz- und Kräuterallergien gekommen ist. Sie vermuten, dass der ständig steigende Verzehr von gewürzten Speisen dabei eine Rolle spielt. Schon Gläschenkost für Babys enthält Gewürze wie z. B. ☛Sellerie, das als starkes Allergen gilt.

Vorsicht, häufiges Allergen

Bei Allergikern stehen in der Regel nicht sämtliche Gewürze auf dem Index. Vielmehr gibt es häufige und weniger häufige Allergieauslöser. Häufig wirken Sellerie, scharfer Paprika, schwarzer und grüner Pfeffer, Basilikum, Beifuß, Schnittlauch, Dill, Petersilie, Curry und Koriander allergisierend. Nach dem Verzehr kommt es bei den Betroffenen zu einem Kribbeln im Mund, die Lippen oder der Gaumen schwellen an und die Haut beginnt zu jucken. Bei Menschen mit ☛Heuschnupfen beginnt auch die Nase zu laufen und sie niesen ständig. Menschen mit ☛Asthma müssen husten und es kann zu Atemnot kommen.
Nicht nur der Pfefferstreuer ruft Symptome hervor. Auch Würzmischungen für Suppen, Saucen, Dressings und Salatsaucen, die

Sellerie enthalten, tun den Betroffenen nicht gut. Bei Personen, die gegen mehrere Gewürze sensibilisiert sind, reicht es darum meist schon, auf solche Mischgewürze und auf gewürzte Fertiggerichte zu verzichten.

Unser Rat

Auch wenn Sie bestimmte Gewürze nicht vertragen, muss Essen nicht fad schmecken. Probieren Sie, ob Ihnen Rosmarin, Thymian, Majoran, Salbei, Ingwer, Zimt, Muskat oder Nelken bekommen. Sie zählen zu den seltenen und eher schwachen Allergieauslösern. Reagieren Sie auf mehrere Gewürze, streichen Sie Würzmischungen vom Speiseplan.
Gewürze sind nach dem Erhitzen oftmals weniger allergisierend als in rohem Zustand. Sellerie verliert seine Wirkung jedoch durch Kochen nicht, so dass gegarte Speisen keine Sicherheit bieten.
Gewürze verstecken sich in vielen Fertiglebensmitteln. Geräucherter ☛ Fisch mit Wacholder kann ebenso Probleme bereiten wie ☛ Süßigkeiten (Kräuterbonbons, Kräuterlimonade), Gebäck (z. B. Spekulatius), Gewürzpasten (Pesto), Kräuterkäse, Wurstwaren, Dosensuppen, Tiefkühlgerichte und fertige Würzmischungen.
Lesen Sie unbedingt die Zutatenliste auf der Verpackung. Dort werden zumindest die häufigsten Allergene wie z. B. Sellerie gekennzeichnet, z. B. „Gewürzzubereitung mit Sellerie". Jedoch müssen Kräuter und Gewürze in Mischprodukten (z. B. Brühe) nicht gekennzeichnet werden, wenn ihr Gewichtsanteil unter zwei Prozent liegt. Keine Entwarnung also für alle, die auf Pfeffer oder Paprika reagieren. Denn sie sind in solchen Mischungen nicht deklarationspflichtig. Verunreinigungen von Kräutern, die im Zuge der Herstellung unbeabsichtigt ins Produkt gelangen, werden von der ☛ Kennzeichnung auch nicht erfasst. Viele Hersteller geben darum freiwillig an, dass das Lebensmittel „Spuren von Sellerie" enthalten kann. Auch im Internet veröffentlichen viele Hersteller die Zutaten ihrer Produkte inklusive sämtlicher möglicherweise allergisierend wirkender Bestandteile.
Menschen, die eine Unverträglichkeit gegen ☛ Azetylsalizylsäure aus ☛ Medikamenten haben, müssen bei einigen Gewürzen aufpassen. Curry, Oregano, Paprika, Senf und Zimt haben einen hohen Salizylsäuregehalt. Zwar ist die Gesamtmenge im fertigen Gericht gering, da meist nur wenige Kräuter verwendet werden. Speisen mit viel Curry, z. B. indische Reisgerichte oder Currywurst, können aber eine unangenehme Wirkung entfalten.

Glukokortikoide ☛Kortison

Gluten ☛Getreide

Grastablette ☛Heuschnupfen

G

Haarfarben

Wenn die Haare allmählich grau werden oder wenn der Schopf einfach mal einer Veränderung bedarf, werden Haare gefärbt oder getönt, aufgehellt und mit Strähnchen verschönert. Fast jede zweite Frau färbt ihre Haare hin und wieder. Doch auch Männer wechseln zunehmend den Farbton.
Unterschieden werden Haarfarben, Tönungen und Blondierungen. Haarfarben dringen tief ins Haar ein, zerstören die natürlichen Farbpigmente und ersetzen sie durch den neuen, mit dem Produkt gelieferten Farbton. So werden die Haare dauerhaft gefärbt. Tönungen greifen hingegen nur die Außenschicht des Haares an oder umhüllen sie. Nach etwa acht Wäschen hat man sie wieder entfernt. Intensivtönungen sind ein Mittelding zwischen Farbe und Tönung. Sie halten länger als eine normale Tönung aber nicht so lange wie eine Haarfarbe, nämlich bis zu 24 Haarwäschen. Blondierungen zerstören mit Hilfe eines Bleichmittels die natürlichen Farbpigmente des Haars, so dass es heller erscheint.

Vorsicht, häufiges Allergen

Dass Friseurinnen häufig allergisch auf Haarfarben und Tönungsmittel reagieren, ist seit langem bekannt. Doch auch bei Verbrauchern, die seltener als Friseure mit den Farben hantieren, sind ☛Kontaktallergien häufig. Das zeigt eine Untersuchung des Informationsverbunds Dermatologischer Kliniken an der Universität Göttingen. Beim Test von 2506 Allergikern, die wegen einer Unverträglichkeit auf ein durch Haarkosmetik ausgelöstes Kontaktekzem getestet wurden, zeigte ein Großteil der Patienten eine Sensibilisierung gegen zwei in Haarfärbemitteln enthaltene Substanzen. Dabei handelt es sich um die Stoffe p-Toluylendiamin, kurz PTD, und p-Phenylendiamin

(PPD). Auf PTD reagierten gut 13 Prozent der untersuchten Patienten und hier zu 90 Prozent Frauen. PPD zeigte bei fast 15 Prozent der Personen eine positive, also unerwünschte Sensibilisierung. Auch ☛Duftstoffe und der so genannte ☛Perubalsam, eine leicht nach Vanille riechende Substanz, machten vielen Betroffenen zu schaffen. ☛Konservierungsstoffe und ☛Formaldehyd bereiteten hingegen den wenigsten Allergikern Probleme.
Kontaktallergien gegen Haarfarben äußern sich bei Friseurinnen vor allem in Form eines Ekzems an den Händen. Bei den Kundinnen sind Gesicht und Kopfhaut besonders betroffen, da sie die Produkte beim Auftragen nicht selbst berühren.
Eine Untersuchung von 40 Haarfarben ergab, dass der problematische Stoff PPD heute zwar in keiner Haarfarbe mehr enthalten ist, jedoch steckten in fast allen Produkten ähnliche chemische Substanzen, die nicht günstiger zu beurteilen sind. Zudem kommt sehr häufig die Substanz Resorcin zum Einsatz, die bei regelmäßigem Gebrauch ebenfalls zu Kontaktallergien führen kann.

Unser Rat

Verzichten Sie möglichst auf chemische Haarfarben und -tönungen. Sie enthalten gefährliche Farbumwandler, die häufig sensibilisierend wirken. Sollten Sie ein wenig farblichen Schwung aufs Haupt bringen wollen, sind Strähnchen eine Alternative. Dabei wird der Kopf mit einer Kappe oder Alufolie abgedeckt, durch die die Strähnchen gezogen werden, so dass die Farbe nicht auf die Kopfhaut gelangt. Wenn Sie sich die Haare selbst färben, sollten Sie die mitgelieferten Schutzhandschuhe und den Umhang tragen. So können Sie verhindern, dass das Färbemittel auf die Hände und Haut gerät. Auch Friseurinnen sollten sich durch Handschuhe schützen.

Hennahaarfarbe aus den rot färbenden Blättern des Hennastrauchs kann eine Alternative zu den chemischen Farben sein. Sie tönen die Haare aber nur, waschen sich also mit der Zeit heraus. Henna gibt es in Naturkostläden, Biosupermärkten, Naturkosmetikläden und Reformhäusern. Doch Vorsicht: In Drogerien gibt es auch chemische Haarfarben mit Hennazusatz. Sie enthalten zwar ein wenig Henna, aber wie alle synthetischen Haarfarben auch problematische Färbemittel und sind somit keine Alternative.

Blondierungen kommen ohne ☛ Farbstoffe aus. Sie greifen aber das Haar stark an, und die darin enthaltenen ☛ Duftstoffe, ☛ Formaldehyd und so genannte halogenorganische Verbindungen können ebenfalls allergisierend wirken. Haarfarben sollten nicht – z. B. in der Armbeuge – auf ihre Verträglichkeit getestet werden. Schon ein einziger Kontakt kann zur Sensibilisierung führen. Haben Sie bereits einmal auf Haarfarben, auf ☛ Farbstoffe in ☛ Textilien oder Tattoos allergisch reagiert, sollten Sie einen Allergologen oder Hautarzt (Dermatologen) um Rat fragen, ob die Haarfarbe eingesetzt werden darf.

HA-Nahrung ☛ Hypoallergene Säuglingsnahrung

Handekzem

Die Haut an den Händen rötet sich, juckt und schuppt, ist entzündet und es bilden sich sogar kleine Bläschen. Dann kann es sein, dass ein Handekzem aufgetreten ist. Neben der erblichen Veranlagung zu ☛ Allergien können auch verschiedene Faktoren die Schutzfunktion der Haut gegenüber äußeren Einflüssen vermindern. Häufiges Waschen mit flüssiger ☛ Seife oder der Gebrauch von Desinfektionsmitteln können den so genannten Säureschutzmantel der Haut zerstören, so dass von außen Schadstoffe bzw. Allergene leichter eindringen. Dadurch wird die Haut langfristig geschädigt.

Gut zu wissen!

Auch durch das häufige Tragen von Handschuhen, z. B. wenn Menschen in medizinischen Berufen tätig sind, leiden die Hände. Dabei bildet sich ein feuchtwarmes Milieu, das die Haut empfindlich macht oder schädigt. Allergene wie ☛ Farb- und ☛ Konservierungsstoffe, ☛ Haarfärbemittel, ☛ Duftstoffe, ☛ Chrom, ☛ Nickel, ☛ Latex, Desinfektionsmittel oder Mehl wirken auf die vorgeschädigte Haut sensibilisierend und können ein Kontaktekzem auslösen. Bei Maurern ist die so genannte Zementkrätze eine häufige Krankheit, die durch den ständigen Kontakt mit Chromsalz in der Baumasse ausgelöst wird. Bereits 1908 erschien erstmals in der Presse ein Artikel über die „Zementkrätze“ bei Männern, die am Bau der Pariser Metro mitgewirkt hatten.

Betroffen sind von Handekzemen zwar vor allem Menschen, die beruflich mit aggressiven Kontaktstoffen zu tun haben, also Bäcker, Friseure, Putzkräfte, Ärzte, Pflegepersonal, Maurer sowie Beschäftigte der Leder- und Metallindustrie. Aber auch Menschen, die sich nicht berufsbedingt häufig die Hände waschen, leiden unter Handekzemen. Rund sieben Prozent der Bevölkerung macht das Handekzem zu schaffen.

Unser Rat

Ein roter, entzündlicher Ausschlag an den Händen kann, muss aber kein Handekzem sein. Am besten ist es, nicht selbst daran herumzudoktern, sondern einen Hautarzt (Dermatologen) aufzusuchen. Der Arzt wird die Haut gründlich untersuchen, Sie zu Ihren Waschgewohnheiten befragen und gegebenenfalls auch verschiedene Allergietests machen, um den Ursachen auf die Spur zu kommen. Nehmen Sie am besten die von ihnen verwendete Seife mit zum Arzt und nennen Sie auch Stoffe, die Sie am Arbeitsplatz benutzen.
Lassen sich Allergene ausfindig machen, müssen diese künftig gemieden werden. Bei beruflich verursachten Handekzemen kann das im Extremfall bedeuten, dass der Beruf gewechselt werden muss. Eine frühzeitige Behandlung erhöht die Chancen, dass das Handekzem wieder komplett abheilt.
Zum Schutz vor Handekzemen rät das Allergiezentrum der Berliner Charité: Schützen Sie die Hände vor Feuchtigkeit und Kälte, weil sie sonst austrocknen und die Haut gereizt wird. Verwenden Sie zum Händewaschen nur Wasser und eventuell eine milde, rückfettende Seife ohne Duftstoffe, jedoch keine Flüssigseife. Nach dem Waschen die Hände immer sorgfältig abtrocknen. Eine fetthaltige Creme mit feuchtigkeitsspendendem Harnstoff gibt ihnen Fett und Feuchtigkeit zurück. Die Creme sollten Sie gut einmassieren.
Lassen Sie keine irritierenden Stoffe an die Haut heran. Dazu zählen Wasch- und Reinigungsmittel, Benzin, Terpentin, Spiritus, Petroleum, Polituren zum Putzen wie z. B. Bohnerwachs, Möbelpolitur, Schuhcreme oder Autopolitur. Zitrusfrüchte sollten nicht mit bloßen Händen geschält und ausgepresst werden. Abwaschen lassen Sie am besten die Geschirrspülmaschine.
Wenn bereits ein Ekzem aufgetreten und der Juckreiz sehr stark ist, können Antihistaminika helfen. Die Cremes haben eher einen kühlenden Effekt, Tabletten wirken gegen Juckreiz. Wenn nötig, werden

vom Arzt auch Cremes mit ☛Kortison verschrieben. Diese sollten aber nur kurze Zeit verwendet werden, da sich sonst die Haut mit der Zeit verdünnt und somit wiederum empfindlicher wird. Präparate mit dem Wirkstoff ☛Bufexamac sind hingegen nicht zu empfehlen, da sie selbst ein Kontaktekzem auslösen können.
Fragen Sie nach einer Behandlung mit UVA-Licht. Sie wirkt Entzündungen entgegen und verdickt auch die Hornschicht der Haut, so dass die Hände weniger sensibel gegenüber äußeren Einflüssen sind.
Im Falle des Falles, wenn sich der Kontakt nicht vermeiden lässt, verwenden Sie geeignete Schutzhandschuhe. Im beruflichen Bereich sind gepuderte Latexhandschuhe inzwischen verboten, da sie häufig zur Sensibilisierung geführt haben. Für zu Hause sollten Sie je nach Art der Tätigkeit atmungsaktive Handschuhe aus Baumwolle, Leder oder Kunststoff verwenden, nicht aber solche aus Gummi oder Latex, rät das Allergiezentrum der Charité. Tragen Sie Kunststoffhandschuhe aber nicht länger als 20 Minuten, da die Hände sonst zu schwitzen beginnen, austrocknen und dann wiederum anfällig für Schadstoffe sind. Wenn also die Hände feucht werden, sollten Sie die Handschuhe sofort ausziehen, auf links drehen, abspülen und trocknen lassen. Sinnvoll sind Baumwollhandschuhe zum Unterziehen. Auch beim Haarewaschen und -färben sollten empfindliche Hände immer geschützt werden.

Hausstaub s. a. ☛Milben

Vorsicht, häufiges Allergen

Im Sonnenlicht kann man ihn sehen, den Hausstaub. Was da durch die Luft schwebt ist eine Mixtur aus Hautschuppen und Haaren von Menschen und Tieren, Fasern von ☛Textilien, Bakterien, Pilzsporen und Hausstaubmilben. Dass Allergiker darauf mit Schnupfen, Niesen, geschwollenen Augen, aber auch mit allergischem ☛Asthma reagieren, liegt insbesondere an dem getrockneten ☛Milbenkot. Vor allem im Winter, wenn sich die Milben in der warmen Jahreszeit vermehrt haben, trocknet der Milbenkot und findet sich dann in großer Menge im Hausstaub wieder. Ab zwei Mikrogramm Allergen pro Gramm Staub können vorbelastete Menschen, also Personen mit der Veranlagung zu allergischen Erkrankungen, bereits sensibilisiert werden und die Bereitschaft für eine allergische Reaktion entwickeln. Ab zehn Mikrogramm treten allergische Reaktionen auf. Rund

sechs Prozent der Menschen in Deutschland sind von einer Hausstauballergie betroffen.
Nach einer aktuellen Studie im Auftrag des Deutschen Allergie- und Asthmabundes gelten ☛Teppichböden nicht länger als Staubfänger. Beim Vergleich der Feinstaubbelastung in Innenräumen, die mit Teppichböden bzw. glatten Fußböden ausgestattet waren, kam heraus: Die Staubbelastung war bei Parkett und Co. doppelt so hoch wie beim Teppich. Denn der Teppichboden bindet Staub, und das kommt Allergikern zugute. Jedoch muss der Teppich kurzflorig sein und regelmäßig (etwa zweimal pro Woche) gesaugt werden.

Unser Rat

Wenn Sie den Verdacht haben, dass Hausstaub zur Belastung eines der Familienmitglieder führt, sollten Sie bei einem allergologisch versierten Arzt Rat einholen. Er kann den Ursachen durch eine gezielte Anamnese auf den Grund gehen und wird eventuell einen ☛Allergietest machen. Fällt das Ergebnis positiv aus, ist das Meiden der Allergene oberstes Gebot.
Doch das ist nicht einfach. Milben sitzen vor allem in Polstermöbeln, Betten und Teppichen. Insbesondere im feuchtwarmen Klima der ☛Matratze finden die kleinen Schmarotzer beste Bedingungen. Die Belastung kann mit so genannten Encasings reduziert werden. Das sind milbendichte Überzüge für die Matratze, die eine Barriere bilden, so dass Allergiker keinen Kontakt mehr zu den Milben haben. Bettdecken und Kissen sollten aus synthetischen Fasern sein und mindestens alle vier bis sechs Wochen bei 60 bzw. 95 Grad Celsius gewaschen werden, Bettzeug (aus Baumwolle) ebenfalls bei hohen Temperaturen wöchentlich. Auch die Kuscheltiere und Lieblingskissen der Kinder sollten wöchentlich in die Waschmaschine oder auch, gut verpackt, in die Tiefkühltruhe wandern. Tränen und unruhige Nächte verhindern Sie, indem Sie das Lieblingstier doppelt anschaffen.
Drei- bis viermal täglich sollte das Schlafzimmer oder auch die ganze Wohnung zehn Minuten stoßweise gelüftet werden. Die Luftfeuchtigkeit sollte bei 45 bis 55 Prozent liegen, die Temperatur beim Schlafen nicht zu kühl sein und 18 bis 22 Grad betragen.
Als ☛Staubsauger eignen sich Geräte mit Feinporenfiltersystem (HEPA-Filter). Achten Sie auf das TÜV-Label „Raumlufthygienische Prüfung auf Allergikereignung für Staubsauger“. Die so gekennzeich-

neten Geräte halten Staubpartikel inklusive Milben und Pilze im Staubsaugerbeutel zu fast 100 Prozent zurück. Allergiker selbst sollten allerdings nicht saugen, da dabei Staub und Allergene aufgewirbelt werden. Wer einen glatten Boden hat, sollte ihn möglichst täglich saugen (lassen) und auch regelmäßig wischen.
Auch ein einfacher Test aus der Apotheke zur Messung der Belastung der Wohnung mit Hausstaub kann sinnvoll sein, um die Ursache für Beschwerden herauszufinden. Sie können ihn selbst durchführen. Bei diesem „Wischtest" wird mit einem Tester eine Minute lang z. B. über den Teppich oder das Sofa gerieben, die erfassten Staubpartikel dann mit einer Lösung beträufelt und das Ergebnis zehn Minuten später anhand einer Farbskala abgelesen.
Verzichten sie auf chemische Mittel. Sie halten zwar Flächen von Milben frei, jedoch müssen sie immer wieder aufgesprüht werden, um wirksam zu sein. In Matratzen können Sie Milben ohnehin nicht beseitigen, da die kleinen Schmarotzer auch in der Tiefe der Matratze leben. Auch teure Geräte, die mittels Ultraschall Hausstaubmilben zu Leibe rücken und von den Anbietern z. B. für den Urlaub empfohlen werden, sind überflüssig, da sie in der Praxis erst nach mehreren Monaten Allergene vermindern, so Dr. Jörg-Thomas Franz aus Paderborn in der Zeitschrift „Allergo". Fragen Sie Ihren Arzt auch nach der ☛ Hyposensibilisierung, mit der eine Unempfindlichkeit gegen Milben erreicht werden kann.
Um Hausstauballergien vorzubeugen, sollten insbesondere familiär vorbelastete Kinder nicht mit dem Staubsauger spielen oder den Beutel leeren. Übertriebene Hygiene ist jedoch auch nicht angezeigt. Kinder sollen auf dem Boden herumkrabbeln können und auch mal etwas Schmutz in den Mund stecken. In verschiedenen Studien hat sich gezeigt, dass „Schmuddelkinder", die viele Infekte durchlebt haben, später besser mit Allergenen klarkommen als Kinder in einer „sterilen" Umgebung.

Haustiere

Mehr als 20 Millionen Haustiere tummeln sich in hiesigen Haushalten. Am beliebtesten sind Katzen, gefolgt von Hunden. Kleine Kinder mögen auch Meerschweinchen, Hamster und Kaninchen. So kuschelig und belebend das Zusammensein mit einem Tier ist, so sehr kann es Allergikern zu schaffen machen. Gegen Katzen sind hierzulande bis zu zehn Prozent der Bevölkerung allergisch, das sind rund acht Millionen Menschen. Betroffen sind vor allem ☛Asthmatiker und Atopiker, also Menschen, die auf verschiedene Allergene reagieren.

Vorsicht, häufiges Allergen

Eine Tierhaarallergie entwickeln insbesondere Kinder, in deren Familie es eine allergische Vorbelastung gibt. Aber auch bei nicht vorbelasteten Personen kann eine ☛Allergie gegen Haustiere auftreten.

Nicht alle Tiere wirken gleichermaßen allergisierend. Allergische Reaktionen wie Schnupfen, gereizte Binde- und Schleimhäute, Asthma oder Nesselsucht treten beim Kontakt mit Katzen und Meerschweinchen wesentlich häufiger auf als bei anderen Säugetieren. Haustiere sind bei Allergikern nicht grundsätzlich tabu, ein Hund kann aber günstiger sein als eine Katze.

Eine Studie aus Niedersachsen, für die mehr als 3000 Mütter von allergisch vorbelasteten und nicht vorbelasteten Kindern befragt wurden, ergab: In Familien ohne allergische Vorbelastung schützt ein Hund sogar vor Allergien. Nur zwölf Prozent der Kinder wiesen Anzeichen einer allergischen Krankheit auf, wenn zum Zeitpunkt der Geburt ein Hund zur Familie gehörte. In Haushalten, in denen es kein Haustier gab, waren es fast doppelt so viele Kinder (20 Prozent). In Familien mit der Anlage zu Allergien, die einen Hund hatten, waren bei fast 35 Prozent der Kinder allergische Reaktionen aufgetreten. In Haushalten, die wegen einer Allergie in der Familie auf ein Haustier verzichteten, zeigten hingegen „nur“ 27 Prozent der Kinder Anzeichen einer allergischen Reaktion.

Übrigens sind nicht alle Katzen gleich allergen, sondern es gibt bis zu achtfache Unterschiede. Kater wirken zudem stärker sensibilisierend als Katzendamen. Nicht die Haare der Katze bereiten im übrigen Probleme, sondern ihr Speichel bzw. das darin enthaltene Eiweiß Fel d1. Es gelangt beim Putzen aufs Fell und anschließend in die Raumluft und aufs Sofa, auf dem es sich die Katze gemütlich macht.

Tierhaarallergene sind sehr hartnäckig, so dass bei empfindlichen Personen auch noch Monate, nachdem das Tier abgeschafft wurde, Beschwerden auftreten. Es dauert bis zu einem

Jahr, bis die Allergenkonzentration in der Raumluft merklich abgesunken ist, teilt der Deutsche Allergie- und Asthmabund in Mönchengladbach mit.

Unser Rat

Wenn Ihr Kind drängelt, dass es eine Katze haben möchte, bedenken Sie: Gibt es in Ihrer Familie eine Vorbelastung zu (Tierhaar-)Allergien, sind also Eltern oder Geschwister davon betroffen? Dann steigt die Wahrscheinlichkeit, dass auch das Kind erkrankt. Gibt es in der Familie aber keine Probleme mit Tierhaarallergien, steht der Anschaffung nichts im Wege. Studien auf Bauernhöfen sowie die niedersächsische Befragung zeigen, dass der Kontakt zu Tieren auch eine vorbeugende Wirkung haben kann.

Zwischen den Hunderassen gibt es Unterschiede. Schnauzer und Boxer führen häufiger zu einer Sensibilisierung als Beagle und Schäferhund. Auch bereiten kurzhaarige Rassen häufiger Probleme als langhaarige. Haben Sie bereits ein Haustier und eines der Familienmitglieder bekommt eine Allergie, ist darüber nachzudenken, ob das Tier abgeschafft wird. Weil Hund und Katze für viele Erwachsene und Kinder auch ein Partner und Freund ist, den man nicht einfach vor die Tür setzt, sollten Sie zunächst ein paar Maßnahmen ergreifen: Häufiges Lüften von mindestens einer Stunde pro Tag vermindert die Belastung mit Tierhaarpartikeln beträchtlich. Auch das ☛Staubsaugen mit einem HEPA-Filter, der Allergene zu fast 100 Prozent beseitigt, vermindert die Konzentration an Allergenen im Wohnraum. Vielleicht kann das Tier auch zukünftig im Freien leben oder der Hund in einer Hundehütte. Dadurch sind die Allergene zwar nicht aus der Welt, aber ihre Konzentration in der Raumluft sinkt mit der Zeit.

Wenn all dies nichts nützt, fragen Sie einen Allergologen um Rat. Er kann überprüfen, ob das Haustier das Problem ist oder vielleicht auch eine ☛Hausstauballergie vorliegt. Bedenken Sie, dass ein positiver Allergietest nicht zwangsläufig bedeutet, dass eine Tierhaarallergie vorliegt. Entscheidend ist, ob die betreffende Person die typischen Symptome wie Schnupfen, tränende Augen, asthmatische Beschwerden oder Nesselsucht zeigt, sobald sie in Kontakt mit einer Katze oder einem anderen Haustier kommt.

Fragen Sie auch nach der Möglichkeit der ☛Hyposensibilisierung. Dadurch können die Symptome meist deutlich vermindert werden oder die Erscheinungen verschwinden ganz.

H

Hautcremes

Gar keine Gesichtspflege betreiben nur sechs Prozent der Frauen. Fast 75 Prozent verwenden eine feuchtigkeitsspendende Creme und/oder gut 25 Prozent eine Anti-Falten-Creme, so die Befragung eines großen Kosmetikherstellers. Auch spezielle Augencremes benutzt fast jede dritte Frau. Da verwundert es nicht, dass mehr als 30 Prozent der Unverträglichkeiten gegen Kosmetik im Gesicht auftreten. Junge Frauen unter 40 Jahren sind häufiger betroffen als ältere. An der Hand zeigten hingegen „nur" rund 16 Prozent ein Kontaktekzem, am Bein 13 Prozent. Als Verursacher für allergische Reaktionen sind unter anderem die Stoffe aus dem „Duftstoffmix" verantwortlich, eine Mischung von acht verschiedenen Düften, die häufig allergische Reaktionen hervorrufen, so der Informationsverbund Dermatologischer Kliniken an der Universität Göttingen. Aber auch ☛Perubalsam und Lanolin, besser bekannt unter dem Namen ☛Wollwachs, können für Irritationen der Haut sorgen. Einige ☛Konservierungsstoffe wirken ebenfalls sensibilisierend, z. B. ☛Formaldehyd und auch die häufig eingesetzten Parabene. Es kommt zwar nicht sehr häufig zu allergischen Reaktionen, dennoch sind sie von Bedeutung. Denn eine einmal aufgetretene Sensibilisierung besteht lebenslang, so dass auch in anderen Produkten enthaltene Konservierungsstoffe oder Duftstoffe eine allergische Reaktion auslösen können. „So wird eine Allergie zum unsichtbaren Stigma", heißt es im Bericht „Untersuchung zur Verbreitung umweltbedingter Kontaktallergien mit Schwerpunkt im privaten Bereich" des Umweltbundesamtes in Dessau. Einige Emulgatoren (Polyethylenglykole) – das sind Stoffe, die Wasser und Fett in einer Creme oder Lotion verbinden – können ebenfalls allergisierend wirken. Sie machen die Haut durchlässiger für Fremdstoffe, so dass unerwünschte Substanzen leichter eindringen und Reaktionen hervorrufen können.

Gut zu wissen!

Verschiedene Kosmetikhersteller bieten spezielle Cremes und Lotionen für Allergiker und Menschen mit ☛Neurodermitis an. Solche ☛Kosmetika werden damit beworben, dass sie frei von ☛Duft-, ☛Farb- und Konservierungsstoffen sowie Emulgatoren sind, um unnötige Irritationen zu vermeiden. Als das Frankfurter Magazin „Öko-Test" 32 solche „Sensitiv-Produkte" testete, fiel das Ergebnis tatsächlich positiv aus. Es gibt aber keine rechtlichen Vorgaben für Cremes mit dem Zusatz „hypoallergen“ (siehe unten), so dass man nicht automatisch davon ausgehen kann, dass diese Kosmetika sicher sind.

Unser Rat

Wenn Sie den Verdacht haben, dass Ihre Creme der Haut zusetzt, muss nicht gleich eine Allergie die Ursache sein. Es kann sich auch um eine vorübergehende Unverträglichkeit handeln, die nach Absetzen des Produkts wieder verschwindet. Vielleicht entspricht das gewählte Produkt nicht dem Hauttyp. Dadurch kommt es häufiger zu Unverträglichkeiten als durch Allergene in Kosmetika.

Sollte die Reaktion jedoch wiederholt auftreten, sollten Sie einen allergologisch geschulten Arzt um Rat fragen. Nehmen Sie Ihre Creme mit. Dann kann der Arzt überprüfen, welche Inhaltsstoffe darin enthalten sind. Er wird die Haut auch ausführlich begutachten und eventuell einen ☛Allergietest machen. Dabei werden verschiedene Kontaktallergene wie z. B. Duftstoffe bzw. eine Mischung von acht verschiedenen Riechstoffen, Perubalsam sowie Konservierungsmittel überprüft. Fällt der Test positiv aus, liegt eine Sensibilisierung gegen den entsprechenden Stoff vor. Um herauszufinden, welcher Duftstoff konkret Probleme bereitet, sollten die acht Duftstoffe und gegebenenfalls auch weitere, als allergen bekannte Düfte, einzeln getestet werden. Mit Hilfe der Angaben im ☛Allergiepass und der ☛Kennzeichnung auf der Verpackung (auch als „INCI“ bezeichnet; die Abkürzung steht für International Nomenclature of Cosmetic Ingredients) können Sie ein geeignetes Produkt auswählen.

Achten Sie beim Einkauf von Cremes auf die Bezeichnung „Hypoallergen“ oder „Allergenarm“. Diese Produkte haben oftmals keine Duft-, Konservierungs- und Farbstoffe in sich und auch Emulgatoren sind tabu. Jedoch sind diese Begriffe nicht rechtlich geschützt, die Hersteller müssen also keine spezifischen Kriterien erfüllen, um ihre Produkte entsprechend auszuloben. Maßgeblich ist der Blick auf die INCI-Liste auf der Verpackung.

Seit kurzem müssen dort laut einer EU-Vorschrift 26 Duftstoffe deklariert werden, die mehr oder weniger häufig ☛Allergien auslösen. Als starke Allergene gelten Eichenmoos (Deklaration Evernia Prunastri Extract), Baummoos (Evernia Furfuracea Extract), Isoeugenol und Cinnamal. Weniger allergisierend sind Cinnamyl Alcohol, Hydroxy-

citronellal und Lyral (Hydroxyisohexyl 3-cyclohexene Carboxaldehyde). Wer bereits mit einer Duftstoffallergie zu tun hat, sollte bei den Stoffen Amyl Cinnamal, Citral, Eugenol, Farnesol, Butylphenyl Methylpropional und Methyl 2-octynoate vorsichtig sein.
Die Anbieter von ☛Naturkosmetik beduften ihre Produkte meist nicht zusätzlich mit Riechstoffen, sondern setzen ätherische, stark riechende Öle z. B. aus Zitrusfrüchten ein. In mehreren Herstellerstudien wurde überprüft, ob diese Art von Beduftung ebenfalls sensibilisierend wirkt. Dabei kam heraus, dass Düfte im natürlichen Verband von Duftstoffallergikern oft gut vertragen werden. Zwar sind die Studien wegen methodischer Mängel umstritten, da z. B. die Anzahl der Testpersonen zu gering war. Die Anbieter wissen aus dem Kontakt zum Kunden jedoch, dass natürlich beduftete Kosmetika oftmals keine Probleme bereiten. Eine neue Creme sollte in der Armbeuge oder am Unterarm nur dann getestet werden, wenn bereits eine Allergie auf Kosmetika vorliegt, jedoch nicht generell. Besser ist es, die Angaben auf der Verpackung mit dem Allergiepass zu vergleichen. Fragen Sie im Geschäft nach Produktproben. So müssen Sie nicht die ganze Tube wegwerfen, falls das Produkt Ihrer Haut nicht bekommt.

Hauttest ☛Allergietest

Heuschnupfen

Wenn Erlen und Haselnusssträucher im Frühjahr zu blühen beginnen, haben Menschen mit Heuschnupfen ein Problem. Die Nase beginnt zu laufen oder ist verstopft, sie niesen ständig und auch die Augen beginnen zu jucken und zu tränen. In Europa leiden rund 23 Prozent der Menschen unter Heuschnupfen. Schon Kinder ab etwa zwei Jahren sind betroffen. Bei manchen sind die Beschwerden so groß, dass sie als massive Belastung empfunden werden. Sie können nicht richtig schlafen, weil die Nase dauernd verstopft ist. Tagsüber sind sie unkonzentriert und können den Anforderungen in der Schule oder im Beruf nicht gerecht werden.
Ausgelöst werden die Beschwerden nicht (nur) durch Heu, wie man meinen könnte. Es handelt sich dabei auch um keinen ge-

dem homöopathischen Mittel „Galphimia glauca" wurden in Studien positive Effekte bei Heuschnupfen erzielt. Es ist ohne Rezept in der Apotheke erhältlich.

Neben der symptomatischen Behandlung sollten Sie Ihren Arzt nach den Möglichkeiten fragen, eine ☛Hyposensibilisierung durchzuführen. Sie ist die einzige Behandlung, die bei den Ursachen der Allergie ansetzt. Dadurch können die Beschwerden stark gemindert, der Einsatz von Medikamenten reduziert und zum Teil sogar Symptomfreiheit erreicht werden.

Nach einer neueren Studie der Berliner Charité im Auftrag der Techniker Krankenkasse soll auch Akupunktur bei Heuschnupfen helfen. Danach kam es bei 90 Prozent der Patienten zu einer Besserung der Beschwerden, wenn zehn bis 15 Akupunktursitzungen durchgeführt wurden. Auch ein halbes Jahr nach Beendigung der Behandlung ging es neun von zehn Patienten noch deutlich besser als vor Beginn der Behandlung.

Histamin

Histamin ist ein Eiweißstoff, der von Natur aus in diversen ☛Nahrungsmitteln enthalten ist und auch im menschlichen Körper natürlicherweise vorkommt. Bei Reaktionen auf Histamin handelt es sich um keine ☛Allergie, sondern um eine Unverträglichkeitsreaktion, die Histaminintoleranz, an der das Immunsystem nicht beteiligt ist. Sie tritt sogar häufiger bei Menschen auf, die keine Allergiker sind. Jedoch kann eine so genannte Histaminintoleranz bei Allergikern die Beschwerden verstärken, da bei ihnen die Konzentration an Histamin im Blut ohnehin schon erhöht ist. Wie häufig die Erkrankung vorkommt, dazu gibt es keine Angaben. Frauen in den Wechseljahren sind häufiger betroffen als jüngere Erwachsene, Männer und Kinder.

Gut zu wissen!

Ursache für die Beschwerden ist der gestörte Abbau von Histamin, weil das dafür zuständige Enzym, die Diaminooxidase, fehlt oder mit verminderter Kraft arbeitet. Dadurch kommt es zur Anreicherung von Histamin im Blut, was mit Beschwerden einhergeht, die auch bei Allergien auftreten. Dazu gehören Juckreiz, eine gerötete Haut, ☛Urtikaria (Nesselfieber), aber auch

Durchfall, Übelkeit, Kopfschmerzen, Migräne und ☛asthmatische Beschwerden.
Es gibt einige Lebensmittel, die von Natur aus viel Histamin enthalten. Auch durch die Lagerung entsteht der Stoff in größeren Mengen. Bei verdorbenen Lebensmitteln ist seine Menge besonders hoch.

Unser Rat

Wenn Ihnen nach dem Verzehr von Käse, Rotwein oder Schokolade immer wieder unwohl ist, kann es sein, dass Sie eine Histaminunverträglichkeit haben. Denn diese Lebensmittel sind besonders reich an Histamin. Dann sollten Sie sicherheitshalber einen allergologisch geschulten Arzt aufsuchen. Er kann überprüfen, ob es sich um eine allergische Reaktion auf einen Stoff handelt oder um eine Unverträglichkeitsreaktion gegenüber Histamin.
Zudem sollten Sie ein ☛Ernährungstagebuch führen, in dem Sie notieren, was Sie wann in welcher Menge essen und welche Beschwerden auftreten. Eine ☛Diät, in der etwa vier Wochen lang histaminreiche Lebensmittel gemieden werden, kann dabei helfen zu überprüfen, ob Histamin eine Rolle bei den Beschwerden spielt. Sollten diese sich unter der Diät bessern, wird der Arzt Ihnen einzelne histaminreiche Lebensmittel testweise geben, um die Diagnose zu überprüfen. Fachleute sprechen auch von einem Provokationstest.
Im Falle des Falles ist es günstig, auf histaminreiche Lebensmittel zu verzichten. Jedoch sind nicht alle Lebensmittel, die den Stoff enthalten, tabu, sondern es kommt darauf an, dass Sie das Lebensmittel nicht zu oft essen und sich die Mengen in Maßen halten. Auch gibt es zwischen den einzelnen Sorten von z. B. Käse und Wein Unterschiede und auch die Zubereitung hat Einfluss. Histaminreich sind lang gereifte Sorten wie Cheddar, Emmentaler, Gruyère und Camembert. Günstiger sind Butterkäse und Streichkäse. Fischkonserven und geräucherter ☛Fisch haben mehr Histamin als frischer Fisch. Günstiger als Rot- und Weißwein, Sekt und Champagner ist Bier. Gereifte Wurst (Salami) und gepökelte Fleischwaren (Kasseler) enthalten mehr Histamin als frisches bzw. gegartes Fleisch. Sauerkraut und ☛Tomaten (Ketchup) sind weniger günstig als Salat, Bohnen oder Kohl. Auch Schokolade und Kakao können belastend wirken.
Einige ☛Medikamente hemmen das Enzym Diaminooxidase. Ob die Einnahme sinnvoll ist, sollten Sie mit dem Arzt besprechen.

Rezeptur stehen, z. B. im Kuchen oder Fleischteig. Jedoch sind sie nicht immer nötig, da mit ein bisschen Kreativität auch eihaltige Rezepte ohne Eier hergestellt werden können. Haferflocken, Grieß und Quark binden auch den Hackteig, Mineralwasser oder geschlagene Sahne machen Cremespeisen ebenfalls locker.
Vorsicht: Ungeeignet sind für Ei-Allergiker Ei-Ersatzprodukte, die für Menschen mit einem erhöhten Cholesterinspiegel angeboten werden. Sie sind meist nur frei von Eigelb, da darin viel Cholesterin enthalten ist, nicht aber von Ei-Eiweiß.
Achtung auch bei ☞Kosmetika. Einige Shampoos enthalten Ei-Extrakte. Auch ☞Medikamente wie z. B. Halstabletten haben den Stoff in sich. In ☞Impfstoffen gegen Masern, Röteln und Zecken können Spuren von Ei-Eiweiß enthalten sein, die unter Umständen schwere allergische Reaktionen hervorrufen. Es gibt aber auch Alternativen, von denen keine Gefahr ausgeht. Fragen Sie den Kinderarzt.
Bei Erwachsenen kann es zu ☞Kreuzallergien kommen. Das bedeutet, Ei-Allergiker reagieren auch auf Geflügelfleisch, ☞Asthmatiker mit Hühnerei-Allergie vertragen teilweise keine Vogelfedern von z. B. Kanarienvögeln und Wellensittichen. Sie müssen auch Bettdecken mit Gänsedaunen oder Entenfedern meiden.

Hülsenfrüchte ☞Soja

Hygiene ☞Lebensstil

Hypoallergene Säuglingsnahrung s. a. ☞Stillen

Wenn beide Eltern Allergiker sind, liegt das Risiko, dass auch das Kind eine ☞Allergie entwickelt, zwischen 40 und 60 Prozent. Leiden beide Eltern an der gleichen Allergie, steigt das Risiko auf 60 bis 80 Prozent an. Auch wenn nur die Mutter oder nur der Vater oder eines der Geschwister eine Allergie hat, ist das Allergierisiko für den Nachwuchs erhöht.

Gut zu wissen!

Für allergiegefährdete Babys ist das ☞Stillen über mindestens vier Monate der beste Schutz. Will oder kann die Mutter nicht stillen, gibt es in Drogerien und Supermärkten so genannte

HA-Nahrung. Grundlage dieser hypoallergenen, also allergenreduzierten Säuglingsnahrung, ist ☛Kuhmilch. Jedoch wurde das Eiweiß hier in sehr kleine oder mittlere Bruchstücke gespaltet, so dass der Darm es nicht als „fremd" ansieht. Man überlistet ihn also, indem man die Größe der Eiweißmoleküle verändert. Darum wird diese Milch von allergiegefährdeten Babys nachweislich besser vertragen als eine herkömmliche Babymilch.
HA-Nahrung ist ausschließlich zur Vorbeugung (☛Prävention) von Allergien gedacht. Ist es bereits zu einer allergischen Reaktion gekommen und wurde vom Kinderarzt eine Allergie diagnostiziert, ist die übliche HA-Milch ungeeignet. Dann muss das Baby eine stärker hydrolysierte, also aufgespaltene Babymilch erhalten. Diese Spezialnahrung ist nur in Apotheken erhältlich. Nachteilig ist, dass sie ein wenig bitter schmeckt und darum vom Baby manchmal nicht akzeptiert wird. Das ist vor allem der Fall, wenn es bereits über längere Zeit die normale, leicht süß schmeckende Babymilch getrunken hat.
Frei von Kuhmilch sind Ersatznahrungen aus ☛Soja. Da Allergien auf Soja aber ebenso häufig auftreten wie solche auf Kuhmilch, raten Fachleute davon ab, sie zur Vorbeugung oder Behandlung von Kuhmilcheiweißallergien einzusetzen. Dasselbe gilt für Babynahrung aus Ziegenmilch. Allergische Reaktionen auf Ziegenmilch kommen ebenso häufig vor wie nach dem Verzehr von Kuhmilch, so das wissenschaftliche Gremium für diätetische Produkte, Ernährung und Allergie der europäischen Lebensmittelbehörde. Es gibt zwar verschiedene Studien, die einen Vorteil der Ziegenmilch bestätigen. Sie wurden jedoch meist von den Ziegenmilch-Anbietern vorgelegt und weisen auch erhebliche Mängel auf. Zum Teil wurden die Untersuchungen an Ferkeln und Ratten durchgeführt, so dass die Übertragbarkeit auf den Menschen fragwürdig ist, teilt die Ernährungskommission der Deutschen Gesellschaft für Kinderheilkunde und Jugendmedizin mit.

Unser Rat

Grundsätzlich gilt: Muttermilch bietet den besten Schutz vor Allergien. Darum sollten Sie Ihr Baby mindestens vier Monate lang voll stillen, d. h., es gibt keinerlei Babymilch, Tee oder Beikost vor dem fünften Lebensmonat, lediglich Muttermilch.

H

Kann das Baby nicht gestillt werden und gibt es in der Familie eine Anlage zu Allergien, sind HA-Nahrungen empfehlenswert. Fragen Sie den Kinderarzt, zu welcher HA-Nahrung er rät. Denn es gibt Unterschiede. Ob eine HA-Milch mit stark oder mäßig gespaltenem Eiweiß richtig ist, hängt unter anderem auch davon ab, welche allergische Vorbelastung es in der Familie gibt. Nach einer aktuellen Studie, bei der mehr als 2000 Babys mit verschiedenen Milchersatzprodukten gefüttert und anschließend untersucht wurden, wird z. B. bei ☛Neurodermitis eine andere HA-Nahrung empfohlen als bei allergischem ☛Asthma. Auf gut Glück sollten Sie Ihrem Kind die Spezialmilch also keinesfalls geben.
Spezielle HA-Breie, die es in Drogerien zu kaufen gibt und die für Babys ab dem fünften Lebensmonat empfohlen werden, sind nicht nötig. Darin sind oftmals unnötige Zusätze wie z. B. ☛Zucker, Vanillearoma und ☛Zusatzstoffe enthalten. Kochen Sie den Getreide-Milch-Brei mit hypoallergener Säuglingsmilch einfach selbst. Dazu wird die HA-Milch wie für das Fläschchen zubereitet, anschließend aber – je nach Produkt – mit den Getreideflocken verrührt oder kurz damit aufgekocht.
Ist das Kind bereits an einer Allergie erkrankt, sind HA-Nahrungen ungeeignet. Dann muss eine Spezialmilch gefüttert werden, die es in der Apotheke gibt. Sprechen Sie auch in diesem Fall erst einmal mit dem Kinderarzt.

Hyposensibilisierung

Die Spezifische Immuntherapie (SIT), wie die Hyposensibilisierung auch genannt wird, gilt als die Methode der Wahl, um ☛Allergien effektiv zu behandeln. Denn sie ist die einzige Therapie, die bei den Ursachen der Allergie ansetzt. Medikamente wie ☛Antihistaminika oder ☛Kortison heilen die Allergie nicht, sondern verschaffen nur Linderung. Auch ist es Allergikern meist nur bedingt möglich, das Allergen zu meiden, unter dem sie leiden. Die SIT ist auch eine wichtige Therapie, um Folgeerkrankungen einen Riegel vorzuschieben. Kinder mit Heuschnupfen erkranken nicht so leicht an allergischem Asthma, wenn der Heuschnupfen geheilt ist oder zumindest in abgemilderter Form auftritt.

Gut zu wissen!

Durch die Hyposensibilisierung soll eine Toleranz des Körpers gegenüber dem jeweiligen Allergen erzeugt werden. Wenn also im Frühjahr die Pollen fliegen, kann sich der Heuschnupfenallergiker weitgehend unbeschwert im Freien aufhalten, weil sie ihm nichts oder nur noch wenig anhaben. Die „Allergieimpfung“ wirkt auch bei anderen Allergenen. Dazu zählen Insektengift, Hausstaubmilben, Tierhaare und (bedingt) auch Schimmelpilze.
Die Immunisierung setzt bei den für eine allergische Reaktion aktiven Zellen des Immunsystems an, den so genannten Th2-Lymphozyten. Bei Allergikern sind sie im Übermaß vorhanden, die Gegenspieler, so genannte regulatorische T-Zellen oder Treg, in der Minderheit. Durch die Immunisierung sollen nun die Tregs gesteigert und die Th2-Lymphozyten in Schach gehalten werden. Bei Insektengiftallergien schlägt die Therapie bei fast 100 Prozent der Betroffenen an, bei Allergien gegen Pollen, Milben und Schimmelpilze liegt die Erfolgsquote zwischen 60 und 90 Prozent. Je früher mit der Behandlung begonnen wird, umso besser die Erfolgsaussichten.

Unser Rat

Voraussetzung für die Behandlung ist eine gesicherte Diagnose, welche Allergie vorliegt. Wenden Sie sich also an einen allergologisch geschulten Arzt, der Sie befragt, untersucht und die entsprechenden Allergietests durchführt.
Die Hyposensibilisierung funktioniert folgendermaßen: Sie bekommen zunächst wöchentlich verschiedene Dosen des Allergens per Spritze oder auch als Tropfen verabreicht. Ist die Höchstdosis erreicht, müssen Sie die Behandlung weiter fortsetzen. Denn das Immunsystem muss sich nun an das Allergen gewöhnen und lernen, es zu akzeptieren. Insgesamt kann die Behandlung drei bis fünf Jahre dauern.
Bei Pollenallergikern wird vor Beginn der Pollensaison mit der Therapie begonnen. Bei Allergien auf Tierhaare kann man mit der Behandlung jederzeit anfangen. Zu Beginn der Behandlung kann es zu Überempfindlichkeitsreaktionen kommen, etwa zu Rötungen oder Schwellungen an der Einstichstelle, zu Brennen und Kribbeln auf der Zunge oder im Rachenraum. Brechen Sie dann nicht einfach die Behandlung ab, sondern sprechen Sie sofort den Arzt an. Diese Nebenwirkungen können schlimmstenfalls Vorboten einer lebensbedrohlichen Anaphylaxie

sein. Meist sind sie aber harmlos. Um mögliche Nebenwirkungen zu kontrollieren, müssen Sie nach Verabreichung der Spritze noch 30 Minuten lang beim Arzt (liegen) bleiben.
Neben der Spritze kann die SIT auch mit einer Lösung durchgeführt werden, wie viele Menschen sie noch von der Schluckimpfung kennen. Dazu wird das Allergen unter die Zunge geträufelt. Jedoch ist nicht gesichert, dass dieses Verfahren ebenso gut wirkt wie die Spritze. Dasselbe gilt auch für eine neue Anwendungsform als Alternative zu Spritze und Tropfen, die aber in Deutschland noch nicht zugelassen ist. Die „Grastablette“ für Pollenallergiker ist eine leicht lösliche Tablette, die drei Jahre lang eingenommen werden muss. Damit dauert die Behandlung zwar ähnlich lange wie andere Formen der Hyposensibilisierung, jedoch ist die Anwendung angenehmer. Nach Angabe des Herstellers reduzieren sich bereits nach zehnwöchiger Einnahme die Symptome um fast 40 Prozent. Auch konnte der Bedarf an Medikamenten um rund 40 Prozent vermindert werden. Vor allem für Kinder und Berufstätige, die wenig Zeit haben, könnte die Tablette eine Alternative zur herkömmlichen Hyposensibilisierung sein.

Impfstoffe s. a. ☛Medikamente, ☛Thiomersal

Die Angst, dass eine ☛Allergie auftreten könnte, ist ein Grund dafür, dass manche Eltern ihr Kind nicht impfen lassen. Der Deutsche Allergie- und Asthmabund (DAAB) in Mönchengladbach gibt jedoch Entwarnung. Es gebe keine Hinweise dafür, dass Impfungen bei Babys die spätere Bereitschaft zu Allergien fördern. „Es ließ sich nie ein Zusammenhang zwischen der Zunahme atopischer Erkrankungen wie ☛Asthma, ☛Neurodermitis, ☛Heuschnupfen und Lebensmittelallergie in den Industrienationen und den durchgeführten Impfungen nachweisen“, so der DAAB. Auch eine niederländische Studie, für die Veröffentlichungen über Impfreaktionen zwischen 1966 und 2003 ausgewertet wurden, kommt zu dem Schluss, dass es keine Verbindung zwischen der Allergiezunahme und Schutzimpfungen im Kindesalter gibt.

Gut zu wissen!

Wenn überhaupt, wirken nicht die Impfstoffwirkstoffe selbst sensibilisierend, sondern die darin enthaltenen ☛Zusatzstoffe. Bei Menschen mit einer ☛Hühnerei-Eiweißallergie kann es zu

Problemen kommen. Spuren von Geflügelembryonen, des Kulturmediums, aus dem manche Impfstoffe gezüchtet werden, können in minimalen Mengen im Impfstoff verbleiben und bei empfindlichen Menschen allergisierend wirken. Heute sind aber viele Impfstoffe, die bei Kindern angewendet werden, frei von Hühnerei-Eiweiß.
Auch der Konservierungsstoff Thiomersal, mit dem die Impfstoffe haltbar gemacht und vor dem Bakterienbefall geschützt werden, kann bei Kindern, Jugendlichen und jüngeren Erwachsenen zur Sensibilisierung führen, so der Informationsverbund Dermatologischer Kliniken an der Universität Göttingen. Jedoch „ohne klinische Relevanz", wie es heißt. D. h. die betroffenen Kinder und Jugendlichen sind zwar sensibilisiert, was sich durch einen Allergietest nachweisen lässt. Es kommt aber bei Kontakt mit Thiomersal zu keiner allergischen Reaktion.
Der häufige Kontakt zu Impfstoffen könne aber bei Erwachsenen, die in medizinischen Berufen tätig sind und sich häufiger gegen Hepatitis B impfen lassen, die Allergiebereitschaft erhöhen, so die Fachleute. Sie reagieren im Einzelfall auf Augentropfen oder Pflegemittel für Kontaktlinsen, die mit Thiomersal konserviert sind. Auch allergisierende Stoffe, wie Formaldehyd oder Antibiotika, sind in Impfstoffen zu finden. Sie sorgen ebenfalls dafür, dass diese keimfrei bleiben.

Unser Rat

Impfungen werden heute für jedes Kind empfohlen. Ein Zusammenhang zwischen dem Auftreten oder der Entwicklung einer Allergie und Impfstoffen wird von Fachleuten nicht gesehen. Individuelle Unverträglichkeiten auf Zusätze wie Thiomersal, Formaldehyd, Antibiotika, Hühnerei-Eiweiß müssen aber unbedingt dem Kinderarzt mitgeteilt werden. Er kann Präparate verwenden, die frei davon sind.
Weitere Informationen zu den Impfempfehlungen der Ständigen Impfkommission des Robert-Koch-Instituts in Berlin finden Sie unter www.rki.de.
Kinder, die unter einer Allergie gegen z. B. Pollen oder Nahrungsmittel leiden, sollten sich während eines allergischen Schubs nicht impfen lassen. Auch die Einnahme von Kortison spricht dagegen. Fragen Sie den Kinderarzt oder einen allergologisch geschulten Mediziner, welcher Zeitpunkt günstig ist.

Es wird empfohlen, Kinder mit Neurodermitis gegen Windpocken impfen zu lassen. Tritt die Krankheit auf, kann es zu unangenehmen Infektionen der Haut kommen, da sich Keime auf der meist dünnen, empfindlichen Haut besonders gut ansiedeln.

Innenraumallergene ☛Blumen, ☛Haustiere, ☛Lacke, ☛Milben, ☛Renovieren, ☛Schimmelpilze, ☛Wandfarben, ☛Weichmacher

Insektengift

Vorsicht, häufiges Allergen

Für manche Menschen ist ein sommerliches Kaffeetrinken im Garten kein entspanntes Erlebnis. Wer an einer Insektengiftallergie auf Wespen, Bienen, Hummeln oder Hornissen leidet, lebt ständig in der Gefahr, dass die kleinen Plagegeister zustechen und es zu einer allergischen Reaktion kommt. Die kann es in sich haben. Sie äußert sich mit starkem Juckreiz, der an den Händen und im Rachen beginnt und sich über den ganzen Körper ausbreitet. Auch eine ☛Urtikaria (Nesselfieber), Durchfall, Erbrechen, Atemnot, Kreislaufkollaps bis hin zum allergischen Schock (☛Anaphylaxie) mit Todesfolge sind möglich. Die Reaktion setzt meistens sofort nach dem Stich ein. Ein im Gift von Wespe und Biene enthaltener Eiweißcocktail löst die zum Teil heftigen Entzündungen, Rötungen und Schwellungen aus.
Wie häufig es zu einer Insektengiftallergie kommt, ist unklar, da nicht jeder Betroffene zum Arzt geht. Schätzungen zufolge haben bis zu fünf Prozent der Bevölkerung eine Insektengiftallergie. Nicht allergisch, aber dennoch mit massiven Schwellungen an der Einstichstelle reagieren knapp 20 Prozent der Bevölkerung. Menschen mit einer Insektengiftallergie sprechen meistens entweder auf Bienen- oder Wespengift an. Es gibt aber auch ☛Kreuzallergien oder Sensibilisierungen gegen verschiedene Insekten.

Unser Rat

Ob Reaktionen nach einem Bienen- oder Wespenstich allergisch bedingt sind oder es sich lediglich um eine heftige Reaktion handelt, kann nur ein allergologisch geschulter Arzt herausfinden. Er wird mit

Hilfe verschiedener ☛Allergietests die Ursache überprüfen. Wenn der Test ergibt, dass Sie auf Insektengifte reagieren, sollten Sie auch überprüfen lassen, welche Insekten es genau sind.

Insektengiftallergien wachsen sich nicht aus, wie manchmal behauptet wird. Vielmehr kann eine ☛Allergie auf einen Wespenstich, der in der Kindheit nicht behandelt wurde, bei Erwachsenen, die erneut gestochen werden, tödliche Folgen haben. Darum sollten Sie den Allergologen unbedingt nach einer ☛Hyposensibilisierung fragen. Sie wird über einen Zeitraum von drei bis fünf Jahren durchgeführt, und zwar von einem Allergologen. Auch wenn diese Behandlung sehr langwierig ist, die Wirkung setzt schon nach kurzer Zeit ein. Bei dieser Methode wird der Körper durch minimale Dosen des Gifts langsam, aber sicher immunisiert. Bei einem erneuten Stich sind Sie dann weitgehend gegen den Giftcocktail des Insekts gefeit. Die Spezifische Immuntherapie, wie die Methode auch heißt, ist bei fast allen Patienten erfolgreich und schützt somit vor erneuten allergischen Reaktionen. Nach einer aktuellen US-amerikanischen Studie hält der Schutz jahrelang an. Wer also als Kind auf diese Weise therapiert wurde, ist auch als Erwachsener noch geschützt.

Im Falle einer Allergie sollte natürlich das Meiden der kleinen Plagegeister im Vordergrund stehen. Zudem gibt es ein paar Maßnahmen, die sich leicht umsetzen lassen. Tragen Sie enge Kleidung, also Hosen mit engem Bein und Blusen mit schmalem Ärmel. Darin können sich Insekten nicht so leicht verfangen wie in weit geschnittenen Formen. Lassen Sie ☛Parfüm und andere Düfte im Sommer ganz weg, denn Insekten fliegen auf ☛Duftstoffe. Vorsicht auch beim Essen und Trinken im Freien. Süße Getränke sollten ebenso tabu sein wie Kuchen und Marmeladenbrote. Besonders gefährlich sind geöffnete Saftflaschen. Davon fühlen sich Wespen wie magisch angezogen. Achtung also beim Eingießen des Getränks.

Wenn Sie gefährdet sind, sollten Sie zur Wespenzeit unbedingt ein Notfallset mit sich führen, das der Arzt verschreiben kann. Darin sind die wichtigsten Medikamente, nämlich ☛Antihistaminika, ☛Kortison und Adrenalin enthalten. Notieren Sie gut sichtbar die empfohlene Dosis, damit andere Menschen Ihnen notfalls helfen können. Da das Gift im Stachel der Tiere sitzt, müssen Sie oder eine andere Person den Stachel so schnell wie möglich mit Hilfe einer Pinzette oder von Hand aus der Haut herausziehen.

Karotten

Karotten sind oft das erste Gemüse, das Babys zu essen bekommen. Es schmeckt leicht süßlich und wird darum von den meisten Kleinkindern gern akzeptiert. Darüber hinaus ist es, abgesehen von seiner leicht stopfenden Wirkung, für die Kleinen gut bekömmlich.

Immer wieder wird behauptet, dass Karotten das ☛Allergierisiko erhöhen. Richtig ist, dass das orangerote Gemüse als häufiges Allergen gilt. Wenn es nicht vertragen wird, dann sind aber nicht die Babys betroffen, sondern vor allem ältere Kinder und Erwachsene, die auch auf Kräuter und Blütenpollen allergisch reagieren.

Vorsicht, häufiges Allergen

Das allergene Potenzial wird auch durch die Zubereitung beeinflusst. Es ist bei rohen Karotten wesentlich höher als bei gegarten Möhren. Da Babybrei ja stets gegart wird, ist das Allergierisiko für kleine Kinder sehr gering. Eine Studie mit 170 Babys hat dies bestätigt. Kein einziges der Kinder, die an der Studie teilnahmen, hat darauf im ersten Lebensjahr allergisch reagiert.

Unser Rat

Gegarte Karotten sind als erstes Gemüse für Babys gut geeignet. Möchten Sie trotzdem darauf verzichten, nehmen Sie statt dessen Kürbis, Pastinake, Fenchel, Kohlrabi, Blumenkohl, Brokkoli oder Zucchini. Sie sind ebenfalls sehr bekömmlich.

Wenn Sie den Verdacht haben, dass dem Kind oder Ihnen selbst Möhren nicht gut tun, fragen Sie den Kinderarzt oder einen allergologisch versierten Arzt um Rat. Er wird Sie auffordern, eine Zeit lang auf alles, was mit Karotte zu tun hat, zu verzichten. Bessern sich die Beschwerden, ist das ein Hinweis auf eine Unverträglichkeit. Treten die Beschwerden nach einer gezielten Provokation wieder auf, haben Sie oder das Kind nach dem Verzehr von Karottensalat oder -saft also erneut mit Hautausschlägen oder Schnupfen zu tun, sollten Sie Karotten besser meiden. Der Arzt sollte aber sicherheitshalber durch einen ☛Allergietest überprüfen, ob tatsächlich eine Sensibilisierung gegen Möhren vorliegt.

Probieren Sie, ob Sie sich gegarte Möhren schmecken lassen können. Das allergene Potenzial gekochter Karotten ist wesentlich geringer als das des rohen Gemüses. Möglicherweise können Sie auch gekaufte Karottensäfte trinken. Sie werden in der Regel kurzzeitig pasteurisiert, also erhitzt. Frisch gepresste Säfte aus rohen Möhren, wie man sie an Bahnhöfen oder in Supermärkten kaufen kann und die sich auch zu Hause selbst herstellen lassen, sollten hingegen tabu sein.

Kennzeichnung

Wer unter einer ☛Allergie leidet, wird oftmals zum Detektiv. Auf der Suche nach verträglichen Produkten müssen Allergiker quasi mit der Lupe einkaufen gehen. Viele Artikel enthalten zwar Angaben zu den eingesetzten Stoffen oder Zutaten. Doch die oftmals sehr kleine Schrift erschwert die Suche nach einem geeigneten Produkt.

Gut zu wissen!

Auf Lebensmitteln ist eine Zutatenliste obligatorisch, in der alle verwendeten Zutaten in absteigender Reihenfolge ihres Gewichtsanteils aufgeführt werden. An erster Stelle steht also die Hauptzutat, z. B. Gemüse, am Ende die Stoffe, die in geringer Menge enthalten sind, etwa ☛Zusatzstoffe.

Weil schon minimale Mengen für Allergiker zum Problem werden, tragen neue Kennzeichnungsvorschriften der EU dieser Tatsache Rechnung. Unklare Angaben wie z. B. „Gewürzzubereitung" sind, anders als früher, nicht mehr erlaubt. Auf dem Würzsalz müssen nun bestimmte häufige Allergene aufgelistet werden, etwa „Gewürzzubereitung (mit ☛Sellerie)", da Sellerie ein häufiges Allergen ist. Neben Sellerie gibt es elf weitere häufige Allergie-Auslöser. Dazu zählen glutenhaltiges ☛Getreide, Krebstiere (☛Meeresfrüchte), Eier, ☛Fisch, Erdnüsse, ☛Soja, ☛Kuhmilch, Schalenfrüchte wie Mandeln, Wal- und Haselnüsse, Senf, Sesam, ☛Schwefeldioxid und daraus hergestellte Erzeugnisse. Stoffe, die durch die Verarbeitung oder den Herstellungsprozess ihr allergenes Potenzial verlieren, sind derzeit noch nicht deklarationspflichtig. Diese Ausnahme gilt zunächst bis Ende 2007, wird aber möglicherweise auch längerfristig Bestand haben, da Studien erst noch zeigen müssen, dass die inaktivierten Stoffe tatsächlich nicht schaden, so der Deutsche Allergie- und Asthmabund.

Eine weitere Verbesserung ergibt sich auch für zusammengesetzte Zutaten, z. B. die Wurststückchen im Eintopf oder die nusshaltige Cremefüllung im Bonbon. In der Zutatenliste müssen nun alle Bestandteile dieser Mischprodukte einzeln aufgelistet werden. Jedoch kann für fünf Lebensmittelgruppen die Aufschlüsselung entfallen, wenn ihr Anteil im Lebensmittel unter zwei Prozent liegt und sie keines der zwölf Hauptallergene enthalten. Dies sind Kräuter- und Gewürzmischungen, Konfitüren, Kakao- und Schokoladenprodukte, Fruchtnektar und Jodsalz. Auch werden Verunreinigungen von z. B. ☛Nüssen, die im Zuge der Herstellung unbeabsichtigt ins Produkt gelangen, von den neuen Kennzeichnungsvorschriften nicht erfasst. Das ist für Allergiker, die schon auf kleinste Mengen eines Allergens reagieren, ein großes Manko.

Auf ☛Kosmetika, ☛Putz- und Reinigungsmitteln sowie ☛Waschmitteln finden Allergiker die INCI-Deklaration (International Nomenclature of Cosmetic Ingredients). In dieser Auflistung werden alle Bestandteile einer ☛Hautcreme oder eines ☛Deodorants in absteigender Reihenfolge ihres Gewichtsanteils aufgeführt. Weil insbesondere ☛Duftstoffe vielen Allergikern zu schaffen machen, müssen zudem 26 Duftstoffe auf der Verpackung deklariert werden, auch wenn sie nicht alle gleichermaßen allergisierend sind. Als starke Duftstoffallergene gelten Eichenmoos (Deklaration: Evernia Prunastri Extract), Baummoos (Evernia Furfuracea Extract), Isoeugenol und Cinnamal. Die Kennzeichnung sei für Betroffene zwar hilfreich, sie schütze aber nicht vor einer Sensibilisierung, betont der Leiter des IVDK (Informationsverbund Dermatologischer Kliniken) an der Universität Göttingen, Professor Axel Schnuch. Viel wichtiger sei es, dass die Industrie auf problematische Stoffe verzichte, was zunehmend auch gemacht werde. Leider kommen dann aber manchmal Ersatzstoffe zum Einsatz, die ebenfalls sensibilisierend wirken.

Auf Textilien muss zwar angegeben werden, welche Fasern verwendet wurden oder wie das Kleidungsstück gewaschen werden soll. Über ☛Farb- und Ausrüstungsstoffe erfährt man aber nichts. Auch Baustoffe, Kleber und ☛Lacke müssen nicht bezüglich der Inhaltsstoffe gekennzeichnet werden.

Unser Rat

Viele Hersteller geben inzwischen freiwillig auf der Verpackung an, dass das Lebensmittel z. B. „Spuren von Nüssen“ enthalten kann. Auch im

Internet veröffentlichen viele Firmen die Zutaten ihrer Produkte inklusive möglicher allergisierender Bestandteile.
Nicht alle ☛Duftstoffe in Kosmetika sind gleichermaßen allergisierend. Maßgeblich ist der ☛Allergiepass. Vergleichen Sie die Angaben mit den INCI-Namen auf Tiegeln und Tuben.
Weil die Etiketten in Bekleidung wenig Konkretes über die verwendeten Farb- und Ausrüstungsmittel sagen, sollten Sie auf bestimmte Bezeichnungen achten. Steht auf einem Textil der Hinweis „Pflegeleicht", „Knitterarm" oder „Bügelfrei", können Sie davon ausgehen, dass die Textilien mit ☛Formaldehyd oder einer ähnlichen Substanz ausgerüstet sind. Textilien ohne allergisierende Ausrüstungen bieten die Hersteller von Naturtextilien an. Die Produkte sind an dem Label „Naturtextil" erkennbar. Weitere Infos: www.naturtextil.com. Das Label „Textiles Vertrauen – Schadstoffgeprüfte Textilien nach Öko-Tex-Standard 100" kennzeichnet Textilien, die geringere Schadstoffmengen in sich haben als das Gesetz erlaubt oder frei davon sind. Infos unter: www.oeko-tex.com.
Die Anbieter von natürlichen Baustoffen haben sich zu einer lückenlosen Deklaration ihrer Produkte verpflichtet. Weitere Infos unter: www.bv-gbw.de.

Kiwi

Die grünen Früchte sind unschlagbar, was den Gehalt an Vitamin C betrifft. Schon ein bis zwei Früchte am Tag decken den Bedarf eines Erwachsenen an diesem Vitamin. Jedoch zählen Kiwis auch zu den ☛Obstsorten, die öfter nicht vertragen werden. Zumindest Baumpollenallergiker vertragen die kleinen Früchte manchmal nicht. Bei ihnen treten sehr häufig ☛Kreuzallergien zwischen Baumpollen und Kiwis auf. Auch bei Menschen mit einer ☛Latexallergie werden oft Reaktionen auf Kiwis beobachtet. Nach dem Verzehr beginnt es im Mund zu kribbeln, die Augen tränen und ein Fließschnupfen setzt ein. Auch Erscheinungen auf der Haut sind möglich.

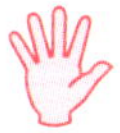

Vorsicht, häufiges Allergen

Menschen, die sensibel auf ☛Histamin reagieren, sollten berücksichtigen, dass Kiwis zu den eher histaminreichen Lebensmitteln zählen. Histamin wirkt zwar nicht im eigentlichen Sinne allergisierend, die Beschwerden ähneln aber denen einer Allergie. Es kommt bei den Betroffenen zu Juckreiz, geröteter Haut, ☛Urtikaria (Nesselfieber), zu Durchfall, Übelkeit, Kopfschmerzen, Migräne und asthmatischen Beschwerden.

Unser Rat

So genannten Golden Kiwis fehlt das Hauptallergen der grünen Kiwis, so dass sie oftmals gut vertragen werden. Übliche Kiwis zu meiden ist relativ einfach, da sie sich nur selten in Fertigprodukten verstecken. Sie (bzw. Auszüge der Frucht) können aber in Multivitaminsäften, Bonbons und aromatisierten Tees mit Kiwigeschmack enthalten sein.
Ob bei Ihnen ein ☛Allergietest erforderlich ist, um die Verträglichkeit von Kiwi zu überprüfen, sollten Sie zusammen mit einem allergologisch versierten Arzt entscheiden. Schließlich kann man dem Allergen gut aus dem Weg gehen.
Allergiegefährdete Babys sollten im ersten Lebensjahr überhaupt keine Kiwis erhalten. Auch sind die Früchte sehr sauer, so dass sie die Haut leicht wund machen. Nach dem ersten Geburtstag können Sie probeweise versuchen, ob die vitaminreichen Früchte dem Kind bekommen.

K

Knoblauch

Knoblauch gibt vielen Speisen erst die richtige Würze. In Form ganzer Zehen oder zerkleinert passt er gut zu Fleisch, verleiht aber auch Gemüsespeisen eine pikante Note.
Knoblauch zählt zu den pflanzlichen ☛Nahrungsmitteln, die Allergikern vor allem in rohem Zustand zu schaffen machen.
Auch ☛Kontaktallergien gegen Knoblauch treten vermutlich häufig auf. Nach einer kleinen niederländischen Studie bei 168 Patienten mit einer Kontaktallergie, die auf Knoblauchextrakte via Epikutantest getestet wurden, zeigten sechs Prozent eine positive Testreaktion. Vor allem bei Frauen über 40 Jahre fiel das Ergebnis positiv aus, d. h., sie waren gegen das beliebte ☛Gewürz sensibilisiert.

Vorsicht, häufiges Allergen

Eine ☛Kreuzallergie zwischen den botanisch verwandten Zwiebeln und Knoblauch stellten die Wissenschaftler nicht fest. Es kam bei den Teilnehmern zu keiner positiven Reaktion auf Zwiebeln. Aber einige Teilnehmer reagierten positiv auf Tulpenzwiebeln, so dass Menschen mit einer ☛Allergie auf ☛Blumen (Tulpen) auch beim Genuss von Knoblauch aufpassen müssen.

Wenn Sie den Verdacht haben, dass Sie Knoblauch nicht vertragen, streichen Sie ihn nicht einfach vom Speiseplan. Fragen Sie einen Allergologen um Rat. Er kann mit Hilfe von Test- ☛Diäten und ☛Allergietests überprüfen, ob überhaupt eine Sensibilisierung vorliegt. Er wird Sie zudem auffordern, eine Zeit lang auf alles, was mit Knoblauch zu tun hat, zu verzichten. Bessern sich die Beschwerden, ist das ein Hinweis auf eine Unverträglichkeit. Treten die Beschwerden nach erneutem Verzehr wieder auf, sollten Sie Knoblauch lieber meiden. Wenn Sie auch eine Allergie gegen Tulpenzwiebeln haben, kann es zu einer Kreuzreaktion mit Knoblauch kommen.

Unser Rat

Oftmals wird Knoblauch in gegarter Form in kleinen Mengen vertragen. Probieren Sie, ob Sie Knoblauch als ☛Gewürz, wenn er zum Beispiel zusammen mit grünen Bohnen gekocht wird, nicht doch essen können. Knoblauchkapseln, die von verschiedenen Firmen zur Stärkung des Immunsystems angeboten werden, sollten Sie besser links liegen lassen.

Wenn Ihnen aber der Knoblauch allerdings nur bei der Zubereitung Probleme bereitet, also beim Anfassen der Zehen, dann sollten Sie beim Schälen und Kleinschneiden am besten Schutzhandschuhe tragen.

Kolophonium

Die aus dem Baumharz von Koniferen durch Extraktion von Baumteilen und Wurzeln und auch bei der Zellstoffherstellung gewonnene Substanz ist ☛Zusatzstoff in zahlreichen Produkten. Sie steckt in diversen Klebstoffen, in ☛Lacken mit Lösemitteln, Naturfarben, in Polituren und Wachsen, Reinigungsmitteln, ☛Kosmetika wie Lidschatten, Maskara und Beinenthaarungsmitteln, Bodenbelägen aus Kunststoff, Papier und Pappe, in Kaugummi und einigen ☛Medikamenten. Wer ein Streichinstrument spielt, kennt die Substanz auch unter dem Begriff „Geigenharz“, denn mit Kolophonium wird der Bogen regelmäßig geschmeidig gemacht.

Kolophonium gilt beim Informationsverbund Dermatologischer Kliniken an der Universität Göttingen als häufiges Allergen. Auf der „Hitliste“ der wichtigsten Kontaktallergene, die die Reaktionsquoten auf die häufigsten Allergene nennt, steht der Stoff an sechster Stelle. Danach zeigen 4,6 Prozent der in Hautklini-

Vorsicht, häufiges Allergen

ken untersuchten Patienten eine Sensibilisierung gegen Kolophonium. Frauen sind häufiger betroffen als Männer, möglicherweise, weil sie die Hauptverwenderinnen von Kosmetik sind. Die Zahl derjenigen, die auf das Kontaktallergen positiv reagieren, hat in den vergangenen 13 Jahren zugenommen. Der Anteil der Kolophonium-Sensibilisierten betrug 1992 noch 2,8 Prozent. Heute sind es fast fünf Prozent der wegen einer Kontaktallergie untersuchten Patienten.

Unser Rat

Außer für Musiker, die ein Streichinstrument spielen, ist es für Laien kaum möglich, einen Bezug zwischen einem verwendeten Produkt und dem darin enthaltenen Kolophonium und der ☛Allergie herzustellen. Gehen Sie darum bei unklaren Beschwerden zum Arzt. Er kann einen ☛Allergietest durchführen und somit die Verträglichkeit überprüfen. Wird der Stoff als Allergen identifiziert und im ☛Allergiepass vermerkt, ist es dennoch schwierig, ihm aus dem Weg zu gehen. Nur auf der Verpackung von Medikamenten, auf ☛Wasch- und ☛Putzmitteln sowie Kosmetika muss Kolophonium gekennzeichnet werden. Die INCI-Bezeichnung (International Nomenclature of Cosmetic Ingredients) lautet „Colophonium". Eine ☛Kennzeichnung von Bau- und Werkstoffen, worin es ebenfalls häufig steckt, sowie von Farben ist nicht vorgeschrieben. Über Inhaltsstoffe in ☛Wandfarben und ähnlichen Produkten informieren nur die Hersteller von Naturbaustoffen. Weitere Informationen unter www.bv-gbw.de.

Konservierungsstoffe

Konservierungsstoffe sind allgegenwärtig. Sie sollen den Verderb von Produkten verhindern und die Haltbarkeit verlängern. Sie stecken z. B. in ☛Nahrungsmitteln, ☛Kosmetika, ☛Putz- und Reinigungsmitteln, Desinfektionsmitteln, ☛Wandfarben und Spielzeug.

Vorsicht, häufiges Allergen

Für Lebensmittel sind nur bestimmte Konservierungsstoffe zugelassen, die gesunden Menschen in der Regel nicht schaden. Menschen mit einer ☛Allergie oder ☛Pseudoallergie können sie aber zu schaffen machen. Zu den für Lebensmittel zugelassenen Konservierungsmitteln, die bei einigen Menschen sensibilisierend wirken, zählen Sorbinsäure (z. B. in Schnittbrot, Salatsaucen und Mayonnaise), Benzoesäure (Fleisch- und Wurstsalate mit Mayonnaise, Gemüsekonserven), ☛Schwefeldioxid (in ☛Wein, Trockenobst und Kartoffelprodukten), so genannte PHB-Ester in Knabbergebäck, ☛Süßigkeiten und Gelee für Fleischwaren (Aspik).

Schwefeldioxid ist einer der wichtigsten Auslöser von Reaktionen bei verarbeiteten Nahrungsmitteln. Nach dem Verzehr kann es zum so genannten Sulfit-Asthma kommen. Hautreizungen, Kopfschmerzen und Fließschnupfen sind zudem möglich.

Gut zu wissen!

Auch wenn eine Reaktion durch Konservierungsmittel beim einzelnen sehr heftig sein kann, so kommen Probleme mit diesen Zusätzen in der gesamten Bevölkerung nur selten vor. Nur 0,8 Prozent der Bevölkerung reagieren auf Konservierungsstoffe und andere Zusätze in Lebensmitteln.

Für Kosmetik und Haushaltsprodukte sowie Spielzeug mit Gel (z. B. Beißringe) werden so genannte Parabene eingesetzt. Nach einer älteren Studie in Hessen waren 65 Prozent der kosmetischen Produkte damit konserviert. Verglichen mit der großen Verbreitung dieses Stoffs komme es aber eher selten zu Sensibilisierungen auf diese Substanz, so der Informationsverbund Dermatologischer Kliniken an der Universität Göttingen. Die Reaktionsquote liegt bei 1,4 Prozent. Vor allem ältere Menschen und Patienten mit vorgeschädigter Haut sind von Allergien auf Konservierungsstoffe betroffen.

Problematisch sind hingegen die Konservierer Methyldibromo-Glutaronitril und Phenoxyethanol. 3,4 Prozent der Patienten, die wegen eines Kontaktekzems in einer Hautklinik untersucht werden, sind dagegen sensibilisiert. Die Reaktion wird vor allem durch Kosmetik hervorgerufen, die auf der Haut verbleibt, also z. B. ☛Hautcremes, ☛Sonnenschutzmittel und Hautschutzcremes, aber auch durch feuchtes Toilettenpapier, Reinigungskosmetik für die Haut und Geschirrspülmittel. Inzwischen ist der Einsatz der starken Allergene in diesen Produkten verboten. In Rinse-off-Kosmetik, die wie Shampoos oder Duschgel und flüssige ☛Seife wieder abgewaschen wird, ist Methyldibromo-Glutaronitril bis zu einer Konzentration von 0,1 Prozent hingegen zulässig. Mengen, die ausreichen, um eine Sensibilisierung hervorzurufen.

In Farben und Lacken kann der Konservierungsstoff (Chlor) Methylisothiazolinon, kurz CMI/MI, enthalten sein. 0,4 Prozent der Bevölkerung sind vermutlich gegen CMI sensibilisiert. Die Zahl der Betroffenen geht seit einiger Zeit zwar zurück, da inzwischen andere Stoffe eingesetzt werden bzw. der Gehalt in den Produkten begrenzt wurde. Jedoch werden nun Ersatzstoffe verwendet, die wie der Konservierungsstoff Bronopol ebenfalls stark sensibilisierend wirken. Die Reaktionsquote auf diesen Stoff stieg von 0,7 Prozent vor einigen Jahren auf derzeit 1,7 Prozent.

Unser Rat

K

Ob Sie allergisch auf Konservierungsmittel in Lebensmitteln oder Kosmetika reagieren, kann nur ein allergologisch geschulter Arzt herausfinden. Das ist gar nicht so einfach, denn mit den üblichen ☛ Allergietests können nur „echte“ allergische Reaktionen nachgewiesen werden. Bei einer ☛ Pseudoallergie auf Lebensmittelzusätze kommt es jedoch zu keiner Immunreaktion, so dass die üblichen Allergietests hier versagen. Darum sollten Sie genau aufschreiben, wann Sie was gegessen haben und wie viel. Auch eine ☛ Diät ohne ☛ Zusatzstoffe kann bei der Suche helfen. Bessern sich die Beschwerden unter der Diät, ist das ein Hinweis auf eine Unverträglichkeit. Treten die Beschwerden wieder auf, sobald Produkte mit Konservierungsstoffen gegessen werden, scheint es wirklich ein Problem damit zu geben und Sie sollten den entsprechenden Stoff meiden.
Holen Sie unbedingt den Rat einer Ernährungsberaterin ein, denn viele verarbeitete Lebensmittel enthalten Konservierungsstoffe. Sie erkennen diese an den so genannten E-Nummern auf der Verpackung. Konservierungsstoffe, die häufiger zu Unverträglichkeiten führen, sind E 200 (Sorbinsäure), E 202 (Kaliumsorbat), E 210 (Benzoesäure), E 211 (Natriumbenzoat), E 212 (Kaliumbenzoat), E 213 (Calciumbenzoat), E 214 bis E 219 (PHB-Ester), E 220 bis 224 (Schwefelverbindungen/ Sulfite), E 226 bis 228 (Sulfite), E 235 (Natamycin) und E 1195 (Lysozym).
Kosmetika mit Konservierungsstoffen werden mit dem INCI-Namen (International Nomenclature of Cosmetic Ingredients) gekennzeichnet. Parabene tragen auch die Bezeichnung „Methylparaben“, „Benzylparaben“ und „Butylparaben“. Methyldibromo-Glutaronitril ist unter demselben Namen zu finden, ebenso die Konservierungsmittel

Phenoxyethanol. ☛Thiomersal (z. B. in Impfstoffen) heißt „Thimerosal". ☛Formaldehyd heißt „Formaldehyde". Konservierungsstoffe in Wandfarben müssen gar nicht gekennzeichnet werden.

Kontaktallergie

Eine Kontaktallergie entsteht, wie der Name schon sagt, durch den Kontakt zwischen einer Substanz und der Haut oder der Schleimhaut. Voraussetzung ist, dass zu einem früheren Zeitpunkt eine Sensibilisierung stattgefunden hat, es also zur Erhöhung der Empfindlichkeit gegenüber dem Stoff gekommen ist. Bei diesem Vorgang wird ein „Fingerabdruck" aus noch nicht erklärbaren Gründen von einem Fremdstoff im Immunsystem hinterlassen und sein „Täterprofil" an verschiedene Zellen und Antikörper vermittelt und diese somit sensibilisiert. Bei erneutem Kontakt wird der „Täter" entlarvt, die Körperpolizei schlägt Alarm und reagiert mit einer Abwehrreaktion, der Rötung oder Entzündung.

Bislang ging man davon aus, dass die Sensibilisierung durch den direkten Kontakt von Allergen und Haut zustande kommt. Derzeit wird nun beim Umweltbundesamt überprüft, ob auch eine Übertragung durch die Luft, z. B. durch Duftstoffe, die zur Aromatisierung von Innenräumen eingesetzt werden, in der Lage sind, einen sensibilisierenden Erstkontakt herzustellen.

Gut zu wissen!

15 bis 20 Prozent der Bevölkerung in Deutschland sind gegen mindestens einen der häufig vorkommenden Kontaktstoffe sensibilisiert. Dazu zählen ☛Nickel, das in ☛Schmuck (Piercings, Ohrringe) und Euromünzen enthalten ist, ☛Duftstoffe aus ☛Parfüms, ☛Deos und anderen ☛Kosmetika, aber auch der leicht nach Vanille duftende ☛Perubalsam, ☛Chrom aus ☛Leder und ☛Kolophonium.

Rund sieben Prozent der Menschen erkranken jährlich manifest an einem Kontaktekzem, d. h., sie zeigen nach dem Kontakt mit dem Allergen Symptome, die sich z. B. als rote Pusteln, Juckreiz, Bläschenbildung und Ekzeme auf der Haut äußern. Bei Babys tritt die Allergie noch nicht so häufig auf. Hingegen sind bereits zwischen 13 und 23 Prozent der Klein- und Schulkinder davon betroffen.

Insgesamt gibt es mehr als 3000 verschiedene Stoffe, die allergisierend wirken können. Jedoch kristallisierten sich dank der Allergieforschung in den vergangenen Jahren einzelne Substanzen heraus, die besonders häufig zu Kontaktallergien führen. Diese sind in so genannten Hitlisten verzeichnet.

Unser Rat

Wenn Sie unklare Rötungen oder Schwellungen auf der Haut haben, die immer wieder auftreten, suchen Sie einen Hautarzt auf. Er wird die Haut begutachten, Sie nach verschiedenen Kontaktstoffen fragen, die zur Sensibilisierung führen können, und gegebenenfalls auch einen Allergietest, den so genannten Epikutantest, durchführen. Damit lässt sich feststellen, ob es sich um eine echte allergische Reaktion handelt oder „nur" um eine vorübergehende Irritation der Haut. Bei diesem Test werden in Frage kommende Kontaktstoffe mit Pflastern auf die gesunde Haut aufgetragen, die Pflaster nach 24 Stunden entfernt und die Reaktion nach 48 bis 72 Stunden abgelesen. Ist es zu einer Hautreaktion gekommen, also zu Pickeln und Rötungen, ist das Ergebnis positiv und der Allergieauslöser vermutlich gefunden. Die genaue Diagnose ist wichtig, weil davon die weitere Behandlung abhängt. Untersuchungen zufolge gehen nur zwischen 15 und knapp 40 Prozent der Betroffenen mit einem Hautekzem zum Hautarzt.

Erste Priorität hat das Meiden des Allergens. Der Arzt muss das Kontaktallergen in den Allergiepass eintragen. Die Kennzeichnung auf Produkten kann dabei helfen, den problematischen Stoffen aus dem Weg zu gehen. Während die Kennzeichnung auf Kosmetik, Nahrungsmitteln, Wasch- und Putzmitteln relativ ausführlich ist, erfahren Sie nicht, welche Farbstoffe in Textilien oder Schuhen stecken oder welche Kontaktallergene Lacke und Wandfarben in sich haben. Schreiben Sie oder Ihr Arzt den Hersteller an und bitten Sie ihn, Auskunft über die Zusammensetzung des entsprechenden Produkts zu geben. In der Regel sind die Firmen hilfsbereit.

Zur Behandlung werden entzündungshemmende Medikamente eingesetzt wie z. B. Kortison und Antibiotika. Antihistaminika unterdrücken zwar den Juckreiz, die Schwellung geht zurück und die Haut sieht wieder rein und glatt aus. Jedoch kann, wie auch mit anderen Medikamenten, damit keine ursächliche Heilung erreicht werden.

Auch besteht die Gefahr, dass Cremes und Salben selbst als Kontaktekzem wirken wie z. B. Produkte mit dem Wirkstoff Bufexamac.

Wichtig ist eine sorgfältige Hautpflege mit einer Schutzcreme, die Fett spendet und Feuchtigkeit in der Haut bindet, zum Beispiel durch Harnstoff (Deklaration: Urea).

Kortison

Glukokortikoide sind Hormone, die der Körper in der Nebennierenrinde selbst herstellt. Sie haben Einfluss auf den Kreislauf, den Zuckerstoffwechsel (Glukose), das Immunsystem und das zentrale Nervensystem. Sie heißen Cortisol, Cortison und Corticosteron. Synthetische Glukokortikoide, die zu therapeutischen Zwecken den natürlichen Verbindungen „nachempfunden" werden, sind den natürlichen Glukokortikoiden in ihrer Wirkung ähnlich. Darum werden sie umgangssprachlich auch unter dem Begriff Kortison zusammengefasst.

Gut zu wissen!

Kortison wird unter anderem in der Behandlung von ☛Allergien und allergischem ☛Asthma eingesetzt. Es ist in Tabletten und Spritzen, Salben, Cremes und Gelen sowie in Sprays und Inhalatoren enthalten. Da es entzündungshemmend wirkt, kommt es auch bei der Behandlung der Haut von Menschen mit ☛Neurodermitis zum Einsatz sowie bei allergischem Schnupfen und den damit einhergehenden Entzündungen in der Nase und an den Augen. Kortison macht auch die Bronchialschleimhaut bei Asthmatikern unempfindlicher, so dass sie nicht so stark auf Außenreize reagieren. Da Kortison nur sehr langsam wirkt, kann es bei einem akuten Asthmaanfall nicht helfen. Es muss darum regelmäßig angewendet oder eingenommen werden.
Kortison hat einen schlechten Ruf. Wegen der guten entzündungshemmenden Wirkung wurde es vor Jahren in großen Mengen und über lange Zeiträume großzügig verschrieben. Doch neben den erwünschten Wirkungen kam es auch zu unerwünschten Nebenwirkungen wie einem verzögerten Wachstum bei Kindern, zu Osteoporose, Diabetes mellitus (Zuckerkrankheit), zur erhöhten Infektanfälligkeit, zu Magen-Darm-Geschwüren und Akne. Heute wird – nicht zuletzt wegen der kritischen Haltung der Verbraucher gegenüber dem Medikament – wesentlich bewusster mit Kortison umgegangen. Es wird nur noch (wenn überhaupt) zu Beginn einer Behandlung in größeren

Mengen empfohlen. Muss das Medikament über einen längeren Zeitraum eingenommen werden, wird es sehr gering dosiert. Wichtig ist, dass die Präparate entsprechend der Erkrankung eingesetzt werden. Bei Hautekzemen sind ausschließlich Cremes, Salben und Gele angezeigt, jedoch keine Tabletten, die auf den ganzen Körper wirken. Zur Behandlung von Nasen- und Augenentzündungen gibt es Kortisontropfen bzw. -sprays, Asthmatiker inhalieren Kortison, so dass das Mittel nur auf die Bronchien wirkt, nicht aber in den Körper gelangt. Die Einnahme von Tabletten, also die systemische Anwendung, ist nur bei starkem Asthma erforderlich oder wenn der ganze Körper massiv auf einen Stoff allergisch reagiert hat und über und über mit Pusteln übersät ist, so dass der Leidensdruck bei den Betroffenen sehr hoch ist.

Unser Rat

Kortison sollte immer nur dann angewendet werden, wenn andere Medikamente nicht helfen. Verwenden Sie für die Haut ein Kortisongel, eine Creme oder Salbe, so ist die Anwendung für ein bis zwei Wochen unproblematisch. Bei längerfristigem Gebrauch kann es zur Verdünnung der Haut, zu roten Äderchen und Akne kommen. Ist die Haut sehr dünn, ist sie auch empfindlicher gegenüber Bakterien, der Zustand verschlechtert sich und andere Stoffe können in die Haut eindringen. Dann besteht die Gefahr, dass das Kortison in den Blutkreislauf gelangt und Nebenwirkungen auslöst.
Sprays und Tropfen sind unproblematisch, solange sie nur während der Pollensaison genutzt werden. Bei längerer Anwendung kann sich die Nasenschleimhaut verdünnen und austrocknen. Siedeln sich auf der Schleimhaut Bakterien an, die dann ständig die Nase laufen lassen, spricht man auch von einem so genannten Medikamentenschnupfen. Verwenden Sie nur Mittel ohne ☛Konservierungsstoffe, da diese selbst allergisierend wirken oder die Haut irritieren können. Auch die Salbengrundlage Propylenglykol in Kortisonpräparaten, die zur Behandlung der Haut gedacht sind, oder Propylenglykol als Zusatz in Spritzen kann zur Sensibilisierung und zu einem Ekzem führen.
Nebenwirkungen beim Inhalieren beziehen sich vor allem auf den Mundraum. Beim Einatmen des Kortisons kann es zu Husten und Heiserkeit kommen. Es können sich auch Pilze breit machen, die zu einer Pilzinfektion (so genanntem Mundsoor) führen. Darum sollten

Sie nach dem Inhalieren den Mund gründlich mit Wasser ausspülen, um das Kortison, das dort möglicherweise „hängen" geblieben ist, zu entfernen.
Tabletten und Spritzen sollte der Arzt nur bei sehr starken allergischen Reaktionen oder Asthma verabreichen. Müssen Tabletten über längere Zeit eingenommen werden, sollten Sie zusammen mit dem Arzt herausfinden, welche Minimaldosis wirkt.
Grundsätzlich ist es natürlich am besten, die Allergie ursächlich zu behandeln, wenn möglich durch ☛Hyposensibilisierung.

Kosmetik

Kosmetik führt häufig zu Unverträglichkeiten und Irritationen der Haut, die sich in Form von Pickeln, Hautjucken oder Ekzemen bemerkbar machen. Dahinter verbirgt sich aber nicht immer eine echte ☛Allergie. Hautreaktionen treten auch auf, wenn die Hautpflege nicht auf den Hauttyp abgestimmt ist, betont Professor Wolfgang Gehring, Direktor der Hautklinik am Klinikum der Stadt Karlsruhe. Wenn also die sehr fette Haut mit einer gehaltvollen, fettreichen Creme behandelt wird, reagiert sie gereizt und es können sich zahlreiche kleine Pickel bilden. Wird das Produkt für einige Tage weggelassen und nur eine leichte Pflege angewendet, die der Arzt empfiehlt, verschwinden die Hauterscheinungen in der Regel schnell wieder.
Seltener als zu solchen Unverträglichkeiten kommt es zu einer ☛Kontaktallergie durch kosmetische Produkte. „Man geht von einer Reaktion auf eine Million verwendeter Packungen aus", sagt Professor Gehring. Jedoch müsse eine gewisse Dunkelziffer angenommen werden, da sich diese Zahl nur auf die in den Hautkliniken diagnostizierten Fälle beziehe. Unverträglichkeiten, die von den Betroffenen selbst (durch Weglassen) kuriert oder „nur" dem Hautarzt in der Praxis gezeigt wurden, bleiben also außen vor.
Doch weil eine einmal erworbene Allergie lebenslang bestehen bleibt und es zudem oftmals schwer ist, das Allergen zu meiden, ist die Bedeutung von Allergien auf Kosmetik groß. Einmal gegen ☛Duftstoffe sensibilisiert, machen den Betroffenen nicht nur die in ☛Deos enthaltenen Riechstoffe zu schaffen, sondern

Kreuzallergie

Gut zu wissen!

Wenn ein Patient mit einer Allergie gegen ☛Pollen auch eine ☛Allergie gegen ☛Nahrungsmittel entwickelt, spricht man von einer Kreuzallergie. Der Grund ist, dass die Eiweißstoffe mancher Pollen ähnlich aufgebaut sind wie die von Lebensmitteln. 60 Prozent der Nahrungsmittelallergien treten bei Erwachsenen zusammen mit einer Pollenallergie auf, wobei sich oftmals zunächst die Pollenallergie entwickelt und „obendrauf" nach einiger Zeit noch die Nahrungsmittelallergie.
Am häufigsten kommt es zu Kreuzreaktionen zwischen Baumpollen von Birke, Haselnuss, Erle und ☛Apfel, Haselnuss, Pfirsich, Nektarine, Kirsche, ☛Kiwi, ☛Karotte, ☛Sellerie, Kartoffel und ☛Soja. Nach dem Verzehr kann es im Mund und Hals zu kribbeln beginnen, aber auch Nase und Augen fangen an zu laufen, es treten Magenschmerzen auf oder ☛asthmatische Beschwerden. Auch eine bestehende ☛Neurodermitis kann sich verschlechtern.
Neben Baumpollen kommt es häufig auch zu Kreuzreaktionen zwischen den Pollen von Beifuß und Sellerie, Mango, ☛Gewürzen, Sonnenblumenkernen (☛Samen), Weintrauben, Litschi und Karotten. Nicht selten sind zudem Allergien auf ☛Latex (Naturlatex) und verschiedene Früchte bzw. Gemüse (Banane, Avocado, ☛Tomate, Kiwi, Ananas, Papaya, Esskastanie). Selten, aber möglich, sind nicht zuletzt Kreuzallergien zwischen Gräser- und Getreidepollen und Mehl, Kleie, Tomaten und Hülsenfrüchten. Außerdem zwischen Kräuter- und ☛Blumenpollen und den Pollen von Gewürzen, Kräutern, Sellerie und Karotten. Zudem zwischen ☛Hausstaubmilben und Schalentieren (Krebse, Krabben, Hummer, Langusten), also einigen ☛Meeresfrüchten. Auch innerhalb von Lebensmittelgruppen können Kreuzreaktionen auftreten. Wer unter einer ☛Hühnerei-Eiweißallergie leidet, verträgt manchmal auch kein Geflügelfleisch, ☛Kuhmilchallergiker reagieren teilweise auch auf Rindfleisch.

Unser Rat

Eine Pollenallergie kann, muss allerdings nicht zwangsläufig mit einer Nahrungsmittelallergie einhergehen. Sie müssen also bei einer Haselnussallergie nicht vorbeugend sämtliche verwandten Lebensmittel meiden.

Auch ein positives Testergebnis sowohl auf Pollen als auch auf Nahrungsmittel bedeutet nicht, dass Früchte und Gemüse nicht vertragen werden. Entscheidend ist, ob es zu einer allergischen Reaktion und Beschwerden kommt. Sollte nach dem Verzehr eines Karottensalats die Nase laufen oder die Augen tränen, kann jedoch eine Kreuzreaktion vorliegen. Sprechen Sie sicherheitshalber mit einem allergologisch geschulten Arzt. Wurde noch kein ☛Allergietest durchgeführt, kann er die Kreuzreaktivität überprüfen. Neben einem Hauttest werden vermutlich auch die in Frage kommenden Lebensmittel direkt ausgetestet. Dazu muss der Patient steigende Konzentrationen des verdächtigen Nahrungsmittels in den Mund nehmen oder herunterschlucken. In kurzem Abstand wird die (mögliche) Reaktion dokumentiert.

Leiden Sie tatsächlich unter einer Kreuzallergie, müssen Sie beim Einkaufen aufpassen. Die Zutatenliste auf der Verpackung nennt alle verwendeten Zutaten in absteigender Reihenfolge ihres Gewichtsanteils. Pauschale Angaben bei Mischprodukten wie z. B. „Gewürzzubereitung“ sind wegen der zunehmenden Zahl an Allergikern seit kurzem nicht mehr erlaubt. Auf einem Würzsalz müssen bestimmte Allergene jetzt zusätzlich genannt werden, etwa „Gewürzzubereitung (mit Sellerie)“, da Sellerie ein häufiges Allergen ist. Ausgenommen von dieser Regelung sind hingegen aber Kräuter und Gewürze, die nicht zu den 12 Hauptallergenen zählen, wenn ihr Anteil im Produkt unter zwei Prozent liegt, etwa Pfeffer und Currypulver. Hauptallergene sind nach dem Gesetz neben Sellerie glutenhaltiges ☛Getreide, Krebstiere, Eier, ☛Fisch, Erdnüsse, ☛Soja, Milch, Schalenfrüchte wie Mandeln, Wal- und Haselnüsse, Senf, Sesam, ☛Schwefeldioxid und damit konservierte Erzeugnisse.

Verunreinigungen von ☛Nüssen u. a., die im Zuge der Herstellung unbeabsichtigt ins Produkt gelangt sind, werden von den ☛Kennzeichnungsvorschriften allerdings nicht erfasst.

Durch das Garen von Lebensmitteln vermindert sich das allergene Potenzial teilweise. Gekochte ☛Äpfel oder gegarte Kartoffeln werden von Nahrungsmittel- oder Pollenallergikern oftmals gut vertragen, nicht jedoch die rohe Variante.

Eine gezielte ☛Hyposensibilisierung gegen Nahrungsmittel ist nicht möglich. Wird diese Behandlung jedoch erfolgreich bei ☛Heuschnupfen und anderen Pollenallergien durchgeführt, so verbessert sich bei etwa jedem zweiten Patienten auch die Nahrungsmittelallergie.

Künstliche Fingernägel ☛Nagellack

Kürbiskerne ☛Samen

Kuhmilch

Vorsicht, häufiges Allergen

Zwischen zwei und sieben Prozent der Säuglinge und Kleinkinder, aber nur gut ein Prozent der Erwachsenen leiden unter einer Kuhmilchallergie. Während sich diese ☛Allergie bei bis zu 80 Prozent der Babys bis zum dritten Lebensjahr verliert, bleibt eine im Erwachsenenalter erworbene Kuhmilchallergie meist lebenslang bestehen.
Bei Kleinkindern macht sich eine Allergie auf Kuhmilch vor allem durch Beschwerden im Bereich des Magen-Darm-Traktes, an der Haut (☛Neurodermitis) und manchmal auch in Form von Schlafstörungen bemerkbar. Erwachsene reagieren auch mit ☛Asthma. Bei einigen Betroffenen sind die Symptome nur wenig ausgeprägt. Bei empfindlichen Menschen reichen schon sehr geringe Mengen, um schwere Reaktionen bis hin zu einem allergischen Schock (☛Anaphylaxie) auszulösen.
Für die allergische Reaktion sind verschiedene Eiweiße in der Milch verantwortlich. Da sie sich teilweise durch Erhitzen und die Verarbeitung verändern, werden manche Milchprodukte von den Betroffenen vertragen. So kann das Säuern der Milch die Allergenität vermindern, so dass Joghurt, Sauermilchkäse (Harzer Käse) oder Dickmilch oft besser bekommen. Je fettreicher ein Lebensmittel ist, umso weniger Eiweiß enthält es. Butter, Sahne und Crème fraîche sind darum manchmal besser bekömmlich als frische Milch.
Nicht jedes Bauchweh, jeder Durchfall auf Milch muss bedeuten, dass eine Kuhmilchallergie vorliegt. Diese Beschwerden treten auch bei der so genannten ☛Laktose-Intoleranz auf. Dahinter verbirgt sich keine Allergie, sondern es handelt sich um eine Unverträglichkeit. Den Betroffenen fehlt das Enzym Laktase, das für den Abbau von Milchzucker (Laktose) verantwortlich ist. Ist das Enzym nicht vorhanden, bleibt der Milchzucker unverdaut und es kommt zu Durchfall und Blähungen.

Unser Rat

Lassen Sie mögliche Unverträglichkeiten von einem Arzt (Zusatzbezeichnung „Allergologie") abklären. Eine ausführliche Anamnese ist nötig, da die Diagnose Milchallergie mit erheblichen Einschränkungen und möglicherweise auch gesundheitlichen Folgen einhergeht. Ein Ernährungstagebuch, in dem alle verzehrten milchhaltigen Lebensmittel sowie mögliche Reaktionen darauf dokumentiert werden, ist wichtig. Außerdem kann eine so genannte Eliminationskost durchgeführt werden. Dabei werden konsequent einzelne oder alle Milchprodukte über ca. vier Wochen gemieden. Tritt dadurch eine Besserung ein, wird abschließend eine Provokation vorgenommen: Die verdächtigen Nahrungsmittel werden unter Aufsicht des Arztes erneut verzehrt und die Reaktion dokumentiert. Treten die Beschwerden wieder auf, ist es wahrscheinlich, dass Kuhmilch die Ursache ist. Ergänzend werden auch Allergietests durchgeführt.

Steht eindeutig fest, dass entweder Milchprodukte generell oder auch z. B. nur frische Kuhmilch nicht vertragen werden, wird mit Hilfe einer Ernährungsberaterin eine Liste der erlaubten Lebensmittel zusammengestellt. Es geht dabei nicht darum, sämtliche Lebensmittel, in denen Milch enthalten ist,zu meiden, sondern eine möglichst genussvolle, abwechslungsreiche und gesunde Kost zu ermöglichen. Wegen des hohen Kalziumgehaltes ist Milch der wichtigste Kalziumspender. Dürfen geringe Mengen an Joghurt und Käse verzehrt werden, ist die Versorgung mit diesem wichtigen Stoff kein Problem. Sind Milchprodukte gänzlich tabu, fragen Sie den Arzt, ob die Einnahme von Kalziumpräparaten sinnvoll ist oder die bewusste Auswahl der Lebensmittel (Brokkoli, Vollkornprodukte) ausreicht.

Da vielen Fertigprodukten und abgepackten Produkten in irgendeiner Form Milch zugesetzt wird, ist das Meiden gar nicht so einfach. Die Zutatenliste auf der Verpackung zählt alle Inhaltsstoffe in absteigender Reihenfolge ihres Gewichtsanteils auf. Spuren von Milch, die im Zuge der Verarbeitung ins Lebensmittel gelangen, werden aber nicht erfasst. Kuhmilch versteckt sich auch hinter den Begriffen Molkenprotein, Süßmolke, Sauermolke, Kasein und Kaseinate. Keine Milchbestandteile enthält hingegen der Zusatzstoff Milchsäure. Die Hersteller verändern immer wieder die Rezeptur ihrer Produkte. Darum sollten Sie das Lebensmittel ihrer Wahl immer wieder unter die Lupe nehmen. Kochen Sie so oft wie möglich selbst, dann wissen Sie, was auf den Tisch kommt.

Kuhmilchallergiker vertragen teilweise Milchprodukte anderer Tiere, z. B. Ziegen- und Schafskäse und daraus hergestellte Produkte. Dafür sprechen die Erfahrungen vieler Allergiker. Eindeutig wissenschaftlich nachgewiesen ist dies aber nicht.
Allergiegefährdete Babys, die nicht gestillt werden, dürfen keine normale Milchersatznahrung erhalten. Für sie ist eine ☛hypoallergene Säuglingsmilch richtig. Leidet Ihr Kind bereits unter einer Kuhmilchallergie, muss es eine ganz spezielle Babynahrung erhalten. Sprechen Sie mit dem Kinderarzt darüber. Soja- oder Ziegenmilch sind meist keine geeignete Alternative, da allergische Reaktionen darauf auch sehr häufig sind. Im Übrigen können auch ☛Kosmetika Bestandteile der Milch enthalten.

Lacke s. a. ☛Wandfarben

Sie verschönern Wohnräume, Hausfassaden und Gartentore. Doch in Lacken und ☛Wandfarben können Stoffe enthalten sein, die Allergikern zu schaffen machen. Vor allem jüngere Männer und Patienten, die unter einem ☛Handekzem leiden, haben häufig auch eine ☛Kontaktallergie gegen Lacke (und Farben).
Bei Personen, die in Kliniken mit Verdacht auf eine Kontaktallergie untersucht wurden, führten vor allem der ☛Farbstoff p-Phenylendiamin, der auch in ☛Haarfarben enthalten ist, der Farbstoff Dispers Orange 3, mit dem auch ☛Textilien gefärbt werden, ☛Konservierungsstoffe (Isothiazolinone), härtende Epoxidharze und das Lösemittel ☛Terpentin zu Reaktionen, so der Informationsverbund Dermatologischer Kliniken an der Universität Göttingen.

Vorsicht, häufiges Allergen

Der Konservierungsstoff (Chlor)Methylisothiazolinon, kurz CMI/MI, der in wasserlöslichen Dispersionslacken und -farben enthalten sein kann, wirkt besonders aggressiv. Knapp 0,5 Prozent der Bevölkerung sind vermutlich dagegen sensibilisiert. Die Zahl der Hobbyheimwerker, die auf diesen Konservierungsstoff reagieren, ist in den vergangenen Jahren zwar zurückgegangen, da der Gehalt in den Produkten begrenzt wurde. Jedoch werden nun Ersatzstoffe verwendet, die wie der Konservierungsstoff Bronopol ebenfalls stark sensibilisierend wirken. Die Reaktions-

quote auf diesen Stoff stieg von 0,7 Prozent vor einigen Jahren auf derzeit 1,7 Prozent.
Vermutlich erfolgt der Kontakt nicht nur beim Anstreichen selbst, sondern auch beim Einatmen der Farbdämpfe. In Studien wurde festgestellt, dass ein Teil der auf CMI sensibilisierten Patienten die Wohnräume nicht selbst gestrichen, sondern nur darin gewohnt hatte.

Unser Rat

Achten Sie auf das Siegel „Der blaue Engel – weil emissionsarm". In diesen Anstrichmitteln ist der Gehalt an Konservierungsstoffen und auch an Formaldehyd begrenzt. Weitere Infos finden Sie unter www.blauer-Engel.de.
Auch wenn Sie keine Allergie auf Lacke oder Farben haben, sind solche Produkte empfehlenswert, da jedermann beim Umgang mit Anstrichmitteln vorsichtig sein sollte und sich z. B. vor Lösemitteln schützen muss, die Kopfschmerzen, Übelkeit und Nervenleiden verursachen können.
In Baumärkten gibt es Farben mit dem Hinweis „Konservierungsmittelfrei", die keine Isothiazolinone (CMI) enthalten. Prüfen Sie, ob andere Konservierungsstoffe darin stecken. Die Auswahl eines adäquaten Produkts wird jedoch dadurch erschwert, dass es keine verbindliche Deklarationspflicht für Farben und Lacke gibt. Oftmals wird auf der Verpackung lediglich angegeben, was nicht in dem Produkt steckt. Über die alternativ eingesetzten Substanzen erfährt man hingegen nichts. Im Gegensatz dazu haben sich die Anbieter von Naturfarben verpflichtet, sämtliche Inhaltsstoffe offen zu legen. Diese Produkte enthalten zwar keine Konservierungsstoffe oder synthetischen Farbpigmente, jedoch können hier natürliche Lösemittel aus Zitrusschalen die Anwender belasten. Sie wirken bei empfindlichen Menschen allergisierend. Weitere Informationen: www.bv-gbw.de.
Silikat-, Leim- und Kalk-Kaseinfarben kommen ohne Konservierungsmittel aus. Sie sind jedoch nicht für alle Anwendungen geeignet, z. B. in feuchten Räumen wie dem Badezimmer. Auch kann durch einen Anstrich mit Natriumdisulfit-Lösung der Austritt des Konservierungsmittels CMI unterbunden werden. Statt Holz zu lackieren, reicht es in vielen Fällen auch, es zu ölen oder zu wachsen. Grundsätzlich führt häufiges Stoßlüften von renovierten Räumen dazu, dass sich die meisten Schadstoffe relativ schnell verflüchtigen.

Laktose

Der Milchzucker der Milch wird auch Laktose genannt. Das Kohlenhydrat ist sowohl in Kuhmilch, in der Milch anderer Tierarten (z. B. in Ziegenmilch) als auch in Muttermilch enthalten. Im Körper wird Laktose normalerweise von dem Enzym Laktase zu einfachem Zucker abgebaut. Bei manchen Menschen fehlt das Enzym jedoch von klein auf oder es wird nur in geringer Menge vom Körper gebildet. Auch mit zunehmendem Alter reduziert sich die Laktasebildung und somit die Fähigkeit, Laktose zu verdauen. Unverdaute Laktose führt zu Durchfall, Blähungen, Bauchschmerzen und Übelkeit. Manchmal treten auch Müdigkeit, Abgeschlagenheit, Kopfschmerzen und Konzentrationsstörungen auf.

Gut zu wissen!

Die so genannte Laktose-Intoleranz ist keine ☛Allergie oder ☛Kuhmilcheiweißallergie, wie manchmal behauptet oder angenommen wird. Bei dieser Krankheit kommt es nämlich zu keiner immunologisch bedingten, also allergischen Reaktion. Zwar ist die Laktose-Intoleranz mit Einschränkungen verbunden, weil z. B. Milch vom Speiseplan gestrichen werden muss, sie ist aber keine gefährliche Krankheit. Hingegen können schon geringste Mengen Kuhmilcheiweiß beim Allergiker zum anaphylaktischen Schock und zu einer ☛Anaphylaxie führen, die schlimmstenfalls tödlich endet.

Unser Rat

Wenn Sie oder Ihr Kind nach dem Verzehr von Milchprodukten unter Durchfall und Übelkeit leiden, lassen Sie vom Arzt (Kinderarzt, Internist) abklären, ob es sich um eine Laktose-Intoleranz oder eine Allergie handelt. Er wird mit Hilfe eines Bluttests oder eines so genannten Atemtests die Laktose-Toleranz messen. Sollte das Ergebnis negativ ausfallen, liegt möglicherweise eine Allergie vor. Beurteilen kann dies am besten ein Arzt mit der Zusatzbezeichnung „Allergologie“.
Müssen Sie Milch und Milchprodukte weglassen, reicht es manchmal schon aus, auf Milch und Sahne, milchhaltige Saucen und Crème fraîche zu verzichten, da diese besonders viel Milchzucker enthalten. Hingegen werden fermentierte Milchprodukte wie Joghurt, Kefir, Sauer- und Dickmilch oftmals vertragen, da der Milchzucker von den darin enthaltenen Bakterien teilweise abgebaut wird, in einem Joghurt zwischen 30 und 70 Prozent.

Bei Käse ist der Laktosegehalt vom Alter abhängig. Lang gereifte Sorten wie alter Gouda haben weniger Laktose in sich als junge Sorten. Ziegen- und Schafskäse enthalten in der Regel weniger Laktose als Kuhmilchkäse.
In vielen Fertigprodukten dient Laktose als Zusatzstoff, beispielsweise in Wurstwaren, Fertigsuppen, Kuchen und Torten, Hamburgern, Fruchtgummis und Bonbons, Ketchup, Senf und Mayonnaise. Die Zutatenliste auf der Verpackung gibt Auskunft.

Lanolin ☛Wollwachs

Latex

Latex ist der milchige Saft des Kautschukbaumes. Daraus werden z. B. ☛Matratzen, Gummibänder, Kondome, Schnuller, Radiergummis, Badekappen und vieles mehr hergestellt. Im Krankenhaus können Spritzen, Katheter und Beatmungsmasken sowie Schläuche aus Latex sein. Hochempfindliche Menschen sind vor allem bei einem Aufenthalt im Krankenhaus gefährdet. Durch Operationen, zahnärztliche Eingriffe oder gynäkologische Behandlungen können Latexallergene über das Blut direkt in den Körper des Patienten gelangen. Dann droht bei sehr empfindlichen Allergikern ein lebensbedrohlicher allergischer Schock (☛Anaphylaxie).

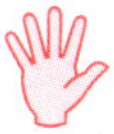

Vorsicht, häufiges Allergen

Latex enthält Rückstände von Eiweißstoffen, die allergisierend wirken können. Die Sensibilisierung findet vor allem durch direkten Kontakt statt, also durch Anfassen von Gummiband oder Badekappe, aber auch durch das Einatmen. So ist bekannt, dass Puder von Latexhandschuhen in die Luft aufgewirbelt wird und sich im Raum verbreitet. Durch Einatmen des latexhaltigen Staubs werden die Atemwege sensibilisiert und die Betroffenen reagieren bei erneutem Kontakt mit allergischem Schnupfen, Quaddeln (☛Urtikaria/ Nesselfieber) und ☛asthmatischen Beschwerden. Schon kleinste Mengen reichen bei empfindlichen Menschen aus, um eine allergische Reaktion auszulösen, die schlimmstenfalls zu einem anaphylaktischen Schock führt. Inzwischen sind gepuderte Latexhandschuhe wegen des hohen

Allergierisikos, das von ihnen ausgeht, am Arbeitsplatz verboten. Dadurch wurde die Zahl der registrierten Neuerkrankungen um 80 Prozent gesenkt. Bereits sensibilisierte Menschen müssen aber trotzdem auf der Hut sein, da Latex in vielen Haushaltsprodukten enthalten ist.
Menschen mit einer Latexallergie kommen manchmal auch mit ☛Nahrungsmitteln nicht klar, die botanisch mit dem Kautschukbaum verwandt sind. Solche ☛Kreuzallergien treten nicht selten zwischen Naturlatex und verschiedenen Früchten bzw. Gemüsen (Bananen, Avocados, ☛Tomaten, ☛Kiwis, Ananas, Papayas, Esskastanien, Kartoffeln) oder Pflanzen wie der Ficuspflanze auf, die eine weiße Milch absondert, worin die Allergene enthalten sind. Menschen mit einer ☛Pollenallergie (meist auf Birke) reagieren teilweise auch auf Latex empfindlich.

L

Unser Rat

Von der Latexallergie sind vor allem Menschen betroffen, die beruflich damit zu tun haben. Doch auch Privatpersonen können eine Allergie gegen Latex entwickeln, da der Stoff allgegenwärtig ist. Sollte es in Ihrer Familie Latexallergiker geben, schützen Sie sich vor allem vor latexhaltigen Gegenständen.
Nach Angaben des Deutschen Allergie- und Asthmabundes in Mönchengladbach kann Latex z. B. in Haushaltshandschuhen, Luftballons, Kondomen, elastischen Binden, Pflastern, Gummiringen, Gummihandschuhen, Radiergummis, Briefmarkenkleber, Klebstoffen, Badematten, Badekappen, Badesandalen, Tauchbekleidung, Schwimmbrillen, Gummiunterlagen und Turnmatten stecken. Es ist auch auf der ☛Teppichrückseite zu finden, viele Matratzen haben einen hohen Anteil an Naturlatex. Zu jedem latexhaltigen Produkt gibt es aber meist eine Alternative ohne den allergisierenden Stoff, beispielsweise Schaumstoff- oder Federkernmatratzen statt Latexmatratzen, Gummi- statt Latexhandschuhe oder Kondome aus Polyurethan statt aus Latex. Problematisch ist jedoch, dass viele Gegenstände des alltäglichen Gebrauchs nicht bezüglich ihrer Inhaltsstoffe deklariert werden.
Wenn Sie den Verdacht haben, dass Sie den Kontakt mit latexhaltigen Materialien nicht vertragen, fragen Sie einen allergologisch geschulten Arzt um Rat. Er wird dann gegebenenfalls verschiedene ☛Allergietests durchführen, das Allergen also auf Ihrer Haut testen, Ihr Blut auf Antikörper untersuchen und Sie eventuell auch auffordern, testweise unter

ärztlicher Kontrolle Latexhandschuhe zu tragen, um die Reaktion zu überprüfen.

Sind Sie gegen Latex sensibilisiert, wird der Arzt dies in einem ☛Allergiepass vermerken. Vor Operationen müssen Sie den Arzt unbedingt darauf hinweisen, dass Sie Latexallergiker sind. Sehr empfindliche Menschen müssen im Alltag ein Notfallset mit sich führen, in dem ☛Antihistaminika und ☛Kortison in Tropfenform sowie ein Adrenalinspray zum Inhalieren enthalten sind. Notieren Sie gut sichtbar die erforderliche Menge, damit andere Ihnen helfen können.

Sollten die Beschwerden trotz Meiden von Latex weiterhin auftreten, können Sie überprüfen, ob eine Kreuzallergie vorliegt, z. B. indem Sie die mit Latex verwandten Nahrungsmittel (Bananen, Avocados, Tomaten, Kiwis, Ananas, Papayas, Esskastanien, Kartoffeln) testen lassen. Meiden sollten sie aber nur die Lebensmittel, die wirklich als Allergene nachgewiesen wurden, sonst ist die Auswahl ggf. sehr eingeschränkt.

Lebensmittel ☛Nahrungsmittelallergie

Lebensstil

Die Gene spielen eine wichtige Rolle beim ☛Allergiegeschehen. Sind Mutter, Vater oder Geschwister Allergiker, kann es gut sein, dass ein weiteres Kind ebenfalls eine Allergie entwickelt. Jedoch gibt es auch Kinder, in deren Familie keine Allergien vorkommen, die aber trotzdem an ☛Heuschnupfen oder ☛Nahrungsmittelallergien erkranken. Nach einer Berliner Studie stammten 60 Prozent der allergischen Kinder aus Familien, in denen bislang keine Allergien aufgetreten waren. Umgekehrt kommt die Allergie nicht bei jedem genetisch vorbelasteten Kind zum Ausbruch.

Gut zu wissen!

Fachleute sprechen immer häufiger davon, dass ein bestimmter Lebensstil vor Allergien schützt – oder sie fördert. So leiden Kinder vom Land, deren Abwehr sich von Anfang an mit einer Vielzahl von Erregern auseinandersetzen muss, nur halb so häufig an Heuschnupfen und ☛Asthma wie Stadtkinder. Vermutlich werden sie durch bestimmte Bakterien aus dem Kuhstall vor Allergien geschützt, mit denen sich die Immunabwehr auseinan-

der setzt. Allerdings besteht der Schutz nur dann, wenn die Kinder von klein an auf einem Bauernhof leben und somit frühzeitig natürlich „geimpft" werden.
Der frühzeitige Kontakt zu Gleichaltrigen z. B. durch den Besuch einer Kindertagesstätte in den ersten zwei Lebensjahren oder auch viele Geschwister führen ebenfalls dazu, dass der Körper frühzeitig lernt, sich mit den verschiedensten Keimen auseinander zu setzen. In Ostdeutschland wurden bis zur Wende die meisten Kinder in Krippen aufgezogen. Sie hatten also schon sehr früh Kontakt zu anderen Kindern und durchlebten deshalb die verschiedensten Infekte. So musste sich das Immunsystem mit diesen Erregern auseinandersetzen und kam nicht – quasi „aus Langeweile" – auf die Idee, verschiedene andere Allergene aus der Umwelt zu attackieren. Kurz nach der Wiedervereinigung gab es in den neuen Ländern rund 60 Prozent weniger Menschen mit Heuschnupfen als in den alten Bundesländern. Nicht zuletzt ist auch bekannt, dass Kinder aus der so genannten Oberschicht häufiger an Heuschnupfen erkranken als Angehörige der Unterschicht: Wo viele Kinder auf engem Raum leben, werden Infekte eher weitergetragen und das Immunsystem trainiert.

Unser Rat

Setzen Sie auf einen Lebensstil, der von Anfang an das Immunsystem Ihres Kindes fordert. Das heißt, verzichten Sie auf eine zu saubere, „sterile" Umgebung, die mit Hilfe von antibakteriellen Haushaltsreinigern, antibakteriell ausgerüsteter Kleidung, antibakteriellen Kühlschränken und Desinfektionsmitteln geschaffen wird. Es scheint auch von Vorteil zu sein, wenn Kinder sich schmutzig machen und mal Dreck in den Mund nehmen dürfen. Schimpfen Sie also nicht, wenn Ihr Krabbelkind die Nudeln vom Fußboden isst, die während des Essens unter den Tisch gefallen sind.
Wenn kleine Kinder die Chance bekommen, Infekte zu durchleben, leiden sie später seltener an Heuschnupfen und Asthma als Kinder, die davor geschützt werden. Darum sollten Sie insbesondere im ersten Lebensjahr nicht jeden Infekt mit fiebersenkenden Zäpfchen behandeln. Auch auf Antibiotika sollte, wo immer möglich, verzichtet werden. Kinder, die im ersten Lebenshalbjahr Antibiotika erhalten, erkranken Studien zufolge später häufiger an Allergien und Asthma.

☛Haustiere können, müssen aber nicht vor Allergien schützen. Eine Studie aus Niedersachsen, für die mehr als 3000 Mütter von allergisch vorbelasteten und nicht vorbelasteten Kindern befragt wurden, ergab: In Familien ohne allergische Vorgeschichte schützt ein Hund vor Allergien. Nur zwölf Prozent dieser Kinder wiesen Anzeichen einer allergischen Krankheit auf, wenn zum Zeitpunkt der Geburt ein Hund zur Familie gehörte. In Haushalten, in denen es kein Haustier gab, waren es fast doppelt so viele (20 Prozent). In Familien mit der Anlage zu Allergien, die auf ein Haustier verzichteten, zeigten „nur" 27 Prozent der Kinder Anzeichen einer allergischen Reaktion. Mit Hund war hingegen bei fast 35 Prozent eine Allergie aufgetreten.

Leder s. a. ☛Chrom

Leder gilt als hochwertiges Material. Doch Billigprodukte aus Niedriglohnländern haben es manchmal in sich. Sie enthalten teilweise allergisierende Stoffe, die hierzulande seit langem verboten sind. Vor allem das zur Gerbung verwendete, so genannte ☛Chrom VI kann schwere ☛Kontaktallergien auslösen. Es ist bei uns zwar als Zusatz in Leder und anderen Produkten nicht erlaubt, kann aber über importierte Lederwaren auch nach Deutschland gelangen. In einem Test „Armbanduhren" mit Lederarmband fand das Verbrauchermagazin „Öko-Test" in sieben von 19 Produkten die hochgiftige Chromverbindung.

Gut zu wissen!

Auch die Füße sind betroffen. Bei der Untersuchung von Patienten mit Verdacht auf ein durch ☛Schuhwerk ausgelöstes ☛Kontaktekzem, waren 18 Prozent der Teilnehmer gegen Kaliumdichromat (☛Chrom) sensibilisiert. Ein Teil reagierte auch auf ☛Farbstoffe. Unklar ist aber, ob die Sensibilisierung durch gefärbtes Leder entstanden ist oder durch gefärbte Strümpfe. „Der Strumpf schützt jedenfalls nicht vor einer „Schuhallergie", so die Studie des Umweltbundesamtes „Untersuchungen zur Verbreitung umweltbedingter Kontaktallergien mit Schwerpunkt im privaten Bereich". Auch Reaktionen auf das konservierende ☛Formaldehyd traten leicht gehäuft auf.

Für Verbraucher von Bedeutung ist auch das in Leder enthaltene Chrom III. Die Substanz wird heute vorrangig zum Gerben von Leder für Schuhe, Lederjacken, Handschuhe und Bezugsstoffe von Möbeln eingesetzt. Zwar gilt diese Chromverbindung als weitgehend unbedenklich. Unter Einwirkung von Schweiß, etwa beim Tragen von Lederstiefeln oder Handschuhen, kann es aber chemisch zu Chrom VI umgebaut werden. In einem „Test Lederjacken“ des Verbrauchermagazins „Öko-Test-Magazins“ war in allen zehn Kleidungsstücken Chrom III enthalten.

Unser Rat

Vorbeugend sollten Sie Lederschuhe nicht barfuß tragen. Allerdings können auch Strümpfe Farbstoffe enthalten, die sensibilisierend wirken. Sind Sie empfindlich, wären ungefärbte Strümpfe eine Alternative. Wenn Sie den Verdacht haben, dass Sie Ledertextilien nicht vertragen, suchen Sie einen Hautarzt (Dermatologen) auf. Er wird die betroffenen Hautstellen gründlich untersuchen und gegebenenfalls einen Allergietest machen, um eine mögliche Kontaktallergie festzustellen oder auszuschließen.

Ekzemen durch Leder können Sie am besten durch das Tragen von Schuhen und Bekleidung aus so genanntem pflanzlich gegerbtem Leder vorbeugen, rät das Umweltbundesamt in seinem Bericht. Sie enthalten kein Chrom, sondern werden mit Fichten-, Weiden- und Eichenrinde gegerbt. Die Kennzeichnung von Zusätzen, die bei der Lederherstellung eingesetzt werden, ist aber nicht vorgeschrieben, so dass Betroffene im Dunkeln tappen. In den Katalogen von Versendern findet sich aber manchmal ein Hinweis darauf, wie das Leder gegerbt wurde. Achten Sie auf die Angabe „pflanzlich gegerbt“. Solche Textilien sind vor allem bei Anbietern von Naturtextilien via Versand und in Naturmodegeschäften erhältlich. Weitere Infos erhalten Sie unter www.naturtextil.com.

Das Label „SG – Schadstoffgeprüft“ steht für Lederprodukte, die eine Schadstoffprüfung durchlaufen haben. Die Anforderungen sind etwas höher als die gesetzlichen Vorgaben. Das Label wird vom TÜV Rheinland vergeben.

Lippen(pflege)stift

Bis in die 1960er Jahre war die Lippenstiftallergie die häufigste Allergie auf Kosmetika. Ursache waren verschiedene Farbstoffe, die heute aber nicht mehr als Pigment in den Lippenstiften erlaubt sind.

Trotzdem können Lippenstifte und auch Lippenpflegestifte Substanzen enthalten, die bei empfindlichen Menschen sensibilisierend wirken. Lippenstifte werden fast immer mit ☛Duftstoffen angereichert, um die Eigengerüche der Rohstoffe zu überdecken. Außerdem erhöht ein schöner Duft den Spaß am Lippenschminken. Produkttests zufolge werden auch noch ☛Farbstoffe eingesetzt, die zu Unverträglichkeiten führen. Unter anderem das gelbe Tartrazin, das in Lebensmitteln lange Zeit verboten war, durch EU-Angleichungen nun aber z. B. in Süßwaren wieder erlaubt ist. Lippenstifte enthalten außerdem Farbstoffe, so genannte halogenorganische Verbindungen, von denen einige als allergisierend bekannt sind. Welche Verbindung genau in einem Lippenstift steckt, ist mit den üblichen Testmethoden allerdings nur schwer zu überprüfen.

Gut zu wissen!

Das ist problematisch, denn die Deklaration ist äußerst schwammig. Bieten die Hersteller eine ganze Palette von Lippenstiften in verschiedenen Farben an, muss auf dem jeweiligen Stift oder dem Schild im Verkaufsraum nicht genau angegeben werden, welche Farbstoffe drin sind. Auf den Produkten werden einfach sämtliche Töne der Farbenpalette aufgeführt, in der es die Stifte gibt. Das ist an dem Zusatz „kann … enthalten" zu erkennen.

Lippenpflegestifte enthalten teilweise auch UV-Schutzfilter. Da sich die Lippen, anders als die übrige Haut, nicht vor dem Sonnenlicht schützen können, sind solche Schutzfilter prinzipiell sinnvoll. Jedoch kommen darin auch Stoffe zum Einsatz, die allergisierend wirken können. Man spricht hier von einem photoallergischen Kontaktekzem. Denn die allergische Reaktion kommt erst zustande, wenn das UV-Licht der Sonne auf den chemischen Lichtschutzfilter trifft. Vor allem der UV-Filter 4-Methylbenzylidene Camphor, kurz 4 MBC, kann sensibilisierend wirken. Augenscheinlich wird dies durch Bläschen und Pickel auf der Haut. Das Bundesinstitut für Risikobewertung in Berlin rät von Lippenpflegeprodukten mit 4 MBC ab.

L

Unser Rat

Auf der Verpackung von Lippenstiften oder in der Deklaration, die im Laden ausliegt, werden Farbstoffe mit einer so genannten CI-Nummer (CI steht für Color Index) angegeben. Ohne eine Liste, die die Nummern übersetzt, können Laien damit allerdings wenig anfangen. Wer

Nach einem Gewitter ist die Belastung mit Pollen besonders groß. Sie brechen auf, die Allergene werden freigesetzt, verbinden sich mit dem Feinstaub und werden eingeatmet. Wenn Sie merken, dass sich Ihre Beschwerden nach einem Regenschauer verschlechtern, vermeiden Sie einen Spaziergang im Freien. Bei Hitze ist die Belastung auch mit anderen Schadstoffen (z. B. Ozon) sehr groß. Vermeiden Sie dann ebenfalls den Aufenthalt im Freien. Studien zeigen, dass an Tagen mit hoher Schadstoffbelastung die Notfallambulanzen verstärkt von Kindern und Erwachsenen mit Asthma aufgesucht werden.
Wenn Sie ein Dieselfahrzeug steuern: Lassen Sie einen wirksamen Rußpartikelfilter einbauen. Jeder Einzelne kann dazu beitragen, dass sich die Luftbelastung in Städten verringert.

Mallorca-Akne ☛Sonnenallergie, ☛Sonnenschutzmittel

Margarine s. a. ☛Transfettsäuren

Margarine gilt als gesundes Lebensmittel, da sie pflanzliche Fette liefert. Diese sind wiederum günstig, da sie kein Cholesterin enthalten. Vor einigen Jahren geriet der Brotaufstrich jedoch in die Schlagzeilen, da Testmagazine darin hohe Mengen an so genannten ☛Transfettsäuren fanden. Sie entstehen bei der Härtung von Fetten, also wenn aus flüssigem Öl eine streichfähige Masse wird, die Margarine. Transfettsäuren sind auch in verarbeiteten Lebensmitteln zu finden, etwa in Kartoffelchips, Keksen, Riegeln, Kuchen und Frittierfetten.

Gut zu wissen!

Bekannt ist, dass Transfettsäuren das Herzinfarktrisiko erhöhen. Diskutiert wird aber derzeit auch, ob durch häufigen Verzehr das ☛Allergierisiko steigt. Bei der Auswertung einer großen Studie, die zahlreiche Fragestellungen rund um ☛Asthma und Allergien im Kindesalter in zehn europäischen Ländern untersuchte, kam heraus, dass es zwischen Bevölkerungsgruppen, die Lebensmittel mit Transfettsäuren verzehren, und dem Auftreten von Asthma, ☛Heuschnupfen und ☛Neurodermitis einen Zusammenhang gibt. Es handelt sich dabei allerdings um eine „ökologische Studie“. Das heißt, die Auswertung der Daten diente dazu, Hypothesen aufzustellen, denen man weiter nach-

gehen muss, betont Professor Stephan Weiland von der Universität Ulm.
Eine aktuelle Studie zeigt nun erneut einen Zusammenhang zwischen hohem Margarineverzehr und Asthma. Danach erhöht sich bei Menschen, die täglich etwa einen Teelöffel, also bis zu vier Gramm Margarine essen, das Asthmarisiko um 73 Prozent. Vermutet wird, dass die so genannte Elaidinsäure, die in Margarine verstärkt vorkommt und ebenfalls eine Transfettsäure ist, für die Entwicklung der Allergie verantwortlich ist. Es gibt Hinweise darauf, dass Transfettsäuren die Produktion von so genannten IgE-Antikörpern erhöhen, die allergische Reaktionen vermitteln.
Vielleicht spielen aber auch andere, nicht weiter identifizierte Stoffe in dem Brotaufstrich eine Rolle. Bei der Auswertung von in Deutschland erhobenen Gesundheitsdaten von mehr als 7000 Menschen zwischen 18 und 79 Jahren kam heraus, dass jüngere Menschen, die regelmäßig Light-Margarine oder fettreduzierte Margarine und Low-fat-Butter essen, also Brotaufstriche mit vermindertem Fettgehalt, häufiger unter Asthma leiden, nicht jedoch unter Heuschnupfen, Pollenallergien und Neurodermitis. An sich gelten diese Fette als gesund, da sie wegen des geringeren Kaloriengehalts dabei helfen, Kalorien zu sparen und mangels Cholesterin auch einen herzschützenden Effekt haben.

Unser Rat

Der Nachweis, dass Margarine die Entstehung von Allergien begünstigt, wurde noch nicht erbracht. Es können auch andere Faktoren wie z. B. Übergewicht, unter dem Asthmatiker häufiger leiden, oder auch der Lebensstil zur Entstehung der Krankheit beitragen. Wenn Sie Margarine also bislang gut vertragen haben, kann sie auch weiterhin aufs Brot kommen.
Grundsätzlich sollten Sie bei Margarine und anderen Fertigprodukten darauf achten, dass sie keine bzw. nur sehr geringe Mengen an Transfettsäuren enthalten. Untersuchungen zufolge hat sich die Qualität von Margarine in den vergangenen Jahren deutlich verbessert, so dass es viele empfehlenswerte Produkte gibt. Transfettsäuren werden in der Zutatenliste zwar nicht deklariert. Die Angabe „Fett, zum Teil gehärtet“ oder „teilweise gehärtet“ ist aber ein Hinweis darauf, dass Transfettsäuren enthalten sein können. Der Trend geht auch dahin, in Fertig-

produkten nur noch geringe Mengen zu akzeptieren. Ein großer Fastfood-Anbieter hat sich kürzlich dazu entschlossen, die ungesunden Fettsäuren ganz außen vor zu lassen.
Brotaufstriche sollten eine ausgewogene Mischung aus ungesättigten und gesättigten Fetten enthalten. Achten Sie darauf, ob in der Zutatenliste auf der Margarine-Verpackung „pflanzliche Öle“ an erster Stelle stehen.

Mastzellstabilisatoren ☛Heuschnupfen

Matratzen s. a. ☛Hausstaub, ☛Milben

Gut zu wissen!

In Matratzen und Bettzeug halten sich ☛Hausstaubmilben besonders gerne auf. Denn sie ernähren sich von Hautschuppen, die stets auf der Matratze landen und von den Tieren verspeist werden. Nicht die ☛Milben selbst, sondern ihre Ausscheidung, der Milbenkot, macht Allergikern zu schaffen. Er lässt die Augen tränen, die Nase laufen und fördert Niesanfälle. Die in den Exkrementen enthaltenen Allergene provozieren auch Husten und es kann zu Atemnot und allergischem ☛Asthma kommen.
Allergiker können ihre Matratze vor Milbenbefall schützen. So genannte Encasings werden komplett um die Matratze, aber auch um Bettdecke und Kopfkissen gehüllt. Sie bestehen aus einem luftdurchlässigen Material, das dafür sorgt, dass die Allergene nicht aus der Matratze ins Bett gelangen und den Milben gleichzeitig die Nahrung entzogen wird.
Doch auch das Matratzenmaterial selbst kann die Träume stören. Menschen mit einer Tierhaarallergie vertragen Unterlagen aus Rosshaar nicht und auch Auflagen aus Wolle können allergisierend wirken. Auch bei ☛Neurodermitis sind Wolle und andere Naturmaterialien wie z. B. Seide manchmal unverträglich. Menschen mit einer ☛Latexallergie sollten sicherheitshalber keine Latexmatratze verwenden.

Unser Rat

Die gesetzlichen Krankenkassen zahlen Encasings ganz oder teilweise, wenn sie ein Arzt verschreibt. Manche Kassen stellen die milbendichten Bezüge auch kostenlos zur Verfügung.

Der Deutsche Allergie- und Asthmabund in Mönchengladbach rät dazu, auf Encasings mit dem TÜV-Zeichen „Raumlufthygienische Prüfung auf Allergiker-Eignung für Matratzenbezüge" zu achten. Das Zeichen stellt sicher, dass das Material die Matratze komplett umschließt und auch an Nähten und Verschlüssen keine Löcher oder großen Poren aufweist. Ansonsten können Milben, aber auch Bakterien und ☛ Schimmelpilze ihre Träume stören. Das Material muss außerdem atmungsaktiv sein, damit Sie nachts nicht ins Schwitzen kommen. Der Bezug ist bei 60 bis 95 Grad Celsius waschbar. Firmen, die mit diesem TÜV-Siegel werben, müssen ihre Produkte einer jährlichen Prüfung unterziehen.
Achten Sie darauf, dass das Encasing die Matratze und das Bettzeug komplett schützt. Matratzenbezüge mit offener Unterseite schotten Milben nicht genügend ab. Auch das Bett des Partners muss mit dem Schutzbezug versehen werden. Nach acht bis zehn Jahren sollten Sie die Matratze gegen eine neue austauschen.
Bettdecke und Kopfkissen sollten aus synthetischen Fasern sein, da sie sich am besten waschen lassen. Alle vier bis sechs Wochen müssen sie bei 60 bis 95 Grad Celsius in die Maschine kommen. Die Bettwäsche wird am besten wöchentlich gewechselt und ebenfalls bei hoher Temperatur gewaschen. Auch Kuscheltiere und Lieblingskissen der Kinder sollten wöchentlich in die Waschmaschine oder auch, gut verpackt, über Nacht in die Tiefkühltruhe wandern.
Sollen die Betten der (nicht allergischen) Kinder frisch bezogen werden, überlassen Sie diese Arbeit einer Person, die keine Milbenallergie hat. Andernfalls kann es bei Ihnen erneut zu heftigen Niesanfällen und anderen allergischen Reaktionen kommen.
Milbengifte zum Aufsprühen auf die Matratze sind nach Ansicht von Fachleuten nicht effektiv. Verzichten Sie darauf. Sie halten zwar die Matratzenoberfläche vorübergehend von Milben frei, jedoch müssen sie immer wieder aufgesprüht werden, um wirksam zu bleiben und können auch die Gesundheit belasten. Nicht zuletzt werden Milben, die in der Matratze sitzen, nicht beseitigt, da die kleinen Schmarotzer vor allem in der Tiefe der Matratze leben.
Auch teure Geräte, die mittels Ultraschall den Milben in der Matratze oder im Raum zu Leibe rücken sollen und von den Anbietern z. B. für den ungestörten Schlaf im Urlaub empfohlen werden, sind unnötig, da sie in der Praxis erst nach mehreren Monaten die Allergene vermindern.

Medikamente

Vorsicht, häufiges Allergen

Sie sind ein wichtiger Bestandteil bei der Therapie von Krankheiten. Jedoch können Medikamente bzw. einzelne Wirkstoffe selbst Auslöser von Allergien sein und stellen dann für die Betroffenen eine große Belastung dar. Dazu kann es nach der Einnahme von Antibiotika (Penicillin-Allergie), von Medikamenten gegen Tuberkulose, durch ☛Impfstoffe, ☛Enzympräparate, Epilepsiemedikamente, Schmerzmittel und bestimmte Hormone kommen. Auch Mittel mit ☛Kortison, der Wirkstoff ☛Bufexamac, betäubende Stoffe (z. B. in Halsschmerzmitteln) und Röntgenkontrastmittel können allergisierend wirken.
Die Reaktion kann sofort oder auch erst nach ein paar Stunden auftreten. Dann kommt es zu Hautausschlägen, Nesselfieber (☛Urtikaria), allergischem Schnupfen, allergischem ☛Asthma, zu Rötungen der Augenbindehaut, aber auch zu Magen-Darm-Beschwerden mit Durchfall, Bauchschmerzen, Übelkeit und Erbrechen.
Allergische Reaktionen auf Medikamente können lebensbedrohlich sein. Ist der Kreislauf betroffen, kann es zu einem lebensgefährlichen anaphylaktischen Schock (☛Anaphylaxie) kommen. Wie die „Penicillin-Allergie" ist heute auch das „Schmerzmittelasthma" oder auch die „Analgetika-Intoleranz" (Analgetikum = schmerzstillendes Mittel) ein stehender Begriff. Etwa zehn Prozent der Asthmatiker reagieren auf das entzündungshemmende Schmerzmittel ☛Azetylsalizylsäure, kurz ASS. Dieses Medikament wird z. B. bei Kopf- und Gliederschmerzen sowie bei Fieber eingenommen. Frauen sind etwa doppelt so häufig betroffen wie Männer. Aber auch bei ca. 20 Prozent der Menschen mit Nesselsucht und sieben Prozent der Patienten mit einem ganzjährigen Schnupfen kommt es zu krankhaften Reaktionen auf das Schmerzmittel. Dabei handelt es sich fachlich gesehen nicht um eine echte allergische Reaktion, sondern um eine Unverträglichkeit oder ☛Pseudoallergie: Durch das Schmerzmittel wird ein Enzym, die so genannte Cyclooxygenase, gehemmt, so dass es zu einer Anhäufung von bestimmten Stoffen im Blut kommt, die die Beschwerden auslösen.
Nicht zuletzt kann es nach der Einnahme von bestimmten Herz- und Kreislaufmedikamenten, den so genannten Betablockern,

bei Menschen mit Asthma zu allergischen Reaktionen kommen. Bei rund zehn Prozent der Asthmatiker – und hier insbesondere bei Frauen – können auch Zusätze in Medikamenten wie ☛Farbstoffe oder ☛Konservierungsstoffe (z. B. Parabene) Unverträglichkeitsreaktionen auslösen.

Unser Rat

Wenn Sie den Verdacht haben, dass Sie auf ein bestimmtes Medikament allergisch reagieren, gehen Sie sofort zum Arzt. Arzneimittelallergien können lebensgefährlich sein. Tritt die Reaktion direkt nach der Einnahme des Medikaments auf und ist sie massiv, müssen Sie einen Notarztwagen (Telefon 112) rufen (lassen).
Um der Allergie auf die Spur zu kommen, sollten Sie Ihre Medikamente inklusive Beipackzettel dem Arzt (Allergologen) zeigen. Er wird Sie ausführlich zu den Symptomen befragen, gegebenenfalls auch verschiedene ☛Allergietests durchführen (Blut- und Hauttest, eventuell Provokationstest) und unter Umständen auch die Freisetzung des Gewebehormons ☛Histamin im Blut überprüfen. Kristallisiert sich ein Wirkstoff heraus, der nicht vertragen wird, muss die Substanz in den ☛Allergiepass eingetragen werden. Bei jedem Arzt- oder Zahnarztbesuch oder auch bei einer Behandlung im Krankenhaus müssen Sie den Pass unbedingt vorzeigen, damit Sie im Notfall oder bei einer Zahn-OP nicht versehentlich ein unverträgliches Medikament verabreicht bekommen.
Bei einer Medikamentenunverträglichkeit ohne Beteiligung des Immunsystems nützen Bluttests nichts, da keine Antikörper nachweisbar sind. Hier wird ein Provokationstest gemacht, indem z. B. ASS inhaliert oder als Tablette eingenommen wird. Wegen möglicher lebensbedrohlicher Reaktionen muss dieser Test immer im Krankenhaus durchgeführt werden.
Bei einer Allergie oder Unverträglichkeit auf Medikamente müssen Sie die entsprechenden Mittel konsequent meiden. Es gibt für jeden Wirkstoff eine Alternative, die statt dessen eingenommen werden kann.
Bei einer Schmerzmittelunverträglichkeit verbunden mit Asthma besteht auch die Möglichkeit, den Körper nach und nach dagegen unempfindlich zu machen, berichtet das Magazin „Allergie konkret". Das kann sinnvoll sein, wenn ASS zur Vorbeugung eines Schlaganfalls, zur Blutverdünnung oder als Schmerz- oder Rheumamittel eingenommen werden soll oder muss. Ähnlich wie bei der ☛Hyposensibilisierung

(oder Spezifischen Immuntherapie SIT) erhalten Sie ASS in langsam ansteigenden Dosen verabreicht, so dass sich der Körper daran gewöhnen kann. Ist die Gewöhnung eingetreten, kann ASS wieder eingesetzt werden. Dieses Verfahren ist aber aufwändig und erfordert vom Patienten viel Disziplin, da ASS täglich eingenommen werden muss.
Die Desensibilisierung wird nur in einigen Fachkliniken durchgeführt und sollte wegen möglicher Nebenwirkungen regelmäßig vom Arzt kontrolliert werden.

Meeresfrüchte

Scampi, Hummer, Krebse, Muscheln, Austern und Tintenfisch liegen absolut im Trend. Ob auf der Pizza, in der Pastasauce oder als Cocktail – Meeresfrüchte sind in aller Munde. Hummer wie auch Scampi und Garnelen gibt es inzwischen zu günstigen Preisen in fast jedem Supermarkt.

Vorsicht, häufiges Allergen

Mit ihrer zunehmenden Beliebtheit in der Küche treten auch immer häufiger ☛Allergien gegen die Meerestiere auf. Bei den Betroffenen stellt sich nach dem Verzehr ein unangenehmes Kribbeln am Körper ein, die Schleimhäute schwellen an und es kann sogar schlimmstenfalls zu einem anaphylaktischen Schock (☛Anaphylaxie) kommen. Ursache ist die Unverträglichkeit bestimmter Eiweißstoffe in den Meeresfrüchten.
Allerdings hat die Allergie auf Hummer und Co. nichts mit einer ☛Fischeiweißallergie zu tun, da es sich um zwei unterschiedliche Tierarten handelt. Menschen, die Fisch nicht vertragen, müssen darum nicht automatisch auf Meeresfrüchte verzichten (und umgekehrt), auch wenn im Einzelfall eine gekoppelte Fisch- und Meeresfrüchteallergie vorliegen kann. Entscheidend ist die Diagnose und das, was im ☛Allergiepass steht (siehe unten).
Wer unter einer ☛Milbenallergie leidet und empfindlich auf ☛Hausstaub reagiert, muss auch bei Schalen- und Krustentieren aufpassen. Hier kann es zu ☛Kreuzallergien kommen. Sie treten zwischen Schalentieren (Krebsen, Shrimps, Garnelen, Scampi, Hummer und Langusten) und Milben auf, da beide ähnliche sensibilisierende Muskeleiweißstoffe in sich haben. Zu einer Kreuzallergie kann es aus diesem Grund auch zwischen Milben und Weichtieren (Muscheln, Schnecken und Austern) kommen.

Es gibt aber auch reine Muschelallergien. Jedoch werden die meisten Reaktionen auf Muscheln durch verdorbene, schlechte Produkte hervorgerufen. So sind rund 20 Prozent der Muscheln aus dem Mittelmeer infektiös, ergaben Studien der nationalen Gesundheitsbehörde in Rom und der Universität Barcelona.

Unser Rat

Wenn Sie an einer Allergie auf Fisch leiden, müssen Sie nicht automatisch auch auf Meeresfrüchte allergisch reagieren. Haben Sie das Gefühl, dass Sie Shrimps oder Muscheln nicht vertragen, gehen Sie zu einem Arzt mit der Zusatzbezeichnung „Allergologie". Er wird Sie ausführlich zu Ihren Essgewohnheiten befragen, gegebenenfalls einen Allergietest machen und das Ergebnis auch mit einem Provokationstest kontrollieren (d. h., Sie verzehren unter ärztlicher Aufsicht das kritische Lebensmittel und es wird überprüft, ob Sie darauf reagieren).
Wenn der Test ergibt, dass Sie Scampi oder Langusten nicht vertragen, sollten Sie vorsichtshalber sämtliche Schalentiere weglassen, da häufig die ganze Palette nicht bekommt. Das ist wichtig, weil Reaktionen auf Schalentiere lebensbedrohlich sein können. Tintenfische zählen zu den seltenen Allergieauslösern, so dass es in jedem Fall einen Versuch wert ist, sie zu probieren.
Bedenken Sie, dass bei einer Allergie auch sämtliche verarbeitete Meeresfrüchte tabu sind, also auch Feinkostsalate mit Muscheln oder Shrimps, Suppen und Crab Meat. Das ist das Krabbenfleisch von Tiefseegarnelen, das in Dosen angeboten wird.
Vorsicht: Schlankheitsmittel mit der Bezeichnung „Chitosan" werden aus den Schalen von Krabben gewonnen. Das steht aber meist nicht groß und deutlich auf der Verpackung, sondern bestenfalls im Kleingedruckten oder in zusätzlichen Erläuterungen im Beipackzettel.
Wie bereits erwähnt, sollten Menschen mit einer Milbenallergie beim Verzehr von Schalen- und Meerestieren aufpassen, da es zu Kreuzreaktionen kommen kann.

Milben

Milben oder genauer gesagt die Arten Dermatophagoides pteronyssinus und Dermatophagoides farinae ernähren sich vor allem von Hautschuppen, die dort vorhanden sind, wo Menschen leben. Nicht die Milben selbst, sondern der Kot der Tiere und hier

Vorsicht, häufiges Allergen

vor allem das darin enthaltene Eiweißenzym mit der Bezeichnung „Der p1“ macht Allergikern zu schaffen. Insbesondere in der kühlen Jahreszeit, wenn die Luftfeuchtigkeit in den Räumen durch das Heizen vermindert ist, sterben viele Milben ab, ihr allergener Kot zerfällt, lagert sich im ☛Hausstaub ab und wirbelt mit dem Staub auf. Zudem zerfallen die Milbenkörper und setzen weitere Allergene frei. Diese lassen die Augen tränen und die Nase laufen. Sie provozieren auch Husten, Niesanfälle und es kann zu Atemnot und allergischem ☛Asthma kommen. Mit fast 40 Prozent sind Hausstaubmilben nach Pollen der zweithäufigste Auslöser allergiebedingter Atemwegserkrankungen.
Bei etwa jedem vierten Betroffenen liegt zudem eine ☛Allergie gegen Vorratsmilben vor. Darauf weist der Deutsche Allergie- und Asthmabund in Mönchengladbach hin. Sie halten sich vor allem in Keller-, Arbeits- und Lagerräumen auf. Im Sommer ist die Konzentration am höchsten. Wenn Therapiemaßnahmen gegen Hausstaubmilben allein nicht fruchten, können auch Vorratsschädlinge die Verursacher sein.

Unser Rat

Milben haben nichts mit mangelnder Hygiene zu tun. Ihr Vorkommen ist ganz natürlich. Wenn Sie häufig nachts oder morgens ohne ersichtlichen Grund unter tränenden Augen oder einer laufenden Nase leiden, ständig husten oder niesen müssen oder auch Atembeschwerden haben, sollten Sie einen allergologisch geschulten Arzt aufsuchen, ihm die Symptome schildern und gegebenenfalls einen ☛Allergietest machen lassen. Wird damit eine Milbenallergie nachgewiesen, müssen Sie alles daran setzen, die Allergene aus der Umgebung zu verbannen. Das ist aber gar nicht so einfach, denn Milben sind allgegenwärtig. Hausstaubmilben sitzen in Polstermöbeln, ☛Matratzen, Gardinen und ☛Teppichen, Vorratsmilben auch in Kellerräumen und Küchenschränken, insbesondere auf „trockenen“ Lebensmitteln.
Den sichersten Schutz vor dem Kontakt mit Hausstaubmilben bieten so genannte Encasings. Das sind milbendichte Überzüge für die Matratze. Es gibt sie auch für Bettdecken und Kissen, da sie aber etwas rascheln, sind sie nicht jedermanns Sache. Die Krankenkassen übernehmen die Kosten ganz oder teilweise.
Bettdecken und Kissen sollten aus synthetischen Materialien sein und alle vier bis sechs Wochen bei 60 bzw. 95 Grad Celsius gewaschen

werden. Die Bettwäsche aus Baumwolle muss wöchentlich gewechselt und ebenfalls heiß gewaschen werden. Auch Kuscheltiere und Lieblingskissen sollten wöchentlich in die Waschmaschine oder auch, gut verpackt, über Nacht in die Tiefkühltruhe wandern.
Sollen die Betten der (nicht allergischen) Kinder frisch bezogen werden, überlassen Sie diese Arbeit einer Person, die keine Milbenallergie hat. Andernfalls kann es bei Ihnen zu heftigen Niesanfällen und anderen allergischen Reaktionen kommen.
Lüften hilft: Drei- bis viermal täglich sollte das Schlafzimmer oder auch die ganze Wohnung zehn Minuten stoßweise belüftet werden. Die Luftfeuchtigkeit sollte bei 45 bis 55 Prozent liegen, die Temperatur beim Schlafen nicht zu kühl sein (zwischen 18 und 22 Grad).
Nach einer aktuellen Studie des Deutschen Allergie- und Asthmabundes gelten ☛ Teppiche nicht länger als unerwünschte Staubfänger und Milbenreservoir. Denn der Teppichboden bindet Staub, von glatten Böden wirbelt er auf.
Teppiche müssen kurzflorig sein und zweimal pro Woche gesaugt werden. Zum Saugen eignen sich Geräte mit Feinporenfiltersystem (HEPA-Filter für High Efficiency Particulate Air) und Staubsaugerbeutel. Achten Sie auf das TÜV-Label „Raumlufthygienische Prüfung auf Allergikereignung für Staubsauger". Die so gekennzeichneten Geräte halten Staubpartikel inklusive Milben und Schimmelpilze im Staubsaugerbeutel zu fast 100 Prozent zurück.
Allergiker selbst sollten nicht staubsaugen. Wer einen glatten Boden hat, sollte ihn möglichst täglich saugen (lassen) und zweimal wöchentlich wischen.
Verzichten sie auf chemische Mittel gegen Milben. Sie können die Tiere in der Matratze oder in Polstermöbeln (☛ Möbel) nicht beseitigen, da die kleinen Schmarotzer vor allem in der Tiefe der Matratze leben.
Fragen Sie Ihren Arzt auch nach der ☛ Hyposensibilisierung (oder Spezifischen Immuntherapie SIT). Bei dieser Methode wird durch Verabreichung des Allergens in minimalen Mengen eine Gewöhnung gegen Milben bzw. ihre Exkremente erreicht. Derzeit erfolgt die Immunisierung mittels Spritze, vereinzelt auch durch Tropfen, die im Mund aufgelöst werden. Noch in der Entwicklung ist eine Tablette, mit der die Hyposensibilisierung zukünftig ohne Spritzen durchgeführt werden soll.
Milbenallergiker müssen wissen, dass es zu ☛ Kreuzallergien zwischen ☛ Meeresfrüchten und Hausstaub kommen kann.

M

Milch ☛Kuhmilch

Möbel s. a. ☛Formaldehyd, ☛Leder, ☛Textilien

Möbel bestehen aus den unterschiedlichsten Materialien. Sie werden aus Holz und Holzwerkstoffen wie z. B. Spanplatten gefertigt, aus Kunststoff, Metall, Aluminium und sogar aus Pappe. Sie erhalten je nach Material eine lackierte, gebeizte oder gewachste Oberfläche. Polstermöbel haben einen Bezug aus Stoff, ☛Leder oder Kunststoff.

Gut zu wissen!

Allergiker werden vor allem durch Ausdünstungen belastet, die von den Materialien ausgehen. Teilweise aber auch durch den Kontakt mit ☛Farbstoffen, Ledergerbstoffen wie ☛Chrom oder ☛Nickel in Knöpfen und Reißverschlüssen. Auch ☛Milben, die sich in den Polstern ausbreiten, können Milben- und ☛Hausstauballergikern zu schaffen machen. Dann ist allerdings nicht das Möbelstück an den allergischen Reaktionen Schuld, sondern die Milben.

In Wohnräumen kann es durch neue Möbel zu einer nicht unerheblichen Belastung mit ☛Formaldehyd kommen, das allergisierend wirkt und Augen und Schleimhäute reizt. Es gast aus Span- und Sperrholzplatten aus, die häufig als preiswertes Material für Schränke, Betten oder Tischplatten Verwendung finden. Auch ☛Textilbezüge können mit Formaldehyd ausgerüstet sein. Die Lösemittel in ☛Lacken und Lasuren können zudem die Augen reizen und allergisierend wirken.

☛Kontaktallergien auf Textilfarbstoffe in Bezügen für Möbel sind im Vergleich zu ihrer weiten Verbreitung eher selten, urteilt der Informationsverbund Dermatologischer Kliniken an der Universität Göttingen. Einzelne Farbstoffe wirken aber durchaus stärker allergisierend. Vor allem Färbemittel mit dem Namen Dispers Blau 106, Dispers Blau 124 und Dispers Orange 3 bereiten häufiger Probleme. Je nach Substanz führten sie bei sechs bis sieben Prozent der Betroffenen, die mit Verdacht auf eine Kontaktallergie auf Textilfarbstoffe in einer Klinik untersucht wurden, zu positiven Hautreaktionen. Dispersionsfarbstoffe werden vor allem zum Färben von Kunstfasern eingesetzt und lösen sich beim Schwitzen heraus, wenn sie nicht fixiert sind.

Unser Rat

Neue Möbel sollten Sie sicherheitshalber eine Zeit lang im Freien oder in der Garage ausdünsten lassen. Solange sie „neu" riechen, lieber nicht in die Wohnung stellen. Bevorzugen Sie Möbel aus massivem Holz, diese gasen kein oder nur sehr wenig Formaldehyd aus, sind allerdings teurer.

Produktlabel wie das „Goldene M" und der „Blaue Engel" stehen für Möbel, die weniger Formaldehyd freisetzen als herkömmliche Möbel, da sie aus emissionsarmen Holzwerkstoffen hergestellt werden. Das Label des TÜV Rheinland „Raumlufthygienische Prüfung auf Allergikereignung für Polstermöbel" steht für Möbel, deren Bezugsstoff Feinstaub, Allergene, Schimmelpilze und Bakterien effektiv zurückhält. Das Label „SG – Schadstoffgeprüft" steht für Lederprodukte, die eine Schadstoffprüfung durchlaufen haben, deren Anforderungen über die gesetzlichen Vorgaben hinausgehen. Es wird ebenfalls vom TÜV Rheinland vergeben.

Kontaktallergien auf Leder können Sie am besten durch Bezüge aus pflanzlich gegerbtem Leder vorbeugen. Sie sind aber wesentlich teurer als herkömmliches Leder.

Vor Farbstoffen und anderen Allergenen in Textilien können Sie sich nur bedingt schützen. Es gibt keine Pflicht zur Kennzeichnung, so dass die verwendeten Stoffe nicht auf dem Etikett aufgeführt werden. Waschen lassen sich die Bezugsstoffe auch nicht in jedem Fall.

Bezugsstoffe, die frei von allergisierenden Farbstoffen und Ausrüstungsstoffen sind, bieten die Hersteller von Naturmöbeln an. Die Produkte sind an dem Label „ÖkoControl" zu erkennen. Sie sind praktisch frei von Formaldehyd, Nickel und Chrom. Weitere Informationen unter www.oekocontrol.com.

Die Belastung mit Formaldehyd im Wohnzimmer können Sie mit einem einfachen Test selbst messen, den es in der Apotheke zu kaufen gibt. Sollte er erhöhte Werte für Formaldehyd anzeigen, stellen Sie nach Möglichkeit die neuen Möbelstücke vorübergehend auf den Balkon. Ist das nicht möglich, können Sie freiliegende Kanten und Löcher z. B. in einem Schrank mit Klebeband abdichten, damit das Formaldehyd nicht entweichen kann.

Wenn die Raumluft durch das neue Möbelstück sehr stark mit Formaldehyd belastet ist, kann eine Neuanschaffung unter Umständen als außergewöhnliche Belastung von der Steuer abgesetzt werden (Urteil vom 23. Mai 2002 III R 52/99). Dazu muss die Schadstoffbelastung jedoch durch ein unabhängiges, amtlich-technisches Gutachten nachgewiesen werden. Eine erhöhte Konzentration liegt dann vor, wenn der Gehalt an Formaldehyd in der Raumluft über 0,1 ppm (parts per million) liegt. Sollte die Belastung geringer sein, ist die Neuanschaffung nur dann steuerlich abziehbar, wenn bei Ihnen eine konkrete gesundheitliche Beeinträchtigung nachgewiesen werden konnte. Dieser Zusammenhang muss zusätzlich durch ein amtsärztliches Gutachten belegt werden. Die Beweisführung ist aber schwierig. Wenden Sie sich vorher unbedingt an eine Verbraucherberatungsstelle.

Mohn ☛Samen

Multivitaminpräparate

Gut zu wissen!

Vitamine sind lebenswichtig und somit gesund. Doch welche soll man zu sich nehmen? Die aus natürlichen Lebensmitteln, also aus Gemüse, ☛Obst, Säften und Vollkornprodukten? Oder reicht auch der Griff zur Vitaminpille, wenn für den Einkauf mal wieder die Zeit nicht reicht? Nach einer aktuellen amerikanischen epidemiologischen Studie, für die Daten von mehr als 8000 Kindern ausgewertet wurden, kann die Einnahme von Multivitaminpräparaten, also eine Mischung von verschiedenen Vitaminen, möglicherweise das Risiko für ☛Asthma und ☛Nahrungsmittelallergien erhöhen. Bekommen Babys in den ersten sechs Lebensmonaten Vitaminpräparate verabreicht, steigt ihr Risiko, an Asthma zu erkranken, um den Faktor 1,3. Das Risiko, eine Nahrungsmittelallergie zu entwickeln, nimmt um den Faktor 1,6 zu.

Erklärt wird das Ergebnis damit, dass Vitamine im Laborversuch so genannte T-Zellen auf den Plan rufen, also das Immunsystem in Alarmbereitschaft versetzen, was wiederum Allergien und Asthma Vorschub leistet, so das Fachmagazin „hautnah dermatologie“. Allerdings sei unklar, ob noch andere Faktoren eine Rolle spielen. So kann es sein, dass Eltern, die ihren Kindern künstliche Vitamine geben, einen ☛Lebensstil pflegen, der allergene Faktoren favorisiert. Wer auf besondere Sauberkeit und Hygiene achtet, also beispielsweise Desinfektionsmittel im

Bad versprüht und gleich schimpft, wenn das Kind Brotkrümel vom Boden in den Mund steckt, verhindert, dass sich das kindliche Immunsystem mit Krankheitserregern auseinandersetzt (was Schutz vor Allergien bietet). Auch ist bislang unbekannt, welche Vitamindosen möglicherweise das Allergierisiko erhöhen. Nicht zuletzt ist unklar, ob dieselben Wirkungen nicht auch von vitaminreicher Nahrung ausgehen.

Unser Rat

Bislang gibt es nur Hinweise darauf, dass Multivitaminpräparate etwas mit der Entstehung von Allergien zu tun haben. Tatsache ist aber, dass Babys in Deutschland in der Regel keine Multivitaminpräparate erhalten. Lediglich Vitamin D wird für Babys im ersten Lebensjahr empfohlen, da der Vitamingehalt der Muttermilch bzw. derjenige von Muttermilchersatzpräparaten oftmals nicht ausreicht, um das Baby ausreichend zu versorgen.

Auch größeren Kindern brauchen Sie keine Vitaminpillen zu geben, da es hierzulande keinen Mangel gibt. Kinder sind ausreichend und teilweise sogar überversorgt, da vielen Lebensmitteln, insbesondere solchen für Kinder, Extra-Vitamine zugesetzt werden. Trotzdem erhalten zwischen acht und 16 Prozent der Kinder solche Präparate. Lediglich die Versorgung mit Folsäure ist manchmal etwas knapp. Sie kann aber durch sachgerechte Auswahl und schonende Zubereitung von Gemüse gewährleistet werden.

Babys bekommen mit selbst hergestellter Beikost alle Vitamine und Mineralstoffe, die sie benötigen, so das Forschungsinstitut für Kinderernährung in Dortmund. Erhalten Sie Nahrung aus dem Gläschen, sind sie in der Regel auch ausreichend versorgt. Denn den Produkten werden teilweise Vitamine zugesetzt. Ob dies der Fall ist, darüber informiert die Zutatenliste. Die Ernährungsfachleute sehen es vielmehr als problematisch an, wenn schon Kinder synthetische Präparate erhalten, da sie dann oft keine natürlichen, vitaminreichen Lebensmittel kennen lernen oder meinen, die Vitaminpille werde es schon richten. Zusätzliche Vitamingaben sind also nach heutigem Wissen nicht erforderlich, mit Blick auf ein erhöhtes Allergierisiko sogar möglicherweise kontraproduktiv.

Muttermilch ☛ Stillen

Nagellack und künstliche Nägel

Er gibt den Händen ein gepflegtes Aussehen, deckt Nagelschäden zu und härtet die Nägel auch ein bisschen: Nagellack. Zwei Drittel der Frauen verwenden ihn zumindest gelegentlich. In einer amerikanischen Untersuchung waren Nagellacke nach Hautpflegemitteln, Haarkosmetika und Make-up allerdings die vierthäufigste Ursache für ein Kontaktekzem (Handekzem) durch Kosmetika. In Deutschland stellen Nagellacke aber kein sehr großes Problem dar, so der Informationsverbund Dermatologischer Kliniken an der Universität Göttingen.

Bei mehr als 70 Prozent der Betroffenen zeigt sich die Kontaktallergie im Gesicht und hier insbesondere an den Augen, die besonders empfindlich sind. Aber auch an Hals, Nacken und am Gehörgang, überall dort also, wo man mit den Fingern häufig hinfasst, kann sie auftreten. Frauen sind außerdem häufiger betroffen als Männer, da sie die hauptsächlichen Verwenderinnen von Nagellack sind.

Früher zeigten sich Rötungen und Ekzeme auch häufig am Bein. Der Grund: Laufmaschen in Strumpfhosen aus Nylon wurden mit Nagellack zugeklebt, damit sie sich nicht weiter aufribbeln konnten. Weil Strümpfe heute sehr günstig angeboten werden und man eine Strumpfhose schon für weniger als einen Euro erhält, ist diese Form der Reparatur nicht mehr sehr verbreitet. Nylonstrümpfe als Quelle für Ekzeme sind darum heute kein Thema mehr.

Verantwortlich für die Ekzeme im Gesicht und an anderen Hautpartien sind verschiedene Acrylate. Das sind Stoffe, die dafür sorgen, dass der Nagellack an den Nägeln aushärtet. Diese Härter sind auch in üblichen Lacken enthalten. Verbindungen mit Formaldehyd, die lange Zeit überwiegend für Nagellacke verwendet wurden, haben nicht mehr dieselbe herausragende Bedeutung wie noch vor einigen Jahren. Als „Öko-Test" kürzlich 23 Nagellacke unter die Lupe nahm, enthielten vier Fläschchen Formaldehyd bzw. so genannte Formaldehydabspalter. Hingegen war gut die Hälfte der Nagellacke mit allergisierenden Acrylaten angereichert.

Vorsicht, häufiges Allergen

Künstliche Nägel, die auf die echten aufgesteckt oder aufgeklebt werden, gelten als besonders problematisch. Sie bestehen aus

Acrylverbindungen, die, solange sie aushärten oder wenn Teile davon beim Feilen der Nägel frei werden, stark sensibilisierend wirken. Durch Kratzen mit den Kunstnägeln kann sich auf der Haut ein Ekzem breit machen. Folge der Acrylat-Sensibilisierung kann auch der dauerhafte Verlust der Nägel sein.

Unser Rat

Nagellacke werden oftmals nicht als Ursache für ein Kontaktekzem im Gesicht erkannt. Eher bringt man die ☛Hautcreme damit in Verbindung, weil die Hände als Verursacher „fern" liegen.
Wenn Sie sich die Nägel lackieren oder Kunstnägel tragen und wiederholt Rötungen oder Ekzeme im Gesicht haben, obwohl die Creme längst gewechselt wurde, sollten Sie eine Zeit lang die Finger vom Nagellack lassen. Grundsätzlich ist es aber sinnvoll, bei unklaren Beschwerden einen Hautarzt (Dermatologen) aufzusuchen. Nehmen Sie den verdächtigen Nagellack und auch die möglicherweise problematische Gesichtscreme mit. Dann kann der Arzt anhand der Deklaration feststellen, welcher Stoff möglicherweise nicht vertragen wird und gegebenenfalls gezielt einen ☛Allergietest machen.
In der INCI-Deklaration (International Nomenclature of Cosmetic Ingredients) auf der Flasche verbirgt sich hinter „Tosylamide Formaldehyd Resin" eine Verbindung mit Formaldehyd, die für Nagellacke eingesetzt wird. Die Bezeichnung „... Acrylate" steht für ein Produkt mit härtenden Acrylaten.
Von Naturkosmetikanbietern gibt es Nagellacke, die zwar nicht ganz „bio", aber weniger aggressiv sind als herkömmliche Nagellacke. Teilweise benötigen sie mehr Zeit zum Trocknen oder es sind nur farblose Lacke erhältlich, die den Händen aber auch ein gepflegtes Aussehen geben. Formaldehyd ist darin tabu, ebenso das giftige Lösemittel Toluol, das Kopfschmerzen bereiten kann, außerdem ☛Weichmacher und ☛Duftstoffe.
Gesunde, kräftige Nägel sind auch eine Folge von gesunder ☛Ernährung. Die Vitamine Biotin und Pantothensäure sowie Kieselsäure gelten als Nagelvitamine. Biotin steckt in Sojaprodukten, Pantothensäure in Weizenkeimen und Hülsenfrüchten (Linsen, Bohnen, Erbsen) und Kieselsäure in Hirse. Ob spezielle Nahrungsergänzungsmittel für „Nagel, Haut und Haar", so die Werbung, tatsächlich von Nutzen sind, ist unklar. Sicher ist, dass sie teilweise sehr teuer sind und das Portemonnaie mehr belasten als eine natürliche Kost.

Nahrungsmittelallergie

Allergien auf Lebensmittel treten nicht so häufig auf, wie die Verbraucher annehmen. Nach einer britischen Befragung in rund 19 000 Haushalten meinten fast 20 Prozent der Personen, sie würden unter einer Nahrungsmittelallergie leiden. Gut sieben Prozent sagten zudem, sie würden Zusatzstoffe nicht vertragen. Bei der genauen Überprüfung mit Hilfe von Allergietests litt jedoch nur jeder Zehnte der Studienteilnehmer an einer Allergie oder Unverträglichkeit auf Zusatzstoffe.

Fachleute schätzen, dass in Deutschland rund zwei Prozent der Bevölkerung eine Lebensmittelallergie haben. Jedoch geht sie oftmals mit anderen Allergien einher, so dass sich ein etwas anderes Bild ergibt: 30 Prozent der Patienten mit Neurodermitis leiden auch an einer Nahrungsmittelallergie. Auch Heuschnupfen und andere mit Pollen assoziierte Allergien treten oftmals zusammen mit Nahrungsmittelallergien auf. Die Zunahme von Allergien auf Nahrungsmittel in den vergangenen Jahren führen Fachleute darum vor allem auf die Zunahme von Heuschnupfen und anderen allergischen Erkrankungen zurück.

Gut zu wissen!

Allergien und Unverträglichkeiten auf Lebensmittel äußern sich durch Kribbeln im Mund, Juckreiz, Rötung der Haut oder Quaddeln. Auch die Atemwege werden manchmal in Mitleidenschaft gezogen, es kann zu Fließschnupfen und asthmatischen Beschwerden kommen. Reaktionen des Magen-Darm-Traktes sind Übelkeit, Erbrechen, Bauchschmerzen und Durchfälle.

Grundsätzlich kann jedes Lebensmittel sensibilisierend wirken. Manche führen jedoch besonders häufig zu Allergien. Das sind Kuhmilch und Milcherzeugnisse, glutenhaltiges Getreide, Meeresfrüchte, Hühnereier und Ei-Erzeugnisse, Erdnüsse und Erzeugnisse daraus, Nüsse (Schalenfrüchte), Soja und Sojaprodukte, Sellerie, Senf, Sesam, sowie Fisch. Auch Schimmelpilze und Enzyme können allergisierend wirken. Ein Zusammenhang zum Essen wird aber von den Betroffenen nicht immer hergestellt.

Neben der Lebensmittelallergie gibt es auch Pseudoallergien, auf Zusatzstoffe wie Schwefeldioxid und Sulfit, Aroma-, Farb- und Konservierungsstoffe. Man spricht von Pseudoallergie, da sie sich wie eine Allergie äußern, es jedoch zu keiner lebenslangen Sensibilisierung kommt, da die Immunabwehr nicht involviert ist.

Unser Rat

Wenn Sie den Verdacht haben, dass Lebensmittel allergische Symptome hervorrufen oder sich der Heuschnupfen verschlechtert, sobald Sie z. B. Haselnüsse essen, suchen Sie einen Arzt mit der Zusatzbezeichnung „Allergologe“ auf. Heilpraktiker und Hausärzte sind nicht die richtigen Ansprechpartner, da sie oft kein ausreichendes Fachwissen haben. Gegen einen Arzt spricht auch, wenn er Ihnen ohne ausführliche Diagnose und ☛Allergietests zum Verzicht auf sämtliche Milchprodukte oder ☛Zucker rät.
Für die Diagnostik gibt es Empfehlungen der allergologischen Fachgesellschaften. Im Rahmen einer gründlichen Anamnese sollte der Patient ein Ernährungstagebuch verfassen, in das alle verzehrten Lebensmittel eingetragen und mögliche Reaktionen notiert werden. Wichtig ist auch die so genannte Eliminationsdiät. Hier werden für etwa vier Wochen verdächtige Lebensmittel wie z. B. ☛Kuhmilch oder ☛Sellerie konsequent vom Speiseplan gestrichen. Bessern sich die Beschwerden unter der ☛Diät, werden sie anschließend in einem Provokationstest noch einmal auf ihre Verträglichkeit überprüft: Der Patient muss z. B. Sellerie in ansteigender Konzentration zu sich nehmen. Reagiert er darauf, ist Sellerie sehr wahrscheinlich der Allergieauslöser. Ergänzt werden diese Untersuchungen durch Haut- oder Bluttests. Erst wenn ein Nahrungsmittel sicher als Allergen identifiziert ist, wird mit Hilfe einer Ernährungsberaterin eine Diät oder besser eine Positivliste mit erlaubten Lebensmitteln zusammengestellt.
In der Regel ist die Ernährung nicht mit allzu großen Einschränkungen verbunden. Meist werden nur ein bis zwei Lebensmittel nicht vertragen. Handelt es sich jedoch um ein Nahrungsmittel, das auch als Zusatzstoff in Fertigprodukten enthalten ist, beispielsweise Bestandteile der Milch, sind die Einschränkungen schon umfassender. Es gibt aber auch Menschen, die eine Vielzahl von Einschränkungen hinnehmen müssen. Weitere Infos: www.was-wie-essen.de (Forum Lebensmittelallergie).
Eine allergenarme Kost muss meist nicht lebenslang durchgeführt werden. So verliert sich die Kuhmilcheiweißallergie bei 80 Prozent der Kinder, bis sie in die Schule kommen. Darum sollten Sie etwa im Abstand von einem Jahr vom Arzt prüfen lassen, ob verbotene Lebensmittel nicht doch wieder auf den Speiseplan kommen können. Erwerben Er-

N

wachsene eine Allergie, bleibt sie allerdings meist lebenslang bestehen. Viele Lebensmittel werden in gegarter Form besser vertragen als roh. ☛Äpfel bekommen vielen ☛Pollenallergikern als Mus oder Kuchen problemlos, nur die frische Frucht bereitet Probleme. Es gibt jedoch auch Nahrungsmittel, deren Allergenität durch das Garen weiter zunimmt. Lassen Sie sich von einer Ernährungsberaterin informieren. Vorsicht vor Allergietests, die in Zeitschriften, im Internet und beim Arzt beworben werden. Bei diesen Tests werden im Blut so genannte IgG-Antikörper bestimmt, die eine Unverträglichkeit auf Lebensmittel anzeigen sollen. Jedoch sind diese Antikörper eine ganz normale Reaktion des Körpers auf Fremdstoffe, die nichts über eine allergische Reaktion aussagen. In seriösen Allergietests werden so genannte IgE-Antikörper überprüft, die ein Indikator für eine allergische Reaktion auf Fremdstoffe sind. Darum seien IgG-Tests „unsinnig" und „sinnlose Geldverschwendung", heißt es im „Weißbuch Allergie", das von verschiedenen allergologischen Fachgesellschaften herausgegeben wird. Problematischer als die rund 1000 Euro, die die Patienten aus eigener Tasche bezahlen müssen, ist, dass ihnen nach dem zweifelhaften Test oft eine lange Liste mit verbotenen Lebensmitteln vorgelegt wird. Das bedeutet große Einschränkungen bei der Lebensmittelauswahl und ein wenig genussvolles Leben.

Auch andere alternative Allergietests sind kritisch zu sehen, da sie keinen wissenschaftlich nachweisbaren Nutzen bringen, keine Kassenleistung sind und somit selbst bezahlt werden müssen. Dazu zählen Elektroakupunktur, Bioresonanzbluttest und Bioresonanzverfahren, elektromagnetischer Bluttest, Kinesiologie und Auspendeln. Wenn überhaupt, sind sie als Ergänzung zu den schulmedizinischen Verfahren akzeptabel. Im Einzelfall haben Betroffene damit durchaus positive Erfahrungen gemacht.

N

Naturkosmetik s. a. ☛Teebaumöl, ☛Propolis

Bodylotions, ☛Hautcremes, ☛Lippenpflegestifte und Shampoos – es gibt wohl kaum noch ☛Kosmetika, die frei von pflanzlichen Wirkstoffen sind. Darin finden sich Auszüge von Kamille, Ringelblume, Rotem Sonnenhut und anderen Heilkräutern, von Früchten, ☛Enzymen aus Früchten, ☛Getreide, ☛Teebaumöl oder Propolis. Beliebt sind auch exotische Inhaltsstoffe wie z. B.

Isolate aus Shiitakepilzen und natürliche ☛Duftstoffe wie Rosenöl und Zitrusschalenöl. Bestandteile von ☛Kuhmilch sind ein beliebter Zusatz zu Badepräparaten wie Molke- und Schaumbädern. Auszüge von Weizenkeimen oder Mandeln sind in Hautcremes, Ölen und Körpermilch enthalten, da sie als besonders pflegend gelten. Schon Pflegeprodukte für Babys enthalten sie. Mit zunehmender Beliebtheit von „Natur auf der Haut“, ist es auch zu einer Zunahme von Sensibilisierungen auf Naturstoffe gekommen. Bei einer Untersuchung zur Häufigkeit von ☛Kontaktallergien auf Teebaumöl, an der zwölf Hautkliniken teilnahmen, reagierten von 3375 Patienten mit Verdacht auf eine Kontaktallergie 36 Personen im Hauttest positiv auf Teebaumöl, das entspricht einer Reaktionsquote von 1,2 Prozent. Nach einer weiteren Studie kam es bei 79 von 3382 Patienten zu einer positiven Reaktion auf den „Bienenkitt“ Propolis, also bei 2,3 Prozent der Untersuchten. Nach der aktuellen „Hitliste“, die die Reaktionsquoten auf die häufigsten Kontaktallergene aufführt, sind heute knapp zwei Prozent der in Kliniken untersuchten Patienten gegen Propolis sensibilisiert.

Gut zu wissen!

Grundsätzlich kann jeder für Kosmetik eingesetzte Naturstoff (oder chemische Stoff) sensibilisierend wirken bzw. bei Menschen mit einer bereits bestehenden ☛Allergie zu einer Reaktion führen. Sie kann dort auftreten, wo der Stoff die Haut berührt. Der Stoff wird auch über das Blut an andere Organe transportiert und wirkt dort allergisierend. „Alles, was man essen kann, sollten Allergiker nicht für die Körperpflege verwenden“, rät die Dermatologin Dr. Claudia Thiel.

Unser Rat

Wenn Sie Ihr Körperpflegeprodukt immer gut vertragen haben, obwohl es Milch- oder Kräuterextrakte enthält, können Sie es auch weiterhin benutzen. Bei allergiegefährdeten Kindern sollten Sie jedoch keine milchhaltigen Kosmetika wie z. B. Kinderpuder mit Milchprotein oder Molkebäder verwenden, um eine Sensibilisierung zu vermeiden.
Bei Verdacht auf eine Unverträglichkeit nehmen Sie am besten alle Präparate mit zum Hautarzt (Dermatologen). Schildern Sie genau die Symptome und wann und wo sie auftreten. Gegebenenfalls wird der Arzt einen ☛Allergietest machen und einen sensibilisierenden (Natur)-Stoff identifizieren. Dieser wird in den ☛Allergiepass eingetragen. Beim

Kauf von Kosmetika können Sie anhand der INCI-Deklaration (International Nomenclature of Cosmetic Ingredients) auf der Verpackung überprüfen, ob in dem gewünschten Präparat der entsprechende Stoff enthalten ist. 26 Duftstoffe, die mehr oder weniger häufig allergisierend wirken und teilweise Naturstoffe sind, müssen ebenfalls auf den Verpackungen angegeben werden.

Nesselfieber ☛Urtikaria

Neurodermitis

Neurodermitis, in der Fachsprache auch atopisches Ekzem genannt, ist eine der häufigsten Hauterkrankungen. Schätzungsweise zwölf Prozent der Vorschulkinder und drei Prozent der Erwachsenen sind nach Angaben des Aktionsbündnisses Allergieprävention davon betroffen. Die Tendenz ist steigend.

Wenn ein Elternteil allergisch ist, beträgt das Risiko, dass auch das Kind erkrankt, zwischen 20 und 40 Prozent. Sind beide Eltern Allergiker und leiden zudem unter Neurodermitis, erhöht sich das Risiko auf 50 bis 70 Prozent. Die Erkrankung tritt oftmals schon im Baby- und Kleinkindalter auf.

N

Gut zu wissen!

Neurodermitis ist durch schubartig auftretende Entzündungen der Haut gekennzeichnet, die mit heftigem Juckreiz einhergehen. Merkmal sind rote schuppige Stellen vor allem an den Gelenkbeugen und am Hals. Die Haut ist sehr trocken und teilweise entzündet. Durch das Kratzen verstärkt sich die Entzündung und der Juckreiz nimmt weiter zu – ein Kreislauf, der durchbrochen werden muss. Denn die Folgen (Schlafmangel, Gereiztheit und Übermüdung) können so belastend sein, dass die Betroffenen ihren Alltag nicht mehr richtig bewältigen können, es kommt zu Spannungen in der Familie und auch Schule oder Beruf leiden.

Neurodermitis ist nicht immer eine ☛Allergie. Wie beim ☛Asthma werden auch bei der Neurodermitis eine allergische und eine nichtallergische Form unterschieden. Bei der allergischen Form spielen bestimmte Allergene eine Rolle, die das Auftreten der Erkrankung begünstigen und den Krankheitsverlauf beeinflus-

sen. Dazu zählen ☛Nahrungsmittel, ☛Milben und ☛Pollen. Auch ☛Zigarettenrauch, ☛Haustiere, ☛Luftschadstoffe, übertriebene Hygiene, ☛Textilien, ☛Stress und ☛psychische Belastungen können eine Neurodermitis verschlimmern.
Vor allem bei kleinen Kindern ist die Krankheit oftmals mit Lebensmittelunverträglichkeiten vergesellschaftet. Häufige Allergieauslöser sind bei ihnen ☛Hühnerei, ☛Kuhmilch, ☛Getreide (Weizen), ☛Soja, Haselnüsse und ☛Fisch. Oft müssen nicht alle, sondern nur ein bis zwei Lebensmittel vom Speiseplan gestrichen werden. Bis zum Beginn der Schulzeit verträgt ein Großteil der Kinder diese Lebensmittel wieder. Mit zunehmendem Alter kann es bei ihnen aber zu einer Allergie auf ☛Pollen kommen. Rund 60 Prozent der Neurodermitiker leiden auch an ☛Heuschnupfen oder allergischem ☛Asthma.

Unser Rat

Pauschale Neurodermitisdiäten, die einen generellen Verzicht auf Milch, Weizen oder ☛Zucker propagieren, sind nach heutigem Wissen unakzeptabel. Sehr große Einschränkungen beim Essen stellen für viele Betroffene eine erhebliche Belastung dar, was wiederum zu Stress führen und sich somit ungünstig auf die Erkrankung auswirken und einen Schub auslösen kann. Wenn die Kost sehr einseitig ist, kann es schlimmstenfalls zu einer Mangelversorgung kommen.
Neurodermitis ist eine überaus individuelle Krankheit. Daher muss bei jedem Betroffenen individuell nach Auslösern und Therapiemöglichkeiten gesucht werden, rät der Deutsche Neurodermitisbund in Hamburg (DNB).
Lassen Sie sich von einem allergologisch geschulten Arzt behandeln, der offen für verschiedene Therapieansätze ist. Möchten Sie eine homöopathische oder andere alternative Behandlung in Anspruch nehmen, wenden Sie sich an einen Allergologen, der möglichst auch eine naturheilkundliche Ausbildung absolviert hat.
Grundlage jeder Therapie ist immer die ausführliche Diagnostik. Dazu zählt die Untersuchung der Haut, bei Hinweisen auf eine Nahrungsmittelallergie auch eine ☛Diät, Ernährungstagebuch und ☛Allergietests. Wird Ihnen ohne Anamnese eine pauschale Neurodermitisdiät verordnet, sollten Sie skeptisch sein. Sinnvoll ist es hingegen, Nahrungsmittelallergene zu meiden, wenn ein Allergietest diese als Auslöser zutage gebracht hat.

Nickel

Vorsicht, häufiges Allergen

Nickel ist ein wichtiges Spurenelement und Bestandteil verschiedener ☛Enzyme im Körper. Das Metall ist aber auch von Bedeutung, da der Hautkontakt oder auch die Aufnahme über die Nahrung zu allergischen Reaktionen führen kann. Auf der „Hitliste" der häufigsten Kontaktstoffe, die vom Informationsverbund Dermatologischer Kliniken an der Universität Göttingen herausgegeben wird, steht Nickel an erster Stelle. Zwischen 15 und 20 Prozent der Frauen und bis zu vier Prozent der Männer sind Nickelallergiker. Sie plagen sich mit Juckreiz, Hautrötung und Bläschen, wenn sie mit Nickel in Kontakt kommen.

Nickel ist für jede sechste ☛Kontaktallergie verantwortlich. Reaktionen können nach dem Kontakt mit ☛Schmuck (Ohrringe, Halsketten, Piercings), Brillen, Gürteln, Knöpfen, Reißverschlüssen, Ösen, Verschlüssen, Metallhülsen von ☛Lippenstiften, Zahnspangen, Uhrenarmbändern, Scheren und Fingerhüten auftreten.

Die Erstsensibilisierung erfolgt häufig schon bei Kindern, z. B. wenn kleine Mädchen als Baby Ohrlöcher gestochen bekommen oder Schmuck wie Armbänder und Ketten erhalten, die nickelhaltig sind.

Zwar ist Nickel in Ohrschmuck hierzulande seit 1993 verboten und Metalle, die länger auf der Haut verbleiben, dürfen nur ganz geringe Nickelmengen abgeben. Dadurch ist es in den vergangenen Jahren zu einem Rückgang der Nickelallergien insbesondere bei jüngeren Frauen gekommen. Jedoch können Schmuckstücke, die im Ausland erworben werden, höhere Nickelmengen in sich haben und dann sensibilisierend wirken. Auch Schmuckstücke, die man erbt, sind oftmals nickelreich.

Nickel steckt von Natur aus auch in vielen Lebensmitteln und im Leitungswasser. Vor allem Menschen mit einer sehr starken Kontaktallergie reagieren auf Nickel aus der Nahrung. Hier wird über das Blut ein Kontaktekzem ausgelöst.

Unser Rat

Wenn Sie Nickelallergiker sind und den Verdacht haben, dass Sie auch verschiedene nickelreiche Lebensmittel nicht vertragen, lassen Sie diese nicht einfach weg. Nickel ist in vielen Grundnahrungsmitteln enthalten, so dass die Ernährung sehr einseitig ausfallen würde. Und das birgt

N

das Risiko, dass die Nährstoffe zu kurz kommen. Gehen Sie zu einem allergologisch geschulten Arzt und lassen Sie sich beraten. Der Arzt wird Ihnen vorschlagen, ein Ernährungstagebuch zu führen, in das Sie alle verzehrten Speisen und auch die möglichen Reaktionen darauf eintragen. Er wird auch einen ☛Allergietest machen und Sie eventuell bitten, im Rahmen einer ☛Diät nickelreiche Lebensmittel für ein paar Wochen wegzulassen, um die Verträglichkeit zu überprüfen. Fällt das Ergebnis positiv aus, kann eine nickelarme Kost sinnvoll sein. Sie sollte aber, um Nährstoffdefizite zu vermeiden, zusammen mit einer Ernährungsberaterin ausgearbeitet werden. Außerdem muss die Nickelallergie, egal ob sie durch Kontaktstoffe oder Nahrungsmittel hervorgerufen wird, in den ☛Allergiepass eingetragen werden.
Nickelreich sind folgende Lebensmittel: Amaranth, Buchweizen, Hirse, Gerste, Haferflocken, Kleie, Müsli, Vollkorn und Vollkornmehl, Kakaopulver, Linsen, Erbsen, Bohnen, ☛Sojabohnen und -mehl, Kichererbsen, Brokkoli, Kohl, Keimlinge, Bananen, Pfirsiche, Obstsäfte, ☛Nüsse (Erdnüsse, Haselnüsse, Pekannüsse, Walnüsse, süße Mandeln), Leinsamen, Sonnenblumenkerne, ☛Fisch wie z. B. Bückling, Hecht, Hering, Sardine, ☛Meeresfrüchte (Muscheln und Schalentiere), Hartkäse, Schnittkäse, Wurst sowie verschiedene ☛Süßigkeiten (Nougat, Marzipan, Schokolade pur und mit Nüssen und Erdnüssen).
Trinkwasser, das über Nacht in Metallleitungen gestanden hat, kann sehr nickelreich sein. Lassen Sie deshalb das Wasser morgens ablaufen, bevor Sie es zum Zähneputzen oder Teekochen verwenden. Fangen Sie es in einem Gefäß auf und verwenden Sie es als Gießwasser für Ihre Blumen.
Emaillegeschirr oder Glas sind günstiger als Chromnickelstahl, da daraus durch säurereiche Lebensmittel und Gewürze beim Kochen Nickel freigesetzt wird.
Die Verwendung von Euromünzen hat zu keiner Zunahme von Nickelallergien geführt. Sollten Sie dennoch empfindlich darauf reagieren, halten Sie das Geld nur kurzzeitig in der Hand und lassen Sie es, um einen Dauerkontakt zu vermeiden, nicht lose in der Tasche liegen. Wenn sie mit Geld arbeiten, sollten Sie gegebenenfalls Schutzhandschuhe tragen.
Kleine Kinder sollten keinen Schmuck aus Metall tragen und auch mit anderen nickelhaltigen Gegenständen nicht in Kontakt kommen. Es gibt genügend Alternativen aus Kunststoff, Keramik, Glas Papier oder Stoff.

Nüsse

Vorsicht, häufiges Allergen

Nüsse sind gesunde Lebensmittel. Sie enthalten hochwertiges Eiweiß und mehrfach ungesättigte Fette, die das Herz schützen. Doch Nüsse sind keine „Peanuts“, schon gar nicht für viele Allergiker. Denn das darin enthaltene Eiweiß kann schwere allergische Reaktionen hervorrufen. Schätzungsweise 1,5 Prozent der Menschen mit einer ☛Nahrungsmittelallergie reagieren auch auf Erdnüsse.

Vor allem Haselnüsse führen in Deutschland sehr oft zu allergischen Reaktionen. In den USA lösen insbesondere Erdnüsse derartige Reaktionen aus, weil Amerikaner häufiger Erdnüsse essen. Schon winzige Mengen genügen, um schwere allergische Reaktionen hervorzurufen. Sie äußern sich vor allem durch das Anschwellen der Schleimhäute im Mund, durch Juckreiz und Magen-Darm-Beschwerden. Schlimmstenfalls kann es bei den Betroffenen zu einem allergischen Schock mit Todesfolge kommen. In den USA stehen Erdnüsse an erster Stelle bei einer tödlichen oder lebensbedrohlich verlaufenden ☛Anaphylaxie.

Bei sehr empfindlichen Menschen reicht es manchmal schon aus, wenn sie einer Person die Hand geben oder von ihr einen Kuss bekommen, die zuvor Nüsse gegessen hat. Oder wenn sie einen Keks essen, der zusammen mit Nusskeksen gelagert wurde, oder wenn sie Nüsse nur riechen.

Seltener als Hasel- und Erdnuss verursachen Kokosnüsse, Pekannüsse, Pistazien, Cashewnüsse, Makadamianüsse, Mandeln, Paranüsse und Walnüsse allergische Reaktionen. Jedoch sollten Menschen, die auf eine Nusssorte allergisch reagieren, auch andere Nüsse meiden, da sie diese ebenfalls mit der Zeit oftmals nicht vertragen.

Nüsse sind sehr häufig in Fertigprodukten und Backwaren enthalten. Sie stecken in Kuchen und Keksen, Brot und Brötchen, in Pralinen, Bonbons und Schokolade, aber auch in Nuss-Nougat-Cremes, ☛Margarine, Erdnussöl und in Wurst (z. B. Pistazien in Mortadella). Auch Gläschenkost für Babys und hier vor allem die so genannten Guten-Abend-Breie können Nüsse als Zutat enthalten. Dieser Zusatz wird von Fachleuten abgelehnt, da die Nüsse das ☛Allergierisiko gefährdeter Babys unnötigerweise erhöhen.

Unser Rat

Wenn Sie den Verdacht haben, dass Sie Nüsse nicht vertragen, lassen Sie sich von einem Allergologen beraten. Er wird Sie bitten, ein Ernährungstagebuch zu führen, in dem alle verzehrten Lebensmittel notiert werden und auch Ihre möglichen Reaktionen darauf. Zudem kann eine nussfreie ☛Diät über einige Wochen sinnvoll sein, um zu prüfen, ob die Beschwerden dann verschwinden. Der Arzt wird außerdem auch verschiedene Haut- oder Blutuntersuchungen durchführen. Wegen der möglichen heftigen Reaktionen darf ein Provokationstest, bei dem Nüsse probeweise gegessen werden, um die Diagnose zu überprüfen, nur in Ausnahmefällen durchgeführt werden. Weil es zu einem allergischen Schock kommen kann, muss diese Provokation im Krankenhaus gemacht werden.
Wenn Sie eine Nussallergie haben, steht das Meiden der knackigen Schalenfrüchte im Vordergrund. Da die Erdnuss botanisch nicht mit den übrigen Nüssen verwandt ist (Erdnüsse zählen zu den Hülsenfrüchten), kann man sie sich gegebenenfalls schmecken lassen, auch wenn z. B. Walnüsse nicht vertragen werden.
Während es relativ einfach ist, auf Studentenfutter, Nuss-Nougat-Creme und Erdnussflips zu verzichten, haben die versteckten Zutaten in Fertigprodukten ihre Tücken. Sie müssen zwar in der Zutatenliste auf der Verpackung vollständig aufgelistet werden und auch zusammengesetzte Zutaten wie z. B. eine Nuss-Füllung müssen genau beschrieben werden.
Allerdings werden Verunreinigungen von Erdnuss- oder Haselnussprotein, die bei empfindlichen Allergikern heftige Reaktionen auslösen können, von den Deklarationsvorschriften nicht erfasst. Bei einem Öko-Test „Schokoladenkekse" waren neun von 24 Keksen mit Nussprotein verunreinigt, obwohl dies nicht auf der Verpackung deklariert worden war. Allerdings kennzeichnen inzwischen viele Hersteller ihre Produkte freiwillig mit dem Hinweis: „Kann Spuren von Nüssen enthalten".
Allergiegefährdete Babys sollten im ersten Lebensjahr gar keine Nüsse erhalten. Sie erhöhen nur unnötigerweise das Allergierisiko.
Vorsicht vor ☛Kreuzallergien. Menschen mit einer Nussallergie leiden oftmals auch an einer Birkenpollenallergie. Sie vertragen dann auch kein Stein- und Kernobst sowie aus Obstkernen zubereitete Speisen, wie z. B. falsches Marzipan aus Aprikosen- oder Pfirsichkernen (Persipan) und Aromen aus Frucht- und Nusskernen, wie sie z. B. in manchen Likören enthalten sind.

Wer einmal einen allergischen Schock erlitten hat oder sehr empfindlich auf Nüsse reagiert, sollte immer ein Notfallset bei sich tragen. Es enthält ☛Antihistaminika, ☛Kortison und Adrenalin. Notieren Sie die nötigen Dosierungen, damit andere Ihnen notfalls helfen können.

Obst s. a. ☛Apfel, ☛Kiwi

Vorsicht, häufiges Allergen

Eine generelle „Obstallergie" gibt es nicht. Jedoch können einzelne Obstsorten zu allergischen Reaktionen führen. Insbesondere nach dem Verzehr von Äpfeln, Birnen, Honigmelonen, Kirschen, Kiwi, Nektarinen, Pfirsichen und Pflaumen kann es zu allergischen Reaktionen kommen. Dabei beginnt es im Mund und Rachenraum zu kribbeln und die Schleimhäute schwellen an. Vor allem rohes Obst wirkt allergisierend. Gegart oder zubereitet als Kompott oder im Kuchen werden viele Obstsorten gut vertragen.

Besonders Menschen mit einer Baumpollen-Allergie zählen zu den Obstallergikern. Am häufigsten kommt es zu ☛Kreuzallergien zwischen Birken-, Haselnuss- und Erlenpollen und damit verwandten Früchten wie Äpfeln, Pfirsichen, Nektarinen, Kirschen und Kiwis. Menschen mit einer ☛Latexallergie reagieren wegen der botanischen Verwandtschaft auf Bananen, Feigen, Kiwi und Papaya. Wen es beim Kontakt mit einer Ficuspalme juckt, dem bekommen möglicherweise auch Feigen nicht.

Treten nach dem Verzehr von Trockenfrüchten wie z. B. Apfelringen oder Aprikosen allergische Symptome auf, handelt es sich um eine ☛Pseudoallergie, also eine Lebensmittelunverträglichkeit. Den Früchten wird zur besseren Haltbarkeit und damit sie sich nicht verfärben ☛Schwefel oder Sulfit zugesetzt. Ursache für allergieähnlichen Reaktionen ist vermutlich ein Defekt des ☛Enzyms Sulfitoxidase, das Schwefel im Körper abbauen soll.

Unser Rat

Wurde bei Ihnen vom Arzt eine ☛Allergie auf eine Obstsorte diagnostiziert, ist das Obstessen nicht gänzlich tabu. Die meisten Früchte bzw. die darin enthaltenen eiweißhaltigen Allergene sind hitzelabil, werden also beim Kochen und Backen zerstört. Marmeladen, Kompotte und Gelees lösen so gut wie nie allergische Reaktionen aus. Auch innerhalb der Obstsorte gibt es Unterschiede. So vertragen „Apfel-Allergiker"

einige Sorten besser als andere. Denn es ist nicht ein Allergen allein, das den Verzehr der Früchte für manchen zum Problem werden lässt, sondern insgesamt 26 verschiedene Eiweißstoffe sind Allergene, fanden Wissenschaftler der niederländischen Universität Wageningen heraus, als sie die allergierelevanten Apfelgene identifizierten. Vor allem Granny Smith, Golden Delicious, Jonagold und der australische Braeburn gelten als reich an allergenen Eiweißstoffen. Besser verträglich sind die Apfelsorten Boskop, Jamba und Gloster. Auch lösen reife Äpfel seltener Symptome aus als unreife Früchte.
Möchten Sie Obstsaft trinken, meiden Sie Multivitaminsäfte. Sie werden aus mehreren Obstsorten zusammengemixt, so dass die Gefahr besteht, dass eine für Sie unverträgliche Sorte dabei ist. Günstiger sind Säfte aus nur einer Fruchtsorte.

Omalizumab ☛Asthma

Optische Aufheller s. a. ☛Waschmittel

Optische Aufheller machen die Wäsche weißer als weiß und hellen gelbliche ☛Textilien auf. Die auch Weißtöner oder Weißmacher genannten Farbstoffe können das unsichtbare ultraviolette Licht in sichtbares blaues Licht umwandeln und verleihen zusammen mit der Farbe Gelb Wäsche ein strahlend weißes Aussehen. Ob Unterwäsche, Handtuch, Babystrampler, Lätzchen, Bettwäsche oder ☛Matratzenbezug, die aufhellenden Pigmente sind vor allem in neuen Produkten, die noch nicht oft gewaschen wurden, zu finden. Da sie beim Waschen von der Faser gelöst werden, enthalten die meisten Vollwaschmittel und solche für weiße Wäsche zum „Auffrischen“ optische Aufheller.

Gut zu wissen!

Was dem Auge möglicherweise gefällt, da das Textil sehr sauber wirkt, kann der Haut schaden. Beim Schwitzen werden optische Aufheller aus dem Bekleidungsstück herausgelöst und gelangen mit dem Schweiß auf die Haut. Für sich allein sind sie unproblematisch. Bei gleichzeitiger Sonneneinstrahlung kann es jedoch zu allergischen Reaktionen kommen. Problematisch sind optische Aufheller auch für die Umwelt, da sie schwer abbaubar sind und aufwändig aus dem Abwasser herausgefiltert werden müssen.

Unser Rat

Schon aus ökologischen Gründen sollten Sie auf ☛Waschmittel mit optischen Aufhellern verzichten. Sie sind vor allem in Voll- und Feinwaschmitteln enthalten. Bunt- oder so genannte Colorwaschmittel haben sie nicht, da sich die Aufheller wie ein weißer Film auf die Farben setzen und dunkle Farbtöne wie ausgeblichen wirken würden.
Achten Sie auf die Deklaration des Waschmittels auf der Verpackung. Seit kurzem müssen dort einige Inhaltsstoffe oder Gruppen von Wirkstoffen angegeben werden, zu denen auch optische Aufheller zählen. Wer im Detail wissen möchte, was in dem Produkt steckt, kann sämtliche Inhaltsstoffe mit ihren INCI-Bezeichnungen (International Nomenclature of Cosmetic Ingredients) im Internet nachlesen. Der Hersteller muss auf der Verpackung eine Internetadresse angeben und auch eine Telefonnummer, bei der Sie (oder auch der Arzt) nachfragen können, wenn Sie unsicher bezüglich der Inhaltsstoffe sind.
Ob Unterwäsche, Bettwäsche und Handtücher mit optischen Aufhellern ausgerüstet sind, können Sie anhand der Aufschriften auf der Verpackung nicht erkennen. Bei üblichen weißen Textilien und Heimtextilien wie Handtüchern, Waschlappen und Bettwäsche müssen Sie aber mit optischen Aufhellern rechnen, da diese den neuen Stücken ein frisches, hygienisches Aussehen verleihen.
Die Hersteller von Naturtextilien verzichten auf Weißmacher, auch wenn es vereinzelt „Ausrutscher“ gibt, wie Testberichte zeigen. Natürliche Textilien sind via Versandhandel und in Naturmodefachgeschäften erhältlich. Weitere Infos unter www.naturtextil.com. Das Label „Naturtextil“ des Internationalen Verbands der Naturtextilwirtschaft (IVN) steht für Bekleidung ohne optische Aufheller.

Parfüm s. a. ☛Deodorant, ☛Duftstoffe

Zum Duftbukett eines Parfüms tragen bis zu 300 ☛Duftstoffe bei. Sie erzeugen frisch-fruchtige Düfte oder würzig-exotische Noten. Was der Trägerin des Parfüms schmeichelt, kann jedoch ernsthafte gesundheitliche Schäden verursachen. Auf der „Hitliste“ der häufigsten Kontaktstoffe, die vom Informationsverbund Dermatologischer Kliniken an der Universität Göttingen (IVDK) herausgegeben wird, stehen Duftstoffe oder genauer gesagt der „Duftstoffmix“ – eine Mixtur aus acht verschiedenen Riechstoffen – an zweiter Stelle. Danach sind mehr als sieben

Vorsicht, häufiges Allergen

Prozent der in Kliniken untersuchten Patienten gegen Duftstoffe sensibilisiert. In der gesamten Bevölkerung leiden mehr als eine Million Menschen unter einer Duftstoffallergie.
Parfüms zählen zu den ☛Kosmetika, die neben ☛Deos, ☛Haarfarben und künstlichen Nägeln sehr häufig sensibilisierend wirken. Aber nicht alle, sondern vor allem die Duftnoten Eichenmoos und Isoeugenol, die auch in Parfüms und After-shaves für Männer enthalten sein können, bereiten Probleme, so der IVDK. Doch es sind nicht die billigen Parfüms, die zu schaffen machen. Insbesondere in teuren Düften sei der Anteil an allergisierenden Duftstoffen besonders hoch, heißt es in der Studie „Untersuchungen zur Verbreitung umweltbedingter Kontaktallergien mit Schwerpunkt im privaten Bereich", die vom Umweltbundesamt herausgegeben wurde. Besonders problematisch ist: Selbst Kinderkosmetik enthält hochpotente Allergene teilweise in sehr hohen Konzentrationen.
Eine Reaktion auf Duftstoffe macht sich zum einen auf der Haut bemerkbar. Sie rötet sich, juckt, schwillt an und es können sich Bläschen und nässende Stellen bilden. Duftstoffe können zum anderen aber auch die Augen und Atemwege reizen und schlimmstenfalls einen ☛Asthmaanfall auslösen.

Unser Rat

Wenn Sie den Verdacht haben, dass Ihr Parfüm der Haut zusetzt, fragen Sie einen Allergologen oder Hautarzt (Dermatologen) um Rat. Nehmen Sie die verdächtigen Produkte mit. Er wird die Haut untersuchen und gegebenenfalls auch einen ☛Allergietest machen. Dabei wird mit einem so genannten Duftstoffmix, einer Mischung aus acht Düften, überprüft, ob eine Duftstoffallergie Ursache der Beschwerden ist. Fällt der Test positiv aus, ist es eventuell sinnvoll, auch die einzelnen Substanzen untersuchen zu lassen. Denn oftmals bereiten nicht alle acht Düfte Probleme, sondern nur einige wenige. Auch kann es sinnvoll sein, weitere Duftstoffe zu testen, denn zur Zeit müssen 26 mehr oder weniger häufig allergisierende Duftstoffe auf der Verpackung von Kosmetika deklariert werden.
Der Arzt wird die problematischen Substanzen in den ☛Allergiepass eintragen. Damit und mit Hilfe der ☛Kennzeichnung auf der Verpackung (INCI-Deklaration) können Sie ein geeignetes Produkt ausfindig machen.

Von den 26 allergisierenden Duftstoffen, die deklariert werden müssen, sind nicht alle Düfte gleichermaßen problematisch. Als starke Duftstoffallergene gelten Eichenmoos (Deklaration: Evernia Prunastri Extract), Baummoos (Evernia Furfuracea Extract), Isoeugenol und Cinnamal. Weniger allergisierend sind Cinnamyl Alcohol, Hydroxycitronellal und Lyral (Hydroxyisohexyl 3-cyclohexene Carboxaldehyde). Wer bereits mit einer Duftstoffallergie zu tun hatte, sollte bei den Stoffen Amyl Cinnamal, Citral, Eugenol, Farnesol, Butylphenyl Methylpropional und Methyl 2-octynoate vorsichtig sein.
Es ist kaum möglich, Duftstoffen generell aus dem Weg zu gehen. Selbst in duftstofffreien Produkten kommen teilweise natürliche, so genannte ätherische Öle zum Einsatz, die als Parfümstoff fungieren. Vor allem die Anbieter von Naturkosmetik beduften ihre Produkte auf diese Weise. In mehreren Herstellerstudien wurde überprüft, ob diese Art von Beduftung ebenfalls allergisierend wirkt. Dabei kam heraus, dass die Produkte von Duftstoffallergikern oft gut vertragen werden. Zwar sind die Studien umstritten, da z. B. die Anzahl der Testpersonen zu gering war. Aus Rückmeldungen der Kunden wissen die Anbieter jedoch, dass die natürlich beduftete Kosmetik oftmals besser vertragen wird als die mit synthetischen Duftzusätzen.
Das Vortesten von Kosmetik am Unterarm auf Verträglichkeit ist nur dann sinnvoll, wenn bereits eine durch Parfüm und Co. verursachte Allergie vorliegt, jedoch nicht generell. Sinnvoller ist es stets, sich die INCI-Deklaration auf der Verpackung anzusehen und mit den Angaben im Allergiepass zu vergleichen.

P

Patch-Test ☛Allergietest

Perubalsam

Perubalsam ist ein aromatisch riechendes Sekret, das aus der Rinde des Perubalsam-Baums gewonnen wird. Wegen seines Dufts und Aromas, die an Vanille erinnern, wird er sowohl für ☛Kosmetik (☛Parfüms, Haarpflegemittel, ☛Seife) als auch für verschiedene Süßspeisen, Eis, aromatisierte Tees, Kaugummi, Zahnpasta, ☛Zigaretten, Erfrischungsgetränke, Salben und Tinkturen eingesetzt.

Vorsicht, häufiges Allergen

Menschen, die auf ☛Duftstoffe allergisch reagieren, kommen oftmals auch mit Perubalsam nicht zurecht. Von 2808 Perubalsam-Allergikern waren einer Studie zufolge 44 Prozent auch gegenüber Duftstoffen sensibilisiert. Auch das gleichzeitige Auftreten von Unverträglichkeiten gegenüber ☛Kolophonium und Lanolin (☛Wollwachs) sei möglich, so der Informationsverbund Dermatologischer Kliniken an der Universität Göttingen. Alleinige Perubalsamallergien sind hingegen selten.
☛Allergien auf Duftstoffe sind seit einiger Zeit rückläufig. Auch die Zahl der Allergien auf Perubalsam ist in den vergangen Jahren etwas zurückgegangen. 1996 waren gut sieben Prozent davon betroffen, im Jahr 2001 schon fast zehn Prozent. Seit 2004 gab es wieder einen Rückgang. Mit zurzeit knapp sieben Prozent bei in Kliniken untersuchten Patienten steht Perubalsam in der „Hitliste" der häufigsten allergisierenden Kontaktstoffe heute an dritter Stelle gleich hinter ☛Nickel und Duftstoffen. Vor allem ältere Menschen leiden unter dieser Allergie sowie Patienten, die gleichzeitig ein Ekzem an den Unterschenkeln haben.
Hauptbestandteil der braunen Perubalsamflüssigkeit sind Benzoe- und Zimtsäure. Benzoesäure wird in Lebensmitteln als ☛Konservierungsstoff eingesetzt, darum kann es auch zu ☛Kreuzreaktionen auf damit konservierte Produkte kommen.

Unser Rat

Augen auf beim Einkauf, wenn der Arzt bei Ihnen eine Allergie auf Perubalsam festgestellt und Ihnen einen ☛Allergiepass ausgehändigt hat. Auf Lebensmitteln wird der Stoff nicht gesondert ausgewiesen, sondern nur mit dem Begriff „Aroma" zusammengefasst, so dass die Deklaration nicht weiterhilft. Jedoch können Sie mit Benzoesäure konservierte verpackte Nahrungsmittel an den E-Nummern E 210 bis 219 erkennen (Benzoesäure, Benzoat, PHB-Ester).
Kosmetika, die Perubalsam enthalten, sind in der INCI-Liste (International Nomenclature of Cosmetic Ingredients) auf der Verpackung an der Bezeichnung „Myroxylon Pereirae" erkennbar. Vorsicht auch bei ☛Hautcremes, Wundmitteln und Salben zur äußeren Anwendung. Sie und selbst Mittel gegen Ekzeme, Brandwunden und Frostschäden können damit beduftet sein und somit eine ☛Kontaktallergie unterhalten. Wenn Sie gegen Perubalsam sensibilisiert sind, achten Sie darauf, dass der Arzt Präparate ohne Perubalsam verschreibt.

Pflanzen ☛Blumen

Pflaster-Test ☛Allergietest

Photoallergische Reaktionen ☛Sonnenallergie

Pinienkerne ☛Samen

Pollen

Vorsicht, häufiges Allergen

Pollen sind die männlichen Keimzellen von Pflanzen. Sie werden mit dem Wind oder von Insekten auf artgleiche Pflanzen übertragen. Wenn Erlen oder Haselnusssträucher im Frühjahr zu blühen beginnen, haben Menschen mit einer Pollenallergie ein Problem. Eine einzige Birke trägt eine Milliarde Pollen, eine Roggenähre vier Millionen Pollen und der Blütenstand einer Haselstaude 2,5 Millionen Pollen. In der Pollensaison befinden sich rund 1000 Pollenkörner in jedem Kubikmeter Luft. Schon 20 bis 70 Stück reichen aber aus, um einen ☛Heuschnupfen auszulösen. Dann beginnt die Nase zu laufen, sie ist verstopft, man muss ständig niesen und auch die Augen beginnen zu jucken.

In Europa leiden im Mittel 23 Prozent der Menschen unter Heuschnupfen. Schon Kinder ab etwa zwei Jahren sind betroffen. Bei manchen Patienten sind die Beschwerden so schlimm, dass sie massiv in ihrem Alltag beeinträchtigt sind. Sie können nicht richtig schlafen, da die Nase ständig verstopft ist. Tagsüber sind sie unkonzentriert und können den Anforderungen im Beruf oder in der Schule nicht gerecht werden.

Besonders viele Allergene tragen Haselsträucher, Birken, Weiden und Erlen, verschiedene Gräser, Getreide, Kräuter (z. B. Beifuß) und seit einiger Zeit auch Taubenkraut. Diese Pflanze hat sich erst vor wenigen Jahren bei uns angesiedelt, in den USA zählt sie seit langem zu den Pflanzen mit den aggressivsten Pollen. Pollen dienen Luftschadstoffen auch als Transportmittel. ☛Dieselrußpartikel beispielsweise hängen sich an die Pollen an und werden mit ihnen eingeatmet. Die Schadstoffe verstärken wiederum Entzündungsreaktionen in den Atemwegen. So wird unter anderem erklärt, warum Kinder, die an verkehrsreichen Straßen aufwachsen, häufiger unter Heuschnupfen leiden als Kinder aus wenig befahrenen Wohnstraßen.

Unser Rat

Es ist nicht immer einfach, einen normalen Schnupfen von einem durch Pollen ausgelösten zu unterscheiden. Ein Merkmal ist, dass der übliche Schnupfen primär in den Wintermonaten auftritt und etwa eine Woche dauert. Der Heuschnupfen kommt hingegen mit der Pollensaison und kann sich von Frühjahr bis Herbst hinziehen. Im Winter macht er sich mangels Pollen nicht bemerkbar.
Wenn Sie oder Ihr Kind dauerhaft verschnupft sind, sollten Sie einen Allergologen um Rat fragen. Er wird die Nase von innen und außen untersuchen, die Augen unter die Lupe nehmen und eventuell verschiedene ☛Allergietests (auf der Haut, im Blut und in der Nase) durchführen.
Lautet die Diagnose Pollenallergie, ist das Meiden des Allergens die wichtigste Maßnahme. Gerade bei Pollenallergien ist das aber schwierig, will man nicht den ganzen Sommer im Haus verbringen. Darum sollte auch eine medikamentöse Behandlung durchgeführt werden. Sie ist wichtig, da sich aus einem Heuschnupfen, der nicht behandelt wird, ein allergisches Asthma entwickeln kann. Fachleute sprechen dann auch von „Etagenwechsel".
Für die Behandlung ist ein Pollenflugkalender wichtig. Er zeigt an, wann das betreffende Allergen in der Luft kursiert. Infos zum Pollenflug gibt es auch unter www.pollenstiftung.de. Etwa zwei Wochen vor der Pollensaison muss der Arzt mit der Behandlung beginnen, da die ☛Medikamente nur langsam wirken. Eingesetzt werden so genannte Mastzellstabilisatoren bzw. die Wirkstoffe Cromoglicinsäure oder Nedocromil. Sie unterbinden die Freisetzung des Gewebehormons ☛Histamin, das die Reaktionen wie Naselaufen und Hautjucken initiiert. Da sie oftmals ungenügend wirksam sind, werden vor allem so genannte ☛Antihistaminika eingenommen, die ebenfalls auf Histamin wirken. Sie sind zudem angezeigt, wenn mehrere Pollenarten das Leben erschweren. Läuft die Nase bereits oder müssen Sie ständig niesen, können auch Nasensprays mit Antihistaminika Abhilfe schaffen.

☛Kortison ist dann angezeigt, wenn die übrigen Mittel nicht ausreichend wirken oder die Beschwerden sehr stark sind.
Auch das homöopathische Mittel Galphimia glauca hat sich Studien zufolge bei Pollenallergie bewährt. Es ist frei verkäuflich in der Apotheke erhältlich. Pollenallergiker müssen auch beim Verzehr von Honig aufpassen. Insbesondere Blütenhonig, auch solcher von Bäumen (Akazien, Lindenblüten) wird oftmals nicht vertragen und kann sehr heftige Reaktionen auslösen.
Fragen Sie Ihren Arzt nach den Möglichkeiten, eine ☛Hyposensibilisierung durchzuführen. Dabei wird das Allergen regelmäßig in winzigen Dosen zugeführt, so dass der Körper sich mit der Zeit daran gewöhnt. Die Beschwerden werden dadurch stark gemindert und der Einsatz von Medikamenten reduziert sich. Die Hyposensibilisierung wird vor Beginn der Pollensaison begonnen und dann drei Jahre lang durchgeführt. Zur Zeit werden die Präparate vor allem gespritzt. Das wird von manchen Patienten, insbesondere von Kindern, jedoch als belastend empfunden. Möglicherweise ist für sie ein neues Präparat besser geeignet, das in Kürze auf den Markt kommen soll. Diese „Grastablette", die die Allergene in abgeschwächter Form enthält, sollen Pollenallergiker erstmals zehn Wochen vor Beginn der Pollensaison einnehmen und die Behandlung damit wie bei der bisherigen Hyposensibilisierung über drei Jahre fortführen. Ob und welche Nebenwirkungen das Präparat hat, wird die Zeit zeigen.

Prävention

Gut zu wissen!

Für viele ☛Allergien gibt es keine ursächliche Therapie. So können ☛Neurodermitis, ☛Nahrungsmittelallergien und ☛Urtikaria (Nesselfieber) nicht geheilt, sondern nur symptomatisch behandelt werden. Darum kommt der Prävention eine wichtige Bedeutung zu. Lange Zeit kursierten die unterschiedlichsten Empfehlungen, was vorbeugend zu tun sei. Seit kurzem gibt es einheitliche Richtlinien, die im Rahmen des Aktionsbündnisses Allergieprävention entwickelt und aus mehr als 300 Allergie-Studien abgeleitet wurden.
Prävention beginnt schon mit der Geburt des Babys. Es wird geraten, Kinder mindestens vier Monate ausschließlich zu ☛stillen. D. h., das Zufüttern von Beikost oder Getränken ist bis zu

Beginn des fünften Lebensmonats absolut tabu. Ob auch längeres Stillen schützt, ist unklar, da die meisten Studien nur das Stillen über drei bis vier Monate untersuchten. Kann oder soll ein Kind nicht gestillt werden, müssen allergiegefährdete Babys eine ☛hypoallergene Säuglingsnahrung erhalten. Beikost gibt es in jedem Fall erst ab dem fünften Lebensmonat.

Nach allem, was man heute weiß, macht es keinen Sinn, bestimmte Lebensmittel, die z. B. eine Nahrungsmittelallergie begünstigen, während der Schwangerschaft zu meiden. Jedoch wirkt es sich im Einzelfall positiv aus, wenn Mütter allergiegefährdeter Kinder während der Stillzeit auf einige häufige Allergene wie z. B. ☛Kuhmilch, ☛Hühnerei, ☛Fisch, ☛Nüsse, Weizen (☛Getreide) und ☛Soja verzichten, um der Neurodermitis vorzubeugen, die oft mit einer Nahrungsmittelallergie vergesellschaftet ist.

Kinder sollten keinem ☛Zigarettenrauch ausgesetzt werden. Aktives und passives Rauchen erhöht das Risiko für Allergien, insbesondere für ☛Asthma. In jedem zweiten Haushalt wird jedoch immer noch in Gegenwart von Kindern geraucht. Auch ☛Haustiere und hier insbesondere kleine Felltiere wie Kaninchen, Meerschweinchen und Katzen erhöhen das Allergierisiko für Kinder, wenn Eltern oder Geschwister Allergiker sind. Ohne erbliche Vorbelastung wirken Haustiere hingegen präventiv. ☛Hausstaubmilben erhöhen zudem das Krankheitsrisiko. Auch feuchte Wohnräume und die damit möglicherweise einhergehende Ausbreitung von ☛Schimmelpilzen fördern die Entstehung von Allergien.

Geprüft wird derzeit, ob die vorbeugende Einnahme von ☛Probiotika mit bestimmten Milchsäurebakterien während der Schwangerschaft und Stillzeit das Allergierisiko senkt. Einzelne Studien aus Finnland legen dies nahe. Es müssen aber noch die möglichen Risiken überprüft werden. In der Diskussion ist auch, ob Fischölkapseln sich günstig auf das Allergiegeschehen auswirken. Nach einer aktuellen kanadischen Studie, in der Frauen ab der 20. Schwangerschaftswoche Fischöl in Kapselform einnahmen, zeigten die Kinder mit Allergierisiko ein Jahr nach der Geburt weniger Anzeichen einer Neurodermitis als diejenigen, die nur Olivenöl erhalten hatten.

bacillus ramnosus Goldin Gorlach, kurz LGG, ein. Nicht gestillte Kinder erhielten die Mittel direkt mit der Milch verabreicht. Ein Teil der Frauen bekam zur Kontrolle ein Scheinmedikament, um die Wirkung zu überprüfen. Ergebnis: Die Probiotika-Kinder entwickelten im Alter von zwei bis vier Jahren nur halb so oft Neurodermitis wie diejenigen, die das Plazebo (Scheinmedikament) bekommen hatten.

Andere Studien zeigen außerdem, dass sich das Hautbild von Säuglingen und Kindern mit Neurodermitis durch die Einnahme von Probiotika verbessert. Auch wenn diese Ergebnisse vielversprechend sind, so sei es noch zu früh, daraus eine generelle Empfehlung für Probiotika oder eine hypoallergene Babynahrung mit probiotischen Bakterien abzuleiten. Die Wirkungen müssten erst durch weitere Studien untersucht und bestätigt werden, so der Deutsche Allergie- und Asthmabund in Mönchengladbach. Zum einen wurde bisher die Auswirkung nur auf einzelne Allergien, nämlich Neurodermitis, untersucht. Zum anderen sind die Wirkungen stammspezifisch. D. h., wenn LGG vor Neurodermitis schützt, heißt dies nicht, dass andere Laktobazillen dieselbe günstige Wirkung haben. Nicht zuletzt bleibt offen, ob die Bakterien nicht auch Risiken bergen.

Unser Rat

Stillen Sie Ihr Kind mindestens vier Monate ausschließlich. Das ist immer noch die beste Präventionsmaßnahme, rät der Deutsche Allergie- und Asthmabund in Mönchengladbach. Auch andere Möglichkeiten der Prävention sollten ausgeschöpft werden, die besser untersucht sind als probiotische Medikamente.

Dazu zählt der Verzicht auf das Rauchen und gegebenenfalls auf Haustiere wie Katzen, Meerschweinchen und Kaninchen. Günstig sind milbenarme Matratzen und ein Lebensstil, der dem Immunsystem des Babys ermöglicht, sich frühzeitig mit Keimen auseinanderzusetzen, z. B. durch den Kontakt mit anderen Kindern in einer Kindertagesstätte, das Aufwachsen in einer ländlichen Umgebung und die Möglichkeit, im Schmutz spielen zu dürfen.

Der regelmäßige Verzehr von probiotischen Lebensmitteln wie Joghurt und Quark kann die Ausbildung einer gesunden Darmflora unterstützen. Jedoch sind dafür keine speziellen Produkte erforderlich, es genügen übliche Milchprodukte.

Propolis

Vorsicht, häufiges Allergen

Propolis wird auch Bienenkitt, Bienenharz oder Bienenleim genannt und dient den Bienen dazu, Ritzen am Bienenstock zu reparieren und die Wabenzellen zu befestigen. Die Substanz ist auch eine Art Bodenbelag, der antibakteriell wirkt und den Stock somit keimfrei hält. Propolis hat in der Naturheilkunde und ☛Naturkosmetik in den vergangenen Jahren große Bedeutung erlangt. In dem Kitt sind rund 180 Substanzen enthalten, wovon einigen eine gesundheitsfördernde Wirkung zugesprochen wird. Naturheilkundler schwören darauf, weil Propolis gegen Viren und Bakterien wirkt und eine fungizide und entzündungshemmende Wirkung hat. Es ist darum in Cremes und Salben enthalten, die bei Hauterkrankungen wie Akne, ☛Neurodermitis und Brandwunden angewendet werden. Es gibt aber auch Tabletten, Tropfen und Tinkturen mit Propolis, die gegen Bronchitis, rheumatische Erkrankungen und sogar bei Depressionen und Müdigkeit helfen sollen. Auch ☛Lippenpflegestifte, ☛Hautcremes, ☛Zahncremes und Mundwasser enthalten den Bienenkitt.

Andererseits: „Durch Propolis verursachte Kontaktekzeme sind nicht selten“, heißt es in dem Bericht „Untersuchungen zur Verbreitung umweltbedingter Kontaktallergien mit Schwerpunkt im privaten Bereich“ des Umweltbundes, der in Zusammenarbeit mit dem Informationsverbund Dermatologischer Kliniken an der Universität Göttingen erstellt wurde. In einer älteren Studie reagierten 79 von 3382 Patienten positiv auf Propolis, also 2,3 Prozent der Untersuchten. Da immer wieder neue Fälle von Propolisallergie bekannt werden, sei die Problematik nach wie vor aktuell, betonen die Autoren. Nach der „Hitliste“ der häufigsten Kontaktallergene, die die Reaktionsquoten auf diese zeigt, sind heute knapp zwei Prozent der in Kliniken untersuchten Patienten gegen Propolis sensibilisiert.

Unser Rat

Wenn Sie an einer Insektengiftallergie leiden, kann es sein, dass Sie auch auf Propolis allergisch reagieren. Seien Sie also zurückhaltend mit den Naturheilmitteln, die das Bienenharz enthalten. Wenn Sie unsicher sind, ob sie ein Präparat verwenden können, fragen Sie den Hautarzt (Dermatologen).

Auch Menschen mit einer Allergie gegen ☛Perubalsam müssen aufpassen, da Patienten, die gegen Propolis sensibilisiert sind, oftmals auch auf Perubalsam reagieren. In der INCI-Deklaration (International Nomenclature of Cosmetic Ingredients) auf der Verpackung von Kosmetika wird Propolis als „Propolis cera" bezeichnet. Vergleichen Sie den ☛Allergiepass mit den Angaben auf der Verpackung von Kosmetik und Zahnpflegemitteln und verwenden Sie kritische Produkte nicht.

Pseudoallergie

Gut zu wissen!

Die Symptome ähneln denjenigen einer ☛Allergie. Es kommt nach dem Kontakt mit einem Stoff z. B. zu Hautjucken, die Augen tränen, die Nase läuft oder der Gaumen schwillt an. Anders als bei einer Allergie findet bei der so genannten Pseudoallergie aber keine Überreaktion des Immunsystems statt. Untersucht man das Blut von Menschen mit Pseudoallergien, so sind keine Antikörper, so genannte IgE (für Immunglobulin E) nachweisbar. Sie sind immer ein sicheres Merkmal für eine Allergie.
Jedoch wird auch bei einer Pseudoallergie der Botenstoff ☛Histamin ausgeschüttet. Er sorgt unter anderem für die Beschwerden wie Hautjucken oder Niesen. Diskutiert wird nun, ob der gestörte Abbau von Histamin Ursache dafür ist, dass es zu pseudoallergischen Reaktionen kommt.
Wie auch immer: Tatsache ist, dass eine bestimmte Dosis des unverträglichen Stoffs vorhanden sein muss, um pseudoallergische Reaktionen auszulösen. Bei einer echten allergischen Reaktion reichen hingegen Spuren, um heftige Reaktionen hervorzurufen. Nicht zuletzt verlaufen Pseudoallergien nicht so massiv wie Allergien. Ein anaphylaktischer Schock mit Todesfolge (☛Anaphylaxie) wurde noch nicht beobachtet.
Als Auslöser für pseudoallergische Reaktionen haben sich vor allem ☛Zusatzstoffe wie ☛Konservierungsmittel (Sorbinsäure, Benzoesäure, PHB-Ester, Propionsäure), ☛Schwefel bzw. Sulfite, Antioxidanzien, die das Ranzigwerden eines Lebensmittels verhindern, ☛Farbstoffe, Süß- und Aromastoffe sowie ☛Geschmacksverstärker herausgestellt, aber auch ☛Medikamente. Auch die natürlichen Inhaltsstoffe von Tomaten, Beerenobst und Gewürzen können Pseudoallergien verursachen. Sie treten nicht

sehr häufig auf, können den einzelnen aber stark belasten. Schätzungsweise ein Prozent der Erwachsenen und bis zu zwei Prozent der Kinder sind von Pseudoallergien betroffen.
Einige Menschen leiden gleichzeitig unter einer Allergie und einer Pseudoallergie und hier insbesondere auf Zusatzstoffe und natürliche Inhaltsstoffe von Lebensmitteln. Nach einer Studie, an der 33 Patienten mit ☛Urtikaria (Nesselfieber) teilnahmen, reagierte jeder zweite pseudoallergisch auf Zusatzstoffe, 67 Prozent auf ☛Tomaten und 44 Prozent auf Weißwein.

Unser Rat

Wenn Sie den Verdacht haben, dass Sie auf Zusatzstoffe oder andere Substanzen reagieren, suchen Sie Rat bei einem allergologisch geschulten Arzt. Die Diagnostik von Pseudoallergien ist allerdings aufwändig und kann sich eine Zeitlang hinziehen, da man nicht einfach einen ☛Allergietest machen kann. Der Arzt wird Sie zunächst zu Ihren Essgewohnheiten befragen, Ihnen raten, eine Weile ein Ernährungstagebuch zu führen, in dem vermerkt wird, was wann und in welcher Menge gegessen wird, und eventuell eine ☛Diät ohne Zusatzstoffe empfehlen. Treten die Symptome unter der Diät nicht auf, kann es sein, dass Sie tatsächlich eine Pseudoallergie auf Zusätze in Fertiglebensmitteln haben. Der Arzt wird zur Kontrolle gegebenenfalls einen ☛Allergietest machen, um eine echte Allergie auszuschließen. Zudem muss er einen Provokationstest durchführen, bei dem die möglichen Auslöser der Pseudoallergie in steigenden Dosen verabreicht werden. Kommt es zu einer Reaktion und wurde ein Stoff identifiziert, gilt es ihn künftig zu meiden. Findet der Arzt keinen verursachenden Stoff, wird die Diät fortgeführt, die verbotenen Zusätze werden aber nach und nach eingeführt und so ihre Verträglichkeit getestet. Ziel ist eine Ernährung, die gut bekömmlich und vielseitig ist, aber auch schmeckt. Sind die Zusatzstoffe oder unverträglichen Lebensmittel bekannt, müssen sie gemieden werden.
Gut zu wissen ist, dass Lebensmittel, die zu pseudoallergischen Reaktionen führen, in geringen Mengen manchmal gut vertragen werden. So kann es sein, dass der Körper ein Stück Tomate akzeptiert, nicht jedoch eine Tomatensuppe oder einen ganzen Salat.
Zusatzstoffe finden sich in vielen Fertigprodukten und auch in Speisen, die in Kantinen und Restaurants angeboten werden. In verpackten ☛Nahrungsmitteln werden alle Zusätze in der Zutatenliste gekenn-

P

zeichnet. Welche Zusatzstoffe lose Ware vom Bäcker, Schlachter oder aus der Käseabteilung im Supermarkt enthält, können Sie erfragen. Das Verkaufspersonal muss eine Liste mit Zusätzen bereithalten. Oftmals liegt eine Mappe oder Infomaterial an der Verkaufsstätte aus. In Restaurants müssen einzelne Zusatzstoffe auf der Speisekarte im Kleingedruckten deklariert werden, nicht jedoch alle. Hier findet man die Angaben „mit Farbstoff", „mit Konservierungsstoff", „mit Antioxidationsmittel", „mit Geschmacksverstärker", „geschwefelt" (wenn mehr als 10 mg Schwefeldioxid eingesetzt werden), „mit Süßungsmitteln" (für süßstoffhaltige Speisen und Getränke).

Psyche s. a. Stress

Ob psychische Faktoren bei Allergien eine Rolle spielen, ist bislang nicht eindeutig geklärt. Während es auf der einen Seite Positionen gibt, die einen Zusammenhang zu psychischen Faktoren kategorisch verneinen, gibt es andererseits Stimmen, die dem Mitwirken der Psyche eine bedeutende Rolle zuschreiben. Die Wahrheit liegt vermutlich irgendwo dazwischen. Sicher ist: Stress, emotionale Belastungen und auch Konflikte in der Familie können sich ungünstig auf eine allergische Disposition auswirken, indem sie eine Allergie zum Ausbruch bringen, die Allergie unterhalten oder sie verstärken.

Gut zu wissen!

So konnte in Studien gezeigt werden, dass sich die Beschwerden bei Heuschnupfen verstärken, wenn gleichzeitig Probleme und Sorgen aufs Gemüt drücken. Auch bei Menschen mit Neurodermitis konnten japanische Forscher plausibel machen, dass Stress einen Einfluss auf die Erkrankung hat. Während eines Erdbebens war bei 38 Prozent der fast 1500 befragten Neurodermitis-Patienten die Krankheit durch Stress aufgeflammt. Hingegen war es zur gleichen Zeit nur bei sieben Prozent der Neurodermitiker außerhalb des Krisengebietes zu einem Schub gekommen. Auch kam in anderen Studien heraus, dass bei Asthmatikern oftmals emotionale Belastungen und allergische Beschwerden in einem zeitlichen Zusammenhang mit dem Auftreten der Krankheit stehen. „In etwa der Hälfte der untersuchten Asthmafälle ließen sich neben Allergenen und physikalischen Reizen auch emotionale Faktoren als mögliche Auslöser identifi-

zieren", heißt es im „Weißbuch Allergie", das von verschiedenen allergologischen Fachgesellschaften herausgegeben wird. Jedoch sei unklar, ob psychische Faktoren direkt für den Ausbruch des allergischen Asthmas verantwortlich gemacht werden können oder ob sich die Krankheitssymptome „nur" verstärken.
Nicht in jedem Fall spielt die Psyche jedoch eine Rolle. So ist zwar weitgehend akzeptiert, dass sich eine Neurodermitis unter Stress verschlechtert und asthmatische Beschwerden bei Erregung zunehmen. Bei Insektengiftallergien oder ☛Medikamentenunverträglichkeiten dürfte der Einfluss der Psyche allerdings nur gering sein, so die Autoren des „Weißbuch Allergie".

Unser Rat

Auch wenn die Psyche vermutlich bei Allergien eine nicht unerhebliche Rolle spielt, so sollten andere Aspekte nicht außer Acht gelassen oder bagatellisiert werden. Maßnahmen zur Allergenkarenz, Medikamente und auch vorbeugende Verhaltensmaßnahmen haben durchaus ihre Berechtigung und sollten so umgesetzt werden, wie es mit dem Arzt besprochen ist.
Jedoch kann es sinnvoll sein, die Behandlung durch eine verhaltenstherapeutische Behandlung zu ergänzen. So können Asthma- oder Neurodermitis-Schulungen sehr zum Nutzen der Betroffenen sein. Eine Atemtherapie bei Asthma in Verbindung mit einer psychotherapeutischen Behandlung führte Studien zufolge auch noch ein Jahr nach Abschluss der Therapie zu einer objektiven Verbesserung der Erkrankung. Schulungen bei Neurodermitikern, deren Ziele die bessere Stressbewältigung, die Erhöhung der Körperwahrnehmung sowie ein gesteigertes Selbstwertgefühl sind, haben sich bewährt und werden teilweise im Rahmen von Modellprojekten von den gesetzlichen Krankenkassen bezahlt oder bezuschusst.
Entspannungsmethoden wie autogenes Training und Yoga helfen generell dabei, mit der Erkrankung besser umzugehen. Das Jucken und Kratzen bei Neurodermitis ist oftmals ein Ventil für körperliche und seelische Anspannungen. Durch ein Bewusstseins- und Entspannungstraining können die Betroffenen die Erregung besser verarbeiten oder „umleiten" und z. B. durch Verwendung eines Kratzhölzchens die Haut schonen.
Sind Kinder von einer Allergie betroffen, kann es sinnvoll sein, dass die Eltern mitbehandelt werden.

Putzmittel

Zehn verschiedene Putz- und Reinigungsmittel werden in einem durchschnittlichen Haushalt verwendet. Viel zu viel, meint der Deutsche Allergie- und Asthmabund in Mönchengladbach. „Müssen es wirklich Allzweckmittel, Sanitärreiniger, Handspülmittel, Maschinenspülmittel, Abflussreiniger, Scheuerpulver, Desinfektionsmittel, Fensterputzmittel, Fußbodenreiniger und Backofenreiniger sein?“

Die Vielfalt ist nicht nur schlecht für die Umwelt, da Rückstände von Tensiden, den waschaktiven Substanzen, ins Abwasser gelangen und in der Kläranlage erst aufwändig wieder beseitigt werden müssen. Sie belasten auch die Haut. Sind die Hände längere Zeit mit dem Putzwasser in Kontakt, trocknet die Haut aus, der schützende Fettfilm wird weggespült und allergisierende oder hautreizende Stoffe können eindringen. ☛Farbstoffe, ☛Konservierungsstoffe, ☛Duftstoffe und ☛Enzyme können ein ☛Handekzem verursachen, das auch „Hausfrauenekzem“ genannt wird, weil insbesondere Frauen darunter leiden. Rund sieben Prozent der Bevölkerung weisen ein allergisches Kontaktekzem der Hände auf.

Als das Verbrauchermagazin „Öko-Test“ 25 Allzweckreiniger testete, erhielt gerade mal ein Produkt die Note „sehr gut“ und drei die Note „gut“. In den übrigen Produkten fanden sich unter anderem hautreizende und allergisierende Konservierungsstoffe, Desinfektionsmittel sowie Duftstoffe.

Vorsicht, häufiges Allergen

Besonders betroffen sind Menschen, die beruflich mit aggressiven Reinigungsmitteln (Desinfektionsmitteln) umgehen, also Ärzte, Krankenschwestern oder Reinigungspersonal. In den Mitteln sind aggressive Konservierungsstoffe enthalten, die stärker wirken als diejenigen in den üblichen Haushaltsreinigern. Desinfektionsmittel enthalten die Bakterienkiller ☛Formaldehyd und Glutaraldehyd. Sie setzen dem Säureschutzmantel der Haut besonders zu und zerstören ihn mit der Zeit, so dass Allergenen Tür und Tor geöffnet wird.

Unser Rat

Verwenden Sie grundsätzlich so wenige Putzmittel wie möglich und verzichten Sie insbesondere auf aggressive Desinfektionsmittel, egal ob

Sie Allergiker sind oder nicht. Denn auch die Umwelt leidet unter den teilweise aggressiven Mitteln. Zum Putzen reichen ein Allzweckreiniger und ein Handgeschirrspülmittel. Hartnäckige Flecken lassen sich auch mit einem beschichteten Schwamm, Bürsten und ein wenig Muskelkraft entfernen. Statt Abflussreiniger tut es auch eine Saugglocke, wenn die Toilette verstopft ist.

Verwenden Sie weniger Putzmittel als auf der Verpackung angegeben ist. Je niedriger die Dosierung, umso geringer der Gehalt an allergisierenden Substanzen. Probieren Sie aus, welche Menge gerade noch gut reinigt. Tragen Sie zum Abwaschen und Putzen Schutzhandschuhe. Aber bitte nur kurzzeitig, da die Haut in dem feuchtwarmen Klima des Handschuhs aufquillt und letztendlich austrocknet. Das wiederum fördert die Bildung eines Handekzems.

Wenn Sie den Verdacht haben, dass Sie allergisch auf ein Putzmittel reagieren, gehen Sie zu einem allergologisch ausgebildeten Arzt. Nehmen Sie das verdächtige Produkt mit. Er kann anhand der Deklaration auf dem Mittel oder durch Nachfrage beim Hersteller Hinweise darauf bekommen, welche Stoffe möglicherweise Probleme bereiten und die Diagnostik somit gezielter durchführen.

Seit Oktober 2005 gilt, was für ☛Kosmetika bereits seit längerem selbstverständlich ist: Die Inhaltsstoffe von Reinigungs- und ☛Waschmitteln müssen auf der Verpackung deklariert werden. Bei den Duftstoffen werden diejenigen namentlich genannt, die häufiger allergisierend wirken, wenn sie mit mehr als 0,01 Prozent im Endprodukt enthalten sind. Das bietet zwar keine absolute, aber doch eine relative Sicherheit für Allergiker. Auch Konservierungsstoffe müssen mit dem genauen INCI-Namen (International Nomenclature of Cosmetic Ingredients) aufgeführt werden. Außerdem werden manche Zusätze als Stoffgruppe ausgewiesen, z. B. Enzyme und Desinfektionsmittel, Phosphate und ☛optische Aufheller. Wer im Detail wissen möchte, was in dem Produkt steckt, kann sämtliche Zusätze via INCI-Namen im Internet nachlesen. Der Hersteller muss auf der Verpackung eine Internetadresse angeben und auch eine Telefonnummer, unter der Sie oder auch der Arzt nachfragen können, wenn Sie unsicher bezüglich der Inhaltstoffe sind.

Raps ☛Samen

R

Renovieren s. a. ☛Lacke, ☛Möbel, ☛Teppich, ☛Wandfarben

Gut zu wissen!

Wenn die Wohnung ein neues Aussehen bekommen soll, wird eine Vielzahl von Baustoffen verwendet. Ob neue Tapete oder neuer Anstrich, Holzverkleidung oder neuer ☛Teppichboden, in den Produkten zum Renovieren und Verschönern der vier Wände können verschiedene allergene Stoffe enthalten sein: ☛Konservierungsstoffe in Farben und Lacken, ☛Formaldehyd in der Tapete, im Teppichrücken oder in neuen Möbeln, ☛Terpentinöl aus Lösemitteln in Klebern und Lacken sowie ☛Latex in der Rückenbeschichtung des Teppichbodens.

Jüngere Männer und Patienten mit einem ☛Handekzem leiden häufig unter einer ☛Kontaktallergie durch Farben und Lacke. Nach Angaben des Informationsverbundes Dermatologischer Kliniken an der Universität Göttingen wirkten bei Personen mit dem Verdacht auf eine Kontaktallergie vor allem ☛Farbstoffe wie p-Phenylendiamin, das auch in ☛Haarfarben enthalten ist, Isothiazolinone, die als Konservierungsmittel dienen, härtende Epoxidharze, das Lösemittel ☛Terpentin sowie der Farbstoff Dispers Orange 3 allergisierend.

Epoxidharze und der Konservierungsstoff (Chlor)Methylisothiazolinon, kurz CMI oder MI, das in wasserlöslichen ☛Wandfarben (Dispersionsfarben) enthalten sein kann, wirken besonders allergisierend. 0,4 Prozent der Bevölkerung sind vermutlich gegen CMI sensibilisiert. Bei Hobbyheimwerkern ist die Zahl der Sensibilisierten inzwischen rückläufig, da der Gehalt in den Produkten vor einigen Jahren begrenzt wurde. Bei Personen, die beruflich damit zu tun haben, ist hingegen ein Anstieg der Sensibilisierten zu verzeichnen.

Vermutlich erfolgt der Kontakt mit den Schadstoffen nicht nur beim Anstreichen, sondern auch beim Einatmen der Farbdämpfe. In Studien hatte ein Teil der Betroffenen die Wohnräume nicht selbst gestrichen, aber darin gewohnt und sich vermutlich auf diesem Wege sensibilisiert.

Unser Rat

Achten Sie auf das Siegel „Der blaue Engel – weil emissionsarm". Diese Farben und Lacke enthalten nur geringe Mengen an Formaldehyd und anderen Konservierungsstoffen.

In Baumärkten sind Farben mit dem Hinweis „Konservierungsmittelfrei" erhältlich, die keine Isothiazolinone enthalten. Prüfen Sie, ob andere Konservierungsstoffe darin stecken. Denn Ersatzstoffe können, müssen aber nicht besser verträglich sein. So ist zur Zeit der Konservierungsstoff Bronopol wieder im Kommen, nachdem sich die Isothiazolinone als problematisch erwiesen haben. Jedoch wirkt auch der Ersatzstoff sensibilisierend.
Die Auswahl eines adäquaten Produkts wird dadurch erschwert, dass es keine Deklarationspflicht für Baustoffe gibt. Die Anbieter von Naturfarben legen dagegen die Inhaltsstoffe ihrer Produkte frei und deklarieren sie ausführlich. Diese Produkte enthalten keine Konservierungsstoffe oder synthetischen Farbpigmente, jedoch können hier natürliche Lösemittel aus Zitrusschalen allergisierend wirken.
Silikat-, Leim- und Kalk-Kaseinfarben kommen ohne Konservierungsmittel aus, so dass sie grundsätzlich zu bevorzugen sind. Auch kann durch einen Anstrich mit Natriumdisulfit-Lösung das Ausgasen des Konservierungsmittels CMI unterbunden werden.
Auch wenn keine Allergie gegen Lacke oder Farben besteht, sind Produkte mit Öko-Labeln empfehlenswert, da jedermann beim Umgang mit Anstrichmitteln vorsichtig sein sollte und sich z. B. vor Lösemitteln schützen muss, die Kopfschmerzen, Übelkeit bis hin zu Nervenleiden verursachen können.
Teppichböden mit dem GuT-Siegel der Gemeinschaft umweltfreundlicher Teppichböden enthalten weniger Schadstoffe als herkömmliche Teppiche, z. B. müssen die Fußbodenbeläge frei von allergisierenden Farbstoffen sein, es gibt Grenzwerte für Formaldehyd und ☛Chrom.
Bevor Sie in eine renovierte Wohnung ziehen, lüften Sie die Räume gründlich, damit sich Schadstoffe verflüchtigen. Häufiges Stoßlüften ist effektiver als Dauerlüften.

S

Salizylsäure ☛Azetylsalizylsäure

Samen

Kürbiskerne, Mohnsamen, Pinienkerne, Raps, Sesam, Senfsaat und Sonnenblumenkerne sind beliebte Zutaten für Backwaren wie Brot, Brötchen, Knäckebrot und Kräcker, und sie schmecken als knackige Zutat geröstet zum Salat. Auch Knödel enthalten manchmal Sonnenblumen- oder Mohnsamen als schmackhaftkernige Ergänzung.

Gut zu wissen!

Allergische Reaktionen auf Pflanzensamen sind relativ selten. Sie können aber für die Betroffenen sehr heftig verlaufen und schlimmstenfalls zu einem anaphylaktischen Schock (☛Anaphylaxie) führen. Vor allem Menschen mit einer ☛Pollenallergie sind gefährdet, da die Eiweiße der Samen in ihrer Struktur denen von Pollen ähneln. Allergiker reagieren nicht auf die ölhaltigen Kerne, sondern auf die eiweißreichen Samenschalen bzw. Samenhüllen.

Da Samen in zahlreichen Lebensmitteln enthalten sind, ist das Meiden für die Betroffenen gar nicht so einfach. Zwar sind der Sesam auf dem Brötchen und auch die Sonnenblumenkerne auf dem Brot nicht zu übersehen. Pflanzensamen werden aber auch zu Öl gepresst und das Öl in zahlreichen Fertigprodukten eingesetzt. Sie sind zudem in Nahrungsergänzungsmitteln enthalten, die aus Samenschalen hergestellt werden und bei brüchigen Nägeln und stumpfem Haar empfohlen werden.

Eine ☛Allergie auf Samen wird oftmals erst bekannt, wenn das „Kind schon in den Brunnen gefallen" ist: Nach dem Verzehr von z. B. Sesam kommt es zu einer schweren Überreaktion des Immunsystems, die wenige Minuten bis zu zwei Stunden nach Kontakt mit dem Allergen auftritt. Hierbei werden wie bei jeder allergischen Reaktion ☛Histamin und andere Botenstoffe in großen Mengen freigesetzt, was zur Bildung von Quaddeln, Schwellungen und Rötungen führt. Sind die Atemwege betroffen, kann es auch zu Atemnot, ☛asthmatischen Beschwerden und starkem Schnupfen kommen. Gerät das Herz-Kreislauf-System aus dem Takt, fällt der Blutdruck ab, kann es zu einem Kreislaufschock und Kreislaufversagen mit Todesfolge kommen.

S

Unser Rat

Wenn Sie eine Samenallergie haben, ist das Meiden des Allergens oberstes Gebot. Das sollte zwar selbstverständlich sein, ist es aber nicht. Erfahrungen von Ärzten zeigen, dass Betroffene, die selten, aber heftig auf ein Allergen reagieren, manchmal vergessen, dass sie gefährdet sind. Die Symptome klingen nach einer lebensbedrohlichen Reaktion meist schnell wieder ab und das Ganze wird vergessen.

Darum: Augen auf beim Einkauf. Die Zutaten von Fertiglebensmitteln werden auf der Verpackung in absteigender Reihenfolge ihres Gewichtsanteils deklariert. Wird für eine ☛ Margarine ein Öl aus Pflanzensamen verwendet, muss deklariert werden, um welche Samen es sich handelt. Das ist für einzelne, besonders starke oder häufige Allergene seit kurzem vorgeschrieben. Auf der Margarine oder Mayonnaise sollte sich also in der Zutatenliste der Hinweis „Pflanzenöl (aus Sesam)" finden. Über die Zusammensetzung unverpackter Lebensmittel vom Bäcker oder Metzger informiert ein Schildchen am Produkt oder eine Liste, die das Verkaufspersonal auf Anfrage zur Verfügung stellen muss.
Zum Kochen, Braten und für die kalte Küche können Sie ein naturbelassenes Olivenöl verwenden. Es ist in der Regel gut verträglich.
Samenöle sind theoretisch dann genießbar, wenn sie raffiniert, also hoch gereinigt sind, da alle Eiweißstoffe daraus entfernt wurden. Man kann sich aber nicht hundertprozentig darauf verlassen, da im Öl noch Spuren enthalten sein können, die ausreichen, um einen anaphylaktischen Schock auszulösen.
Nahrungsergänzungsmittel aus Samenschalen sind nicht immer als solche erkennbar, da sie mit dem lateinischen Namen gekennzeichnet werden. Fragen Sie sicherheitshalber in der Apotheke oder im Reformhaus nach, was für das Produkt verwendet wurde. Gegebenenfalls kann der Anbieter beim Hersteller nachfragen.

Schadstoffe ☛ Diesel, ☛ Luftverschmutzung

Schimmelpilze

Schimmelpilze sind überall. Sie fühlen sich bei einer relativen Luftfeuchtigkeit von über 80 Prozent wohl und schätzen Temperaturen zwischen 20 und 25 Grad. Darum sind sie vor allem in feuchten Räumen wie Küchen und Bädern zu finden, in denen eine hohe Luftfeuchtigkeit herrscht, aber auch in feuchten Kellern, Wohnungen und Häusern. Außerhalb der vier Wände halten sich die kleinen Plagegeister ebenfalls auf, nämlich in Komposthaufen, Holzstapeln, Blätterhaufen und Gewächshäusern. Nicht die Pilze selbst, sondern ihre Sporen und Gifte, so genannte Mykotoxine, die in die Luft gelangen, können zu ☛ Allergien

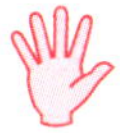

Vorsicht, häufiges Allergen

S

und allergischem ☛Asthma führen. Sie werden eingeatmet und erzeugen Schnupfen, Bronchitis, rote Augen, Müdigkeit und Kopfschmerz bis hin zu Ekzemen und Durchfall. Etwa sechs Prozent der Deutschen leiden unter einer Schimmelpilzallergie. Auch verdorbene Lebensmittel und solche, die mit Kulturschimmel und ☛Enzymen erzeugt werden, wie z. B. Käse, Milchprodukte, Brot, Bier und ☛Obstprodukte können den Betroffenen zu schaffen machen. Enzyme werden unter anderem aus Schimmelpilzen gewonnen und finden häufige Verwendung in der Lebensmittelindustrie.

Gut zu wissen!

Erst seit kurzem weiß man, dass Allergien, die sich im Sommer manifestieren, nicht allein durch ☛Pollen ausgelöst werden. Eine Rolle spielen möglicherweise auch Schimmelpilze, die vor allem in der warmen Jahreszeit auftreten. Insbesondere die Arten Alternaria alternata und Cladosporium herbarum finden sich in den Monaten Mai bis September oder Oktober in höheren Konzentrationen in der Luft. Weil zu dieser Zeit auch Pollen wie Beifuß oder Gräser Allergikern zu schaffen machen, wird vom Arzt eventuell nur das Vorliegen einer Pollenallergie überprüft, nicht jedoch die Schimmelpilzallergie. Fällt das Testergebnis auf Pollen negativ aus, kann dies dazu führen, dass die Ursache für die Beschwerden nicht gefunden wird. Denn sommerliche Schimmelpilzallergien sind erst wenig bekannt oder werden noch zu wenig beachtet.

Unser Rat

Beugen Sie Schimmel in der Wohnung vor. Lüften Sie richtig. Stoßlüften ist günstiger als Dauerlüften. Hierzu die Fenster für fünf bis zehn Minuten ganz öffnen und das zwei- bis dreimal am Tag. Stellen Sie Schränke und andere kompakte Möbelstücke nicht direkt an die Wand, damit die Luft zirkulieren kann. Schimmel wird sichtbar durch schwarze, graue oder gelbliche Flecken. Doch oftmals versteckt er sich auch in Fugen und Ritzen, unter dem Fußbodenbelag oder hinter der Tapete. Erstes Merkmal ist ein muffiger Geruch. Großflächigen Schimmel sollten Sie immer von einer Fachfirma beseitigen lassen.

Bei Verdacht auf Schimmelpilzsporen als Allergieauslöser wird der Arzt Sie ausführlich zu den Beschwerden befragen, etwa, wann sie verstärkt auftreten, bei welchem Wetter, in welcher Jahreszeit, nach dem Verzehr welcher Speisen. Auch wird er verschiedene ☛Allergietests durchfüh-

ren. Dazu wird das Allergen in steigenden Dosen als Lösung verzehrt bzw. in die Nase oder ins Auge gesprüht. Bei Erkrankungen der Atemwege wird er auch die Lungenfunktion überprüfen und die Atemwege untersuchen.
Konnte ein bestimmter Pilz ausgemacht werden, ist die ☛Hyposensibilisierung, also die schrittweise Gewöhnung an das Allergen, die Behandlung der Wahl. Denn meiden kann man Schimmel nie hundertprozentig.
Verschimmelte Lebensmittel müssen Sie unbedingt wegwerfen. Schimmel ist im Frühstadium oftmals allerdings nicht mit bloßem Auge erkennbar. Schimmelkäse (Roquefort) und andere Käse, die mit Kulturschimmel erzeugt werden, sind für gesunde Menschen zwar unproblematisch, für Allergiker aber tabu. Auch ☛Wein, der am Korken von Schimmel befallen ist, kann unerwünschte Reaktionen auslösen und darf somit nicht getrunken werden.

Schmuck

Es ist nicht alles Gold, was glänzt. Davon wissen Menschen mit einer ☛Allergie auf Schmuck, oder besser gesagt auf die dafür verwendeten Metalle, ein Lied zu singen: Ob Ketten, Ringe, Armbänder, Ohrringe oder Piercings am Bauchnabel oder in der Nase – allergische Reaktionen auf Schmuck treten relativ häufig auf. Vor allem ☛Nickel ist nach wie vor sehr oft Ursache für Allergien. In der „Hitliste“ der Kontaktstoffe, die die Reaktionsquoten auf die häufigsten Kontaktstoffe aufführt, steht Nickel an erster Stelle. Danach sind 17 Prozent der in Kliniken untersuchten Patienten gegen Nickel sensibilisiert. Vor allem Frauen sind betroffen, da sie wesentlich häufiger als Männer Ketten und Ohrringe tragen. Sie plagen sich mit Juckreiz, Hautrötung, Ekzemen und Bläschen herum, wenn die Haut Kontakt mit dem Schmuckstück hatte. Nickel ist für jede sechste ☛Kontaktallergie verantwortlich.

Vorsicht, häufiges Allergen

Die Erstsensibilisierung erfolgt häufig schon bei Kindern, z. B. wenn Babys Ohrstecker oder ein Armband ums Handgelenk tragen. Zwar ist Nickel in Ohrringen hierzulande verboten und Metalle, die länger auf der Haut verbleiben, dürfen nur ganz geringe Nickelmengen abscheiden, so dass es in den vergangenen Jahren zu einem deutlichen Rückgang der Nickelallergien insbesondere bei jüngeren Frauen gekommen ist. Jedoch können Schmuckstücke, die im Ausland erworben werden oder die man erbt und die somit schon älter sind, mehr Nickel enthalten als gut tut. Auch importierter Schmuck kann es in sich haben, denn er wird nur dann von unabhängiger Seite kontrolliert, wenn er ausdrücklich für Kinder unter drei Jahren angeboten wird. Ansonsten reicht eine Unbedenklichkeitsbescheinigung des Herstellers für die Zulassung zum Handel.

Nicht nur auf Nickel, auch auf Kupfer, Silber und Gold können empfindliche Menschen allergisch reagieren. Doch es sind nicht immer die (Edel)Metalle selbst, die sensibilisierend wirken. Auch die bei der Schmuckherstellung eingesetzten Lote, die allergene Stoffe enthalten, wirken sensibilisierend. Nicht zuletzt kann auch ein Oxidationsprodukt oder ein Salz des verwendeten Metalls herausgelöst werden, etwa wenn sich die Luftfeuchtigkeit ändert oder man schwitzt, und auf diesem Wege Betroffenen zu schaffen machen.

Unser Rat

Wenn Ihnen Schmuck wiederholt Probleme bereitet, gehen Sie zu einem Hautarzt (Dermatologen). Nehmen Sie das Schmuckstück mit. Der Arzt wird die Haut untersuchen und gegebenenfalls einen ☛Allergietest machen.

Sollten Sie auf ein (Edel-)Metall oder ein anderes Material allergisch reagieren, muss dies in den ☛Allergiepass eingetragen werden. Zudem sollten Sie das Schmuckstück, das Ihnen Probleme bereitet hat, konsequent meiden.

Beim Neukauf sind Sie beim Goldschmied oder im Fachgeschäft am besten aufgehoben. Hier können Sie nachfragen, welche Metalle und Zusätze für den Ring oder das Armband verarbeitet wurden. Denn es gibt keine ☛Kennzeichnungsvorschrift für die verwendeten Schmuckmaterialien. So bedeutet z. B. die Kurzbezeichnung Gold 750, die ins Schmuckstück eingraviert ist, dass 75 Prozent der Legierung aus Gold besteht. Unklar bleibt aber, welche Materialien und Hilfsstoffe sonst noch verarbeitet werden.

Ärzte raten zu Schmuck mit einem möglichst hohen Anteil an Edelmetallen. Das bedeutet, zu bevorzugen sind 585er oder 750er Gold, 925er Silber und 950er Platin oder Titan. Eventuell müssen Sie sich ein

S

Schmuckstück anfertigen lassen, das z. B. ganz frei von Nickel ist – auch wenn das seinen Preis hat. Kinder sollten Sie ganz mit Schmuck aus Metall verschonen, da die Sensibilisierung schon frühzeitig stattfinden kann. Eventuell ist Schmuck aus Glas, Papier oder Kunststoff eine Alternative, wenn sich die Kleinen schmücken wollen.

Schmuddelkinder ☛Lebensstil

Schuhe

„Zeigt her eure Füße, zeigt her eure Schuh …“, dieses alte Kinderlied hat für viele Erwachsene besondere Bedeutung: Schuhe rufen häufig allergische Reaktionen hervor. Verursacher ist vor allem das ☛Leder aus dem Obermaterial, den Sohlen oder den Einlegesohlen, aber auch Klebstoffe, Futter, Ösen, Fersenkappen und metallene Schuhteile können sensibilisierend wirken und allergische Reaktionen hervorrufen. Bei der Untersuchung von Patienten mit Verdacht auf eine durch Schuhe ausgelöste ☛Kontaktallergie wurde bei 18 Prozent der Teilnehmer Kaliumdichromat (☛Chrom) als häufigstes Allergen ausgemacht, so die Studie des Umweltbundesamtes „Untersuchungen zur Verbreitung umweltbedingter Kontaktallergien mit Schwerpunkt im privaten Bereich“. Von Bedeutung ist insbesondere das in Leder enthaltene Chrom III. Der Stoff wird zum Gerben von Leder für Schuhe, Lederjacken, Handschuhe und Bezugsstoffe von ☛Möbeln verwendet. Zwar gilt diese Chromverbindung als weitgehend unbedenklich. Unter Einwirkung von Schweiß wie etwa beim Tragen von Turnschuhen aus Leder, Lederstiefeln oder eng sitzenden Pumps kann es aber chemisch zu Chrom VI umgewandelt werden und allergische Reaktionen auslösen.

Vorsicht, häufiges Allergen

Ein Teil der untersuchten Patienten reagierte auch auf ☛Farbstoffe. Unklar bleibt, ob die Sensibilisierung durch gefärbtes Leder entstanden ist oder durch farbige Strümpfe. „Der Strumpf schützt nicht vor einer Schuhallergie“, so die Autoren. Bei Menschen mit einer Schuhallergie kam es nicht selten gleichzeitig auch zur Sensibilisierung mit dem ☛Konservierungsstoff ☛Formaldehyd sowie mit ☛Kolophonium.

Als das Verbrauchermagazin „Öko-Test" vor einiger Zeit Stiefel aus Lackleder untersuchte, war von 13 Paaren nur eines empfehlenswert. In vielen Paaren steckten so genannte halogenorganische Verbindungen, die vermutlich aus den eingesetzten Farbstoffen stammten. Einige dieser Verbindungen können zu Allergien führen.

Unser Rat

Vorbeugend sollten Sie Lederschuhe nicht ohne Strümpfe tragen, weil sonst eine Sensibilisierung gegen Chrom hervorgerufen werden kann. Allerdings ist es auch möglich, dass Strümpfe Farbstoffe enthalten, die sensibilisierend wirken. Ungefärbte Socken wären für empfindliche Menschen eine Alternative, sie sind jedoch nicht jedermanns Sache.
Wenn Sie den Verdacht haben, dass Sie Lederschuhe nicht vertragen, fragen Sie einen Hautarzt (Dermatologen) oder Allergologen um Rat. Er kann überprüfen, ob es sich um eine Allergie handelt oder um eine vorübergehende Unverträglichkeit auf das Material.
Wenn Ihre Schuhe Ihnen Probleme bereiten, versuchen Sie es mit Schuhen aus pflanzlich gegerbtem Leder, rät das Umweltbundesamt in seinem Bericht. Natürlich gegerbtes Leder enthält kein Chrom, sondern wird mit Fichten-, Weiden- und Eichenrinde gegerbt. Solche Schuhe sind vor allem bei Anbietern von Naturtextilien via Versand und in Naturmodefachgeschäften erhältlich. Weitere Infos unter www.naturtextil.com.
Das Label „SG – Schadstoffgeprüft" steht für Lederprodukte, die höhere Anforderungen erfüllen müssen, als das Gesetz vorschreibt, und zudem eine Schadstoffprüfung hinter sich haben. Es wird vom TÜV Rheinland vergeben.

S

Schwefel s. a. Pseudoallergien, Zusatzstoffe

Vorsicht, häufiges Pseudoallergen

Schwefel bzw. die Verbindung Schwefeldioxid steckt als Zusatzstoff in zahlreichen Lebensmitteln. Er dient als Konservierungsstoff und Antioxidationsmittel und verhindert, dass Kartoffelprodukte, Wein oder Trockenfrüchte sich verfärben. Schwefel bewahrt auch zerkleinerten Meerrettich, Orangeat und Zitronat vor dem Braunwerden bzw. dem Verderb. Allergikern und hier insbesondere Menschen mit Asthma, aber auch Nichtallergikern, die das Schmerzmittel ASS (Azetylsalizylsäure) nicht vertragen, können die Zusätze in Lebensmitteln zu schaffen machen. Sie reagieren manchmal schon auf kleine Mengen ab fünf Milligramm pro Kilo Lebensmittel mit Atemnot, Schnupfen, Kopfschmerzen oder Übelkeit. Das ist problematisch, da Schwefeldioxid in Lebensmitteln erst ab einem Gehalt von zehn Milligramm pro Kilo auf der Verpackung mit dem zusätzlichem Hinweis „geschwefelt“ gekennzeichnet werden muss. Bei der Reaktion handelt es sich aber um keine echte Allergie, sondern um eine Pseudoallergie, an der das Immunsystem keinen Anteil hat. Ursache ist vermutlich ein Defekt des Enzyms Sulfitoxidase, der sowohl bei Allergikern als auch bei Nichtallergikern auftritt. Das Enzym ist für den Abbau von Schwefel im Körper zuständig.

Unser Rat

Achten Sie auf Lebensmittel ohne Schwefeldioxidzusatz. In der Zutatenliste verbirgt sich der Stoff hinter den E-Nummern E 220 bis 224 und E 226 bis 228. Werden keine E-Nummern angegeben, erkennen Sie die Substanz an der Endung „...sulfit“. Lebensmittel aus Naturkostläden sind grundsätzlich ungeschwefelt, die aus Reformhäusern mit wenigen Ausnahmen auch.

Fühlen Sie sich nach dem Verzehr von Trockenfrüchten oder Wein unwohl, sprechen Sie einen allergologisch geschulten Arzt an. Die üblichen Allergietests werden hier meistens nicht durchgeführt, da es bei einer Pseudoallergie zu keiner nachweisbaren Immunreaktion kommt. Sie können aber zum Ausschluss einer Allergie dienen. Die Diagnose zu stellen ist darum etwas aufwändig und kann einige Zeit in Anspruch nehmen. Der Arzt wird Sie zu Ihren Essgewohnheiten befragen, Sie bitten, eine Zeit lang ein Ernährungstagebuch zu führen, in dem vermerkt wird, was wann und in welcher Menge gegessen wird, und eventuell eine Diät ohne schwefelhaltige Produkte zusammenstellen. Treten die Symptome unter der Diät nicht auf, ist es gut möglich, dass Sie tatsächlich auf Schwefel reagieren. Der Arzt wird darum noch einen Provokationstest machen, in dem er Ihnen sulfithaltige Nahrung gezielt verabreicht. Ist das Ergebnis wieder positiv, muss Schwefel zukünftig gemieden werden.

Bei der Zusammenstellung der Lebensmittel, die gegessen werden können, sollte Sie eine Ernährungsberaterin unterstützen. Ziel ist eine Kost, die gut vertragen wird, vielseitig ist und schmeckt.

Seife s. a. ☛Handekzem

Immer mehr Menschen leiden an Hauterkrankungen, die durch intensive Reinigung mit den falschen Präparaten hervorgerufen werden. Ins Visier rücken vor allem Seifen und seifenähnliche Reinigungsmittel. Die darin enthaltenen Tenside, die waschaktiven Substanzen, lösen nicht nur den Schmutz von der Haut, sondern entfernen auch die Fette aus der Hornschicht – der Barriere gegen Eindringlinge von außen. Die Haut wird trocken, rau und schuppig und die Schutzfunktion ist gestört. Mit der Folge, dass unerwünschte Stoffe wie Bakterien und Viren eindringen und zu Entzündungen führen können. Die seit Jahren verzeichnete Zunahme von ☛Neurodermitis bei Kindern wird bei einigen kleinen Patienten auch mit der durch Reinigungsprodukte erzeugten Störung der Hautbarriere begründet. So litten 1960 „nur" rund drei Prozent der Kinder unter Neurodermitis, heute sind es bereits etwa zwölf Prozent der Kinder im Vorschulalter.

Vor allem so genannte Syndets (Synthetische Detergenzien) mit künstlichen waschaktiven Substanzen, die als „mild", „hautschonend" oder „hautverträglich" in der Werbung angepriesen werden, sieht der Deutsche Allergie- und Asthmabund in Mönchengladbach kritisch. „Man glaubt sie beim Waschen abzuspülen. Aber sie haften unsichtbar an der Haut und zerstören die Fette auch dann noch, wenn der Waschvorgang längst beendet ist. Gerade die angeblich so schonenden Produkte dürften für die gegenwärtige Misere verantwortlich sein", so das Magazin „Allergie konkret".

Die künstlichen Seifen enthalten Tenside wie z. B. Laurylsulfate oder Polyethylenglykole, kurz PEG, die sehr aggressiv sind und die Haut reizen. Auch ☛Duftstoffe in den Präparaten können allergisierend wirken.

Vorsicht, fördert Handekzeme

Der häufige Gebrauch von Seife kann zu einem hartnäckigen und unangenehmen ☛Handekzem führen. Menschen mit dieser Hautkrankheit reagieren besonders empfindlich auf Allergene, mit denen die Haut in Kontakt kommt, also z. B. auf Duft- und ☛Farbstoffe in kosmetischen Produkten. Insgesamt leiden rund sieben Prozent der Bevölkerung unter einem allergischen Kontaktekzem der Hände.

Unser Rat

Gerade bei Kindern sollten Sie so selten Seife wie irgend möglich verwenden. Babyhaut muss gar nicht mit Seife gewaschen werden, hier reicht ein Bad pro Woche wie es schon Kleopatra mochte: Ins Badewasser werden nur ein Schuss Milch und etwas Öl gegeben. Vorausgesetzt, das Kind leidet nicht an einer Milchallergie und ist auch nicht allergiegefährdet.

Wenn Ihr Kind sich oft die Hände wäscht und eine gerötete, trockene und schuppige Haut hat, lassen Sie probeweise für eine Woche Seife oder Syndet ganz weg oder verwenden Sie bei starker Verschmutzung lediglich eine Emulsion mit Harnstoff. „Urea", so die INCI-Bezeichnung, spendet Feuchtigkeit und bindet sie in der Haut. Verschwinden die beschriebenen Symptome durch das Weglassen der Seife, dann kann es sein, dass Ihr Kind eine so genannte Seifen-Neurodermitis hat. Diese Erkrankung kann nur durch den Verzicht auf Seifenprodukte kuriert werden.

Bleibt die Haut weiterhin gerötet und trocken, sollten Sie einen Hautarzt (Dermatologen) aufsuchen, der die Haut untersucht und überprüft. Er kann feststellen, ob es sich um eine allergische Reaktion handelt oder um eine vorübergehende Unverträglichkeit. Möglicherweise verbirgt sich dahinter auch eine ererbte Neurodermitis, die durch häufiges Waschen zum Ausbruch gekommen ist.

Reinigen Sie die Haut nur dann mit Seife, wenn sie stark verschmutzt ist. Dafür sind Reinigungsöle, Pflanzenölseifen und Reinigungsprodukte mit feuchtigkeitsspendendem Harnstoff geeignet, da sie die Haut rückfetten und den Säureschutzmantel der Haut erhalten.

Sellerie

Er kann als Rohkost und gegart als Gemüse gegessen werden, ist aber auch eine beliebte Zutat in Würzmischungen für Suppen, Saucen, Dressings und Salatsaucen. Sellerie zählt zu den Gemüsesorten, die häufig sensibilisierend sind und dann bei erneutem Kontakt eine Allergie auslösen.

Vorsicht, häufiges Allergen

Schon winzige Mengen reichen bei manchen Betroffenen aus, um allergische Reaktionen hervorzurufen. Sie äußern sich vor allem in Form von Hautjucken, Quaddeln, Durchfall und Erbrechen. Nach dem Genuss von Sellerie kann es bei besonders empfindlichen Personen zu einem anaphylaktischen Schock

☛(Anaphylaxie) mit Atemnot und Bewusstlosigkeit kommen, der schlimmstenfalls tödlich endet.
Manche ☛Obst- und Gemüsesorten werden nach dem Garen von Allergikern besser vertragen. Das trifft aber nicht auf die Allergene des Selleries zu. Sie sind hitzestabil, werden also durchs Kochen nicht inaktiviert. Sellerie ist ein Lebensmittel, das – anders als z. B. Milch – von Allergikern oft ein Leben lang nicht vertragen wird. Wer also einmal sensibilisiert ist, muss immer aufpassen, dass kein Körnchen Sellerie in die Suppe gelangt.
Wer unter einer ☛Pollenallergie auf Kräuter und ☛Blumen leidet, verträgt oftmals auch keinen Sellerie, da die Eiweiße der Pflanzen in ihrer Struktur ähnlich sind. Zudem ist Vorsicht bei ☛Latex sowie bei Ficuspollen geboten, da es hier ebenfalls zu ☛Kreuzallergien kommen kann.

Unser Rat

Wenn Sie auf Sellerie allergisch reagieren, müssen Sie ganz darauf verzichten. Während es einfach ist, Sellerieknollen, Selleriesalat und Selleriegewürz vom Speiseplan zu streichen, ist das Meiden von damit gewürzten Speisen schwierig. Sellerie steckt in zahlreichen Fertigprodukten wie z. B. in den Würzmischungen, mit denen Dosensuppen aromatisiert werden. Auf Nummer Sicher geht, wer das Essen selbst kocht und die Salatsauce selbst anrührt.
Bei Personen, die gegen mehrere Gewürze und Kräuter sensibilisiert sind, reicht es meist schon aus, auf Mischgewürze und gewürzte Fertiggerichte zu verzichten. Schon das Weglassen dieser Fertigprodukte vermindert die Allergenaufnahme um fast 90 Prozent.
Lesen Sie unbedingt die Zutatenliste auf der Verpackung. Dort werden sämtliche Zutaten eines Lebensmittels in absteigender Reihenfolge des Gewichtanteils aufgelistet. Auch von zusammengesetzten Zutaten müssen die Bestandteile deklariert werden, die zu den häufigen Allergenen zählen. Pauschale Angaben wie „Gewürzzubereitung" sind also nicht erlaubt, sondern der Hinweis „Gewürz: enthält Sellerie" muss gegeben werden, da Sellerie ein häufiges Allergen ist.
Spuren von Gewürzen, die im Zuge der Herstellung unbeabsichtigt in das Produkt gelangen, werden jedoch von den ☛Kennzeichnungsvorschriften nicht erfasst. Das ist für Allergiker ein Problem, die schon auf kleinste Mengen Sellerie reagieren. Viele Hersteller geben aber inzwi-

schen freiwillig an, dass das Lebensmittel z. B. „Spuren von Sellerie“ enthalten kann. Im Internet veröffentlichen viele Hersteller freiwillig die Zutaten ihrer Produkte inklusive der möglicherweise allergisierenden Bestandteile.

Sesam ☞Samen

SIT (Spezifische Immuntherapie)

☞Hyposensibilisierung

Soja

Seit Ende der 60er Jahre werden verstärkt Muttermilchersatzprodukte (☞Stillen) auf der Basis von Soja eingesetzt. Sie sind für Kinder gedacht, die keine ☞Kuhmilch vertragen oder vegetarisch ernährt werden sollen. Inzwischen weiß man aber, dass Sojamilch bei allergiegefährdeten Kindern ebenso häufig sensibilisierend wirkt wie Kuhmilch. Soja hat also kein geringeres allergenes Potenzial, wie man zunächst meinte, sondern gehört ebenfalls zu den problematischen Nahrungsmitteln.

Vorsicht, häufiges Allergen

Soja ist inzwischen zu einem Grundnahrungsmittel geworden, auch wenn das den meisten Menschen vermutlich gar nicht bewusst ist. Es gibt kaum ein Fertigprodukt, in dem nicht Teile der Sojabohne enthalten sind. Soja ist als ☞Zusatzstoff in Fertiggerichten wie Instantsuppen, Kaffeeweißer oder Brühwürfel enthalten, in Süßspeisen (geschlagene Cremes, Schokoküsse, Marzipan, Nuss-Nougat-Creme). Es gibt ☞Margarine mit Soja, Fertigmehlmischungen, Kuchen- und Pfannkuchenteig aus der Tüte sowie Fleisch- und ☞Fischwaren mit Soja.
Während das allergene Potenzial bei vielen Lebensmitteln durch Erhitzen abnimmt, z. B. bei ☞Äpfeln, bleiben einige Eiweißstoffe aus Soja trotz Erhitzen aktiv. Auch Produkte wie raffiniertes Sojaöl und Sojalezithin, die bereits stark bearbeitet sind, können Rückstände enthalten und den Betroffenen zu schaffen machen. Es kann durch Erhitzen sogar zu einer Neubildung von Allergenen kommen.

Menschen mit einer ☛Pollenallergie können auch auf Soja reagieren. Außerdem müssen Menschen, die Erdnüsse, Erbsen, Bohnen, Linsen, Guar- oder Johannisbrotkernmehl nicht vertragen, aufpassen, da es wegen der botanischen Verwandtschaft zu ☛Kreuzallergien kommen kann. Auch die seit einiger Zeit als Fleischersatz angebotenen Lupinenprodukte können zu allergischen Reaktionen führen.

Unser Rat

Wenn Sie den Verdacht haben, dass Sie sojahaltige Lebensmittel nicht vertragen, lassen Sie sich von einem allergologisch geschulten Arzt beraten. Er wird Sie zu Ihren Ernährungsgewohnheiten befragen, Sie auffordern, ein Ernährungstagebuch zu führen und gegebenenfalls auch verschiedene Haut- und/oder Blutuntersuchungen vornehmen, um eine Diagnose zu erstellen.

Wenn sich der Verdacht erhärtet, müssen Sie möglicherweise probeweise über einige Wochen eine sojafreie ☛Diät einhalten. Bessern sich die Beschwerden, wird Ihnen eventuell eine sojahaltige Lösung zum Verzehr gegeben, um die Verträglichkeit zu überprüfen. Stellt sich Soja als Allergen heraus, sollten Sie zusammen mit einer Ernährungsberaterin einen Essplan erstellen. Die Hülsenfrucht ist in zahlreichen Lebensmitteln enthalten und das Meiden ist gar nicht so einfach. Am besten ist es, möglichst viele Speisen selbst zu kochen – dann wissen Sie, woran Sie sind.

Fragen Sie beim Bäcker, ob er Fertigbackmischungen verwendet. Sie enthalten sehr häufig Sojabestandteile. Auch beim Fleischer können Sie nachfragen, was in die Wurst kommt.

Es gibt Lebensmittel, die vorwiegend aus Soja bestehen. Dazu zählen Sojamilch, Sojaflocken, Sprossen, Miso (Sojabohnenpaste), Okara (Ballaststoffzusatz für Müslis), Sojasauce, Sojaöl, Tamari (eine Art Sojasauce), Tempeh und so genanntes texturiertes Sojaeiweiß, das als Fleischersatz in Form von Sojawürfeln, -würstchen oder Sojagranulat eingesetzt wird.

Daneben verbirgt sich Soja in zahlreichen Fertigprodukten als ☛Zusatzstoff. Es muss aber entsprechend gekennzeichnet werden. War bis vor kurzem die pauschale Angabe „Emulgator" erlaubt, muss es nun heißen „Emulgator Lezithin (aus Soja)". Stoffe, die durch die Verarbeitung ihr allergenes Potenzial verlieren, sind derzeit jedoch nicht deklarationspflichtig.

Sonnenallergie

Die Sonne tut der Seele gut. Doch sie hat auch ihre Schattenseiten. Sie ruft verschiedene Hauterkrankungen hervor, die zum Teil allergisch bedingt sind und darum landläufig auch unter dem Namen „Sonnenallergie" zusammengefasst werden.

Gut zu wissen!

Bei der polymorphen Lichtdermatose kommt es durch UV-A- und UV-B-Strahlen auf der Haut zu Rötungen, Bläschen, Knötchen oder Plaques, die wenige Stunden bis Tage nach dem Sonnenkontakt sichtbar werden. Veränderungen treten überall da auf, wo die Haut unbedeckt ist, also Sonne hingelangt. Das ist vor allem im Gesicht, an den Armen, am Dekolleté, an den Beinen und auf den Handrücken der Fall. Da die Sonnenallergie nicht einheitlich auftritt, wird sie auch als polymorphe Lichtdermatose (polymorph = vielgestaltig) bezeichnet.

Die Ursachen sind weitgehend unbekannt. Sicher ist aber, dass sie die häufigste durch UV-Licht hervorgerufene Hauterkrankung ist. Zehn Prozent der Bevölkerung sind davon betroffen, so Dr. Bernadette Eberlein-König von der Klinik und Poliklinik für Dermatologie und Allergologie der TU München. Frauen leiden siebenmal so oft darunter wie Männer.

Ähnlich wie die polymorphe Lichtdermatose äußert sich auch die Mallorca-Akne, eine weitere Form der Sonnenallergie. Sie geht ebenfalls mit Knötchen, Pickel- und Pustelbildung einher. Die Hautveränderungen bilden sich, wenn UV-Licht und fetthaltige Substanzen zusammentreffen, das Sonnenlicht also mit dem Hautfett oder mit fetthaltigen oder öligen Substanzen aus Cremes und ☛Sonnenschutzmitteln reagiert. Auch Emulgatoren, die Wasser und Fett in ☛Kosmetika zu einer einheitlichen Emulsion verbinden, können eine Mallorca-Akne begünstigen. Anders als die polymorphe Lichtdermatose ist die Mallorca-Akne keine echte allergische Reaktion, da hierbei kein Immunglobulin E, kurz IgE ausgeschüttet wird, das allergische Reaktionen vermittelt. Es handelt sich um eine Unverträglichkeitsreaktion auf die Bestandteile von Cremes.

Bei einer weiteren Form der Sonnenallergie, den so genannten photoallergischen Reaktionen, ist hingegen das Immunsystem im Spiel. Es wird aktiv, wenn eine auf die Haut aufgebrachte Substanz, also ein chemischer Lichtschutzfilter aus einem Son-

nenschutzmittel, und körpereigene Eiweißstoffe unter dem Einfluss von UV-A-Licht miteinander reagieren.
Nicht zuletzt kann es zu einer Kontaktallergie kommen, wenn die Haut auf Bestandteile des Sonnenschutzmittels allergisch reagiert – auch ohne Einfluss des Sonnenlichts.

Unser Rat

Wenn sich die Haut aus unerklärlichen Gründen rötet, gilt erst einmal: Raus aus der Sonne. Die Pickel klingen meistens schnell wieder ab. Ist der Juckreiz sehr stark, können Cremes mit Antihistaminika Linderung verschaffen. Sie wirken vor allem kühlend. Nur in sehr schweren Fällen ist auch eine Creme mit Kortison angezeigt. Lassen Sie Sonnenallergien immer durch einen Hautarzt (Dermatologen) abklären.
Wenn Sie eine polymorphe Lichtdermatose haben, können Sie durch UV-Strahlen bedingten Reaktionen vorbeugen, indem Sie die Haut langsam ans Sonnenlicht gewöhnen. Darum sollten Sie sich zu Beginn der warmen Jahreszeit zunächst nur kurze Zeit im Freien aufhalten. Es kann dabei zwar zu leichten allergieähnlichen Reaktionen kommen. Jedoch bestehen gute Chancen, dass die Haut sich auf diese Weise für den Rest des Sommers an die Strahlen gewöhnt und sie akzeptiert. Es gibt auch eine spezielle UV-Therapie. Hierbei wird die Gewöhnung der Haut durch steigende Dosen an UV-Licht erreicht. Diese Phototherapie muss beim Hautarzt durchgeführt werden.
Die Haut sollte durch ein Sonnenschutzmittel geschützt werden, das sowohl UV-A- als auch UV-B-Strahlen abhält. Heute bieten die meisten Mittel diesen Schutz. Jedoch können einige chemische Lichtschutzfilter selbst allergisierend wirken, also eine Kontaktallergie auslösen. Günstiger sind so genannte mineralische bzw. physikalische Filter, die sehr gut hautverträglich sind und sich gut für Kinder eignen.
Bei einer Mallorca-Akne sollten nur fett- und emulgatorfreie Sonnenschutzmittel, Après-Produkte sowie fettfreie Pflegemittel verwendet werden, wenn es in die Sonne geht. Sonnenschutzgele sind frei von Fetten und enthalten auch keine Emulgatoren.
Der polymorphen Lichtdermatose und Mallorca-Akne kann auch durch Einnahme von Betacarotin-Präparaten sechs Wochen vor der ersten Sonneneinstrahlung vorgebeugt werden.
Übrigens: UV-A-Strahlen entfalten ihre Wirkung auch durch Fensterglas. Eine Sonnenallergie kann also auch durch das geschlossene Fenster hindurch, z. B. beim Autofahren, ausgelöst werden.

Sonnenblumenkerne ☛Samen

Sonnenschutzmittel

Ohne Sonnenschutzmittel ist der Sommer undenkbar. Sie schützen vor Sonnenbrand und den damit verbundenen Hautschäden. Doch so nützlich sie sind: Sonnenschutzmittel können auch ungünstige Nebenwirkungen haben. Sie können bei empfindlichen Menschen so genannte photoallergische Reaktionen auslösen. Dabei reagiert eine auf die Haut aufgebrachte Substanz, der chemische Lichtschutzfilter, mit körpereigenen Eiweißstoffen. Unter Einwirkung von UV-A-Licht kommt es zu unerwünschten Hautreaktionen. Dazu zählen Rötung der Haut, starker Juckreiz, Bläschen, nässende Hautstellen und Krustenbildung. Allerdings nicht sofort, sondern erst einige Stunden später.

Gut zu wissen!

Chemische UV-Filter sind nach Angaben der Universitäts-Hautklinik Göttingen in Deutschland, Frankreich, Großbritannien und den USA derzeit die häufigste Ursache eines photoallergischen Kontaktekzems. Anders als bei der ☛Sonnenallergie treten die Erscheinungen nicht nur an den Hautpartien auf, die der Sonne ausgesetzt waren, sondern sie breiten sich im Laufe der Zeit auch auf andere Hautstellen aus.

Auch die in Sonnenschutzmitteln enthaltenen ☛Konservierungsstoffe können zu Reaktionen führen. Die Substanzen, die die Haltbarkeit von Sonnenschutzmitteln gewährleisten sollen, sind bei ☛Kosmetika der zweithäufigste Auslöser einer ☛Kontaktallergie. In Untersuchungen, die allerdings schon vor einer Reihe von Jahren durchgeführt wurden, verursachten vor allem die in Sonnenschutzmitteln enthaltenen Konservierungsstoffe ☛Triclosan und Methylchloroisothiazolinone unerwünschte Reaktionen. Seit die Inhaltsstoffe auf der Verpackung von Kosmetika deklariert werden müssen, ist die Zahl der Menschen, die auf diese Stoffe allergisch reagieren, allerdings rückläufig. Teilweise werden auch andere Konservierungsstoffe eingesetzt, die weniger aggressiv sind.

Etwas anderes ist die so genannte Mallorca-Akne, sie ist eine besondere Form der Sonnenallergie und tritt auf, wenn fetthaltige Substanzen und Emulgatoren (☛Zusatzstoffe) aus Sonnen-

S

schutzmitteln oder Après-Produkten mit der UV-Strahlung reagieren. Dadurch bilden sich Peroxide, die auf der Haut juckende Pickel, Rötungen, Bläschen und nässende Hautareale hervorrufen. Die Mallorca-Akne ist keine echte Allergie, sondern eine Unverträglichkeitsreaktion auf Bestandteile der Creme.

Unser Rat

Ungewöhnliche Hautrötungen, Pickel und Bläschen nach dem Sonnenbad sollten Sie unbedingt einem Hautarzt (Dermatologen) zeigen. Er kann feststellen, um welche Form von Sonnenallergie es sich handelt. Meist verfügen jedoch nur spezialisierte Hautzentren über den für die Diagnostik erforderlichen Photopatch-Test, so dass photoallergische Kontaktekzeme oftmals unerkannt bleiben. Gegebenenfalls lohnt es sich also, eine spezialisierte Klinik aufzusuchen und die Beschwerden abklären zu lassen.

Ist der Auslöser gefunden, wird er in den Allergiepass eingetragen. Beim Einkauf von Sonnenschutzmitteln müssen Sie die Angaben auf der Verpackung mit den im Allergiepass verzeichneten Stoffen vergleichen und können so ein geeignetes Sonnenschutzmittel finden. Doch aufgepasst: UV-Lichtschutzfilter stecken nicht nur in Sonnenschutzmitteln, sondern auch in anderen Produkten wie Hautcremes, Shampoos und Lippenpflegestiften.

Sonnenschutz muss sein, das ist keine Frage. Jedoch sollte insbesondere bei Kindern vorbeugend auf Produkte mit chemischen UV-Schutzfiltern verzichtet werden. Im Verzeichnis der Zutaten auf der Tube, Flasche oder Verpackung, sind die Inhaltsstoffe mit ihrem INCI-Namen (International Nomenclature of Cosmetic Ingredients) aufgeführt. Ungünstig sind insbesondere die Stoffe 4-MBC (4-Methylbenzylidencamphor), von dem das Bundesinstitut für Risikobewertung seit kurzem abrät, Butyl-Methoxydibenzoylmethane (BM-DBM) und so genannte Zimtsäureester (Endung: „Cinnamate"), die als Photoallergene zunehmend eine Bedeutung haben. Allergisierende Konservierungsstoffe sind unter der Bezeichnung Triclosan und Methyl-chloroisothiazolinone (Euxyl) zu erkennen.

Sicher sind Sonnenschutzmittel mit so genannten physikalischen oder mineralischen Filtern. Sie dringen anders als die chemischen nicht in die Haut ein, sondern legen sich wie ein Schutzschild darauf. Sie reflektieren das Sonnenlicht wie Millionen kleiner Spiegel und schützen die Haut auf diese Weise vor Schäden. Die INCI-Deklaration dieser

sehr gut verträglichen Substanzen lautet „Titanium Dioxide“ für Titandioxid und „Zinc Oxide“ für Zinkoxid.
Bei Mallorca-Akne sollten Sie ein fettfreies Sonnenschutzmittel ohne Emulgator verwenden. Frei davon sind Sonnenschutzgele (so genannte Hydrogele). Auch die Körper- und Gesichtscreme, die Sie im Sommer oder im Urlaub verwenden, sollte fettfrei und ohne Emulgator sein. Da auch viele ☛Duftstoffe allergisierend wirken, sollten Sie ein unparfümiertes Produkt wählen.

Spezifische Immuntherapie (SIT)

☛Hyposensibilisierung

Sport s. a. ☛Asthma, ☛Neurodermitis

Lange Zeit galten sportliche Aktivitäten für Menschen mit ☛Heuschnupfen, ☛Asthma oder ☛Neurodermitis als tabu. Durch die Anstrengung komme es zu einer Verschlechterung des Befindens, hieß es. Inzwischen weiß man aber, dass eine mäßige, kontinuierliche sportliche Betätigung möglich und sogar nötig ist, da sie den Betroffenen gut tut. Auch ist bekannt, dass das Risiko, Asthma und andere Atemwegserkrankungen zu entwickeln, durch sportliche Betätigungen nicht zunimmt, solange es mit dem Sport nicht übertrieben wird. Nach einer französischen Studie, für die 95 Ausdauersportler untersucht wurden, die bis zu zehn Stunden pro Woche trainierten, litten nur vier Prozent unter Asthma. Das entspricht der Häufigkeit dieser Erkrankung in der Bevölkerung. Lediglich Hochleistungssportler zeigen häufiger ein so genanntes Anstrengungsasthma, weil sie unter ☛Stress stehen, kalte und schmutzige Luft einatmen und sich nach dem Training leicht verkühlen.

Gut zu wissen!

Bei Freizeitsportlern, die bereits unter Asthma leiden und regelmäßig trainieren, kommt es jedoch durch mäßige körperliche Anstrengung zu einer Verbesserung der Durchblutung, so dass Sekrete aus den Atemwegen besser abgehustet werden können. Diese Menschen leiden nach Angaben des Weltallergiekongresses durch kontinuierliche sportliche Betätigung auch seltener an Virusinfektionen.

Heuschnupfenallergiker können ebenfalls Sport treiben. Wenn die Pollen fliegen, ist es günstig, sportliche Aktivitäten in die Halle zu verlegen. Denn beim Training wird aufgrund der körperlichen Anstrengung tiefer und häufiger eingeatmet. Dadurch gelangen ☛Pollen in die Bronchien und in tiefere Lungenabschnitte. Schon 20 Pollen pro Kubikzentimeter Luft können Beschwerden auslösen. Eine Blütendolde von Gräsern setzt allein zwei bis fünf Millionen Pollen frei, ein Birkenkätzchen sogar mehr als fünf Millionen Pollen.
Bei Menschen mit Neurodermitis kommt es durch das Schwitzen zu einem unangenehmen Juckreiz. Das kann jedoch verhindert werden, indem sanfte Sportarten wie Walking, Wandern oder Radfahren gewählt werden.
Hingegen kann das Sporttreiben für manche Menschen mit einer ☛Nahrungsmittelallergie von Nachteil sein. Wird versehentlich das Allergen verzehrt und danach Sport getrieben, kann es durch die Anstrengung zu heftigen allergischen Reaktionen bis hin zur ☛Anaphylaxie kommen.

Unser Rat

Voraussetzung für sportliche Aktivitäten ist, dass Allergiker alle vom Arzt verordneten Medikamente einnehmen. Vor, während und nach dem Sport sollten also z. B. Asthmatiker ihr Asthmaspray benutzen, damit die Atmung nicht behindert ist.
Wichtig ist, dass Sie insbesondere Kindern die Teilnahme am Sport ermöglichen, damit sie nicht zu Außenseitern werden. Oftmals kommt es zu einem Teufelskreis: Weil sie Atemnot haben, werden die Kleinen nicht belastet. Doch wer sich nicht belastet, bekommt eher Luftnot. Darum sollten Sie den Arzt nach einem speziellen Asthmatraining für Kinder fragen, bei dem die Kleinen spezielle Atemtechniken erlernen und langsam aber sicher an Sport gewöhnt werden.
Ausdauersportarten sind für die meisten Allergiker am besten geeignet, da dabei große Anstrengungen vermieden werden. Dazu zählen Radfahren, Walking, moderates Joggen, Schwimmen oder Skilanglauf.
Wenn Sie unter einer Pollenallergie leiden, sollten Sie zumindest in der Pollenflugzeit nur in geschlossenen Räumen trainieren.
Menschen mit Neurodermitis können unangenehmen Juckreiz nach dem Sport durch lauwarmes, kurzes Abduschen und das Eincremen mit einer fetthaltigen Creme vermindern.

Staubsauger

Bei einer ☛Hausstaub-, ☛Milben- oder Tierhaarallergie (☛Haustiere) ist es wichtig, dass in der Wohnung so wenig Allergene wie möglich vorhanden sind. Neben den verschiedenen Maßnahmen, die das vermeiden, ist ein guter Staubsauger besonders wichtig. Er sollte eine gute Saugleistung und einen feinen Schwebstofffilter haben und außerdem mit einem Staubsaugerbeutel ausgestattet sein.

Gut zu wissen!

Besonders geeignet sind Geräte mit der Bezeichnung HEPA. Diese Abkürzung steht für High Efficiency Particulate Air und bedeutet, dass der Filter besonders effektiv ist, also den Staub einsaugt und gleichzeitig verhindert, dass die Ausscheidungen von Milben, ☛Pollen und Bakterien in die Luft gewirbelt werden.

Als „Öko-Test“ acht solcher Topgeräte zwölf Wochen lang auf Herz und Nieren prüfte, erhielten alle Sauger für das so genannte Staubrückhaltevermögen gute Noten. „Die Filter leisten ganz hervorragende Arbeit und halten wirklich allen Dreck zurück. Auch bei winzig kleinen Partikeln unter einer Größe von einem Mikrometer sind die Ergebnisse überzeugend“, so die Tester. Allerdings ließ die Saugleistung der Geräte teilweise zu wünschen übrig. Bereits wenn der Beutel nur gering befüllt war, machte die Mehrzahl der Geräte schlapp. Das ist für Allergiker problematisch, da sie den Schmutz vom Fußboden möglichst schnell und gezielt entsorgen müssen.

Als nicht empfehlenswert stufen Fachleute die so genannten Wasserstaubsauger ein. Bei ihnen landet der Staub nicht in einem Beutel, sondern in einem Wasserbehälter, wird darin verwirbelt und somit gebunden. Das Wasser wird dann nach getaner Arbeit entsorgt. Da hier in einem feuchten Milieu gearbeitet wird, können sich Keime jedoch gut vermehren. Tests zufolge erhöhte sich die Zahl der Keime, die aus dem Sauger herausgewirbelt wurden, von Woche zu Woche – obwohl die Geräte zwischendurch immer wieder gründlich gereinigt wurden. Bei Menschen mit Hausstaub- oder Schimmelpilzallergie, die ein Gerät mit Nassabscheidung verwenden, kann es also passieren, dass die Beschwerden zunehmen, weil der Sauger Allergene in die Luft schleudert.

Unser Rat

Allergiker sind mit einem normalen Staubsauger, der mit einem HEPA-Filter ausgestattet ist, gut bedient. Achten Sie auf das TÜV-Label „Raumlufthygienische Prüfung auf Allergikereignung für Staubsauger". Die so gekennzeichneten Geräte halten Staubpartikel inklusive Milben und Pilze im Staubsaugerbeutel zu fast 100 Prozent zurück. Den Staubsaugerbeutel sollten Sie, egal wie voll er ist, alle zwei bis drei Wochen wegwerfen (lassen).

Auch wenn das Gerät kaum Keime in die Luft schleudert, sollten Allergiker darauf achten, dass Sie nicht selbst saugen oder den Beutel entsorgen. Denn durch das Bewegen des Saugers auf dem Teppich wird immer etwas Staub aufgewirbelt. Überlassen Sie diese Arbeiten einem anderen Familienmitglied oder einer Haushaltshilfe.

Teppiche sind für Hausstauballergiker günstiger als glatte Böden. Das ist das überraschende Ergebnis einer aktuellen, vom Deutschen Allergie- und Asthmabund in Auftrag gegebenen Studie. Bislang wurde Allergikern dazu geraten, möglichst glatte Fußbodenbeläge zu wählen, da sich darin kein Staub fängt. Teppiche scheinen nun aber doch günstiger zu sein, da sich der Schmutz in ihnen festsetzt anstatt – wie auf Laminat oder Parkett – bei jedem Luftzug aufzuwirbeln. Wer bereits einen Holz- oder Steinfußboden hat, sollte ihn möglichst täglich saugen (lassen) und zudem zweimal wöchentlich wischen. Vorausgesetzt, das Material leidet nicht darunter, wenn es häufig feucht bearbeitet wird.

Wer bereits einen Nassstaubsauger besitzt, sollte ihn nach jedem Gebrauch gründlich reinigen und trocknen lassen, damit Mikroorganismen keine Chance haben. Auch sollte er unbedingt mit einem Feinstaubfilter nachgerüstet werden.

Wer einen neuen Sauger anschaffen muss, sollte sich darüber informieren, ob nicht auch eine zentrale Staubsaugeranlage eingebaut werden kann. Dabei wird der Motor mit Staubbehälter zentral im Haus montiert und die Abluft über ein Röhrensystem direkt ins Freie abgeleitet. In den Zimmern wird der Saugschlauch einfach in eine Anschlussdose eingesteckt. Der große Vorteil ist, dass der Staub direkt ins Freie entsorgt wird und im Zimmer folglich keine Keime durch die Luft wirbeln.

Wenn Sie ein Haus neu bauen, können Sie eine zentrale Sauganlage gleich von Anfang an einplanen. Die Geräte lassen sich aber auch nachträglich in die Wohnung einbauen, doch dies ist nicht nur aufwändig, sondern auch nicht ganz billig.

Stillen

„Breast is best“ – dieser Slogan, der aus Amerika stammt, bringt es auf den Punkt: Die Brusternährung, also das Stillen, ist die beste Kostform für das Baby. Nicht nur, weil Muttermilch alle Nährstoffe liefert, die das Baby zum Wachsen und Gedeihen benötigt, weil gestillte Kinder später seltener an Übergewicht leiden und auch intelligenter sein sollen. Das Stillen bietet auch den besten Schutz vor ☛Allergien.

Das in der Muttermilch enthaltene Eiweiß wird vom Körper Ihres Babys als eigenes angesehen und somit akzeptiert. Allergische Reaktionen auf Muttermilch sind deshalb normalerweise nicht zu erwarten bzw. eine Ausnahme. Muttermilch liefert auch Immunstoffe, die wie ein Schutzschild im Darm wirken und den Allergenen Paroli bieten.

Gut zu wissen!

Den schützenden Effekt der Muttermilch bestätigen verschiedene Studien. So sinkt durch längerfristiges Stillen bei allergiegefährdeten Kindern das Risiko, an ☛Asthma zu erkranken um mehr als 30 Prozent, nicht jedoch bei Kindern ohne familiäre Vorbelastung. Viermonatiges Stillen schützt auch vor ☛Neurodermitis, egal, ob Eltern oder Geschwister Allergiker sind. Kinder, die ausschließlich gestillt werden, leiden später auch seltener an ☛Nahrungsmittelallergien und an Erkrankungen der Atemwege.

Unklar ist bisher, wie lange gestillt werden sollte. Lange Zeit wurde das für gesunde Babys propagierte sechsmonatige Stillen automatisch auch für allergiegefährdete Babys empfohlen. Bei einer Auswertung von zahlreichen Studien zum Thema Stillen kam nun aber heraus, dass die meisten Studien lediglich kürzere Stillzeiten untersuchten, so dass es keinen Beleg für eine sechsmonatige Stilldauer gibt. Offiziell wird darum zum viermonatigen Stillen geraten.

Da Muttermilch im ersten Lebenshalbjahr aber alles bietet, was das Kind zum Wachsen und Gedeihen braucht, und durch längerfristiges Stillen die Zufuhr von Allergenen hinausgezögert werden kann, ist auch gegen eine längere Stillzeit gar nichts einzuwenden. Beikost, also die ersten Breie, sollte darum frühestens im fünften, spätestens im siebten Lebensmonat angeboten werden.

Unser Rat

Stillen Sie Ihr Kind mindestens vier Monate ausschließlich. Das bedeutet: Es werden keinerlei andere Getränke wie z. B. Milchfläschchen oder zuckerhaltige Tees angeboten und auch keine Babybreie. Je später dem Körper fremde Stoffe zugeführt werden, umso geringer ist die Gefahr der Sensibilisierung gegen eine Substanz.

Zum Schutz vor Allergenen müssen schwangere oder stillende Frauen keine besondere ☛Diät oder Kostform einhalten. Es wird immer wieder diskutiert, ob eine ☛Ernährung z. B. ohne ☛Kuhmilch, ☛Nüsse oder ☛Fisch für das Kind von Nutzen sei. Das ist wissenschaftlich jedoch nicht abgesichert. Möglicherweise schützen geringe Mengen dieser Nahrungsmittelallergene das Kind sogar, da sich das Baby langsam an die fremden Stoffe gewöhnt und der Körper sie, wenn das Kind normale Kost erhält, schon kennt.

Sinnvoll ist eine allergenarme Diät der Mutter möglicherweise aber bei extrem allergiegefährdeten Kindern, also wenn z. B. beide Eltern stark unter Neurodermitis leiden. Das sollten Sie aber mit einem allergologisch geschulten Arzt besprechen.

Können oder wollen Sie Ihr Kind nicht stillen, ist für allergiegefährdete Babys eine ☛hypoallergene Säuglingsnahrung richtig. Welche geeignet ist, sollten Sie mit dem Kinderarzt besprechen, denn es werden je nach allergischer Veranlagung unterschiedliche Produkte empfohlen.

Stress

Gut zu wissen!

Die Forschung richtet ihr Augenmerk vor allem auf die Allergene in der Nahrung und Umwelt. Jedoch spielen beim ☛Allergiegeschehen unter Umständen auch Anspannung, Erregung und Stress eine Rolle. Von Patienten mit ☛Neurodermitis ist bekannt, dass sie einen Schub – also starken Juckreiz – verstärkt in stressigen Situationen entwickeln. Auch bei Menschen mit ☛Asthma können Stressoren wie Aufregung, emotionale Belastungen oder Unruhe zu einem Asthmaanfall führen. Diskutiert wird allerdings noch, ob Stress eine Allergie direkt auslösen kann. Ob also die Veranlagung z. B. zu Neurodermitis durch Stress zum Ausbruch kommt oder ob vorhandene Beschwerden durch Erregung und Anspannung „nur" begünstigt und verstärkt werden.
Letzteres konnten japanische Forscher zeigen. Während des Erdbebens in Kobe war bei 38 Prozent der fast 1500 befragten

Neurodermitis-Patienten die Krankheit – bedingt durch die angespannte Situation – aufgeflammt. Hingegen war es zu derselben Zeit nur bei sieben Prozent der Neurodermitiker außerhalb des Krisengebietes zu einem Schub gekommen. Interessanterweise gaben aber fast zehn Prozent der Befragten an, dass ihre Erkrankung sich während der stressigen Situation gebessert habe. Demnach kann Stress also, wenn er von der Erkrankung ablenkt oder als positiv empfunden wird, auch günstige Auswirkungen haben.

Unser Rat

Auch wenn Stress bei Allergien eine Rolle spielt, so sollten andere Aspekte nicht außer acht gelassen oder bagatellisiert werden. Maßnahmen zur Allergenkarenz, Medikamente und auch vorbeugende Verhaltensmaßnahmen haben ihre Berechtigung und sollten so umgesetzt werden, wie es mit dem Arzt besprochen ist.

Jedoch kann es sinnvoll sein, diese Maßnahmen durch eine verhaltenstherapeutische Behandlung oder gezielte Entspannungsübungen zu ergänzen. Ziel ist es, stressauslösende Situationen zu erkennen und mit ihnen umzugehen. So können Asthmaschulungen, die verschiedene Ansätze miteinander vereinbaren, sehr zum Nutzen der Betroffenen sein: Eine Atemtherapie in Verbindung mit einer psychotherapeutischen Behandlung führte Studien zufolge auch noch ein Jahr nach Abschluss der Behandlung zu einer objektiven Verbesserung des Krankheitsbilds.

Schulungen bei Neurodermitikern, deren Ziel die bessere Stressverarbeitung, Erhöhung der Körperwahrnehmung sowie ein gesteigertes Selbstwertgefühl sind, haben sich bewährt und werden teilweise im Rahmen von Modellprojekten von den gesetzlichen Krankenkassen bezahlt oder bezuschusst.

Auch Entspannungsmethoden wie autogenes Training helfen Neurodermitikern dabei, mit ihrer Erkrankung besser umzugehen. Das Jucken und Kratzen ist oftmals ein Ventil für körperliche und seelische Anspannungen. Durch ein Entspannungstraining können Sie sich die Erregung bewusst machen und hautschonend umleiten, z. B. mit einem Kratzhölzchen, das statt der Haut bearbeitet wird.

Sind Kinder betroffen, kann es sinnvoll sein, dass auch die Eltern in die Therapie einbezogen werden. Denn Stress im Elternhaus überträgt sich auch auf die Kinder.

Süßigkeiten

Immer wieder wird Allergikern vor allem von Heilpraktikern und selbst ernannten Gesundheitsaposteln der Verzehr von Süßigkeiten und insbesondere von ☛Zucker untersagt. Für Menschen mit ☛Neurodermitis gibt es ☛Diäten, in denen Zucker komplett tabu ist, was den Betroffenen und hier vor allem Kindern eine starke Disziplin abverlangt. Nach einer Studie der Charité Berlin hat Zucker jedoch keine negativen Auswirkungen auf den Verlauf der Neurodermitis. Im Rahmen der Studie erhielten 29 Kinder und Erwachsene eine Diät mal mit, mal ohne Zucker. Außerdem wurde das Blut nach dem Essen untersucht. Ergebnis: Weder die Haut noch die Blutwerte waren nach dem Zuckerverzehr in irgendeiner Weise auffällig. Auch gab es keine Unterschiede zwischen Kindern und Erwachsenen. Die Fachleute halten es darum für nicht gerechtfertigt, Patienten mit Neurodermitis den Zucker gänzlich zu verbieten. Das Ergebnis muss allerdings vor dem Hintergrund gesehen werden, dass die Studie von der Wirtschaftlichen Vereinigung Zucker unterstützt wurde.

Gut zu wissen!

Tatsache ist aber, dass verschiedene Zusätze in Süßwaren eine allergische oder ☛pseudoallergische Reaktion auslösen können. Ursache sind zum einen natürliche Stoffe wie ☛Nüsse, ☛Kuhmilch oder ☛Gewürze in z. B. Weihnachtsgebäck (Spekulatius, Zimtsterne, Pfeffernüsse). Zum anderen ☛Zusatzstoffe. Bekannt ist, dass ☛Farbstoffe und hier insbesondere das gelb färbende Tartrazin (E 102), das in gelben Süßigkeiten enthalten sein kann, oft zu allergieähnlichen Unverträglichkeiten führt. Das früher nur für alkoholische Getränke zugelassene Farbmittel ist durch Angleichungen an das EU-Recht heute auch wieder für andere Produkte wie z. B. Süßwaren erlaubt.

Grundsätzlich können sowohl natürliche als auch künstliche Farbstoffe allergisierend wirken bzw. Unverträglichkeitsreaktionen hervorrufen. Auch ☛Konservierungsstoffe in Süßwaren werden manchmal nicht vertragen. So genannte Parabene oder PHB-Ester sorgen dafür, dass Knabbergebäck und Süßigkeiten nicht verderben. Auch geschwefeltes, z. B. mit Schokolade überzogenes Trockenobst kann heftige Beschwerden wie das so genannte Sulfit-Asthma hervorrufen.

Unser Rat

Auf Zucker müssen Allergiker nicht verzichten. Jedoch ist eine mengenmäßige Beschränkung aus anderen Gründen sinnvoll, etwa um Karies und Übergewicht vorzubeugen.
Lesen Sie die Zutatenliste auf der Verpackung, wenn Sie einen Stoff nicht vertragen. Der gelbe Farbstoff Tartrazin verbirgt sich hinter der E-Nummer E 102, Konservierungsstoffe wie z. B. Parabene (auch PHB-Ester genannt) hinter den Nummern E 214 bis E 219 sowie verschiedene ☛Schwefelverbindungen hinter E 220 bis E 224 und E 226 bis 228 (zu erkennen an der Endung „...sulfit").
Nüsse als Zutat werden in der Zutatenliste deklariert. Doch Vorsicht: Sie befinden sich manchmal auch in Spuren in Gebäck, ohne dass Nüsse zur Rezeptur gehören, wie Tests ergaben. Achten Sie auf die Angabe „kann Spuren von Nüssen enthalten". Oder fragen Sie gegebenenfalls beim Hersteller nach, ob Ihre Lieblingssorte Nussallergene enthält. Da sich Rezepturen immer wieder ändern, sollten Sie sicherheitshalber vor jedem Kauf einen Blick auf die Zutatenliste werfen.
Wenn Sie synthetisch gefärbte Süßwaren nicht vertragen, probieren Sie mit natürlichem Fruchtsaft gefärbte Gummibären oder Weingummi. Sie sind vor allem in Naturkostläden, Reformhäusern und Apotheken erhältlich. Sie können, müssen aber nicht besser verträglich sein.
Bonbons lassen sich auch einfach selber machen. Sie werden beispielsweise aus Sahne, Zucker und etwas Öl zusammengerührt. Milchfreie Schokolade besteht aus Gelatine, Wasser, Puderzucker und wiederum Kakaopulver.

Tabakrauch ☛Zigarettenrauch

Teebaumöl

Den australischen Ureinwohnern ist es seit Jahrhunderten bekannt, hierzulande erfreut sich Teebaumöl seit einigen Jahren großer Beliebtheit. Die blassgelbe, ein wenig nach ☛Terpentin riechende Flüssigkeit besteht aus mehr als 100 verschiedenen Stoffen, von denen einige eine entzündungshemmende Wirkung haben. Teebaumöl wird darum auch als alternatives Heilmittel für die Haut sowie für den Mund- und Rachenbereich eingesetzt. Es ist in Tinkturen, ☛Seifen, Mund- und Gesichtswässern,

Badeölen, Shampoos, ☛Zahnpasten und Aromaölen enthalten. Wegen der stetig wachsenden Nachfrage ist die Produktion seit den 80er Jahren von rund zehn auf heute über 1000 Tonnen Teebaumöl pro Jahr angestiegen.

Vorsicht, häufiges Allergen

Mit zunehmender Verwendung registrierten Hautärzte aber auch die Zunahme von ☛Kontaktallergien auf das Öl. Nach einer Studie, an der zwölf Hautkliniken teilnahmen, reagierten von 3375 Patienten mit Verdacht auf eine Kontaktallergie 36 Personen im Hauttest positiv auf Teebaumöl. Das entspricht einer Reaktionsquote von 1,2 Prozent.
Bei der detaillierten Auswertung der Ergebnisse fiel den Fachleuten auf, dass ein Teil der Betroffenen gleichzeitig auch auf Terpentinöl allergisch reagiert. Fast 40 Prozent der Teebaumöl-Sensibilisierten waren auch gegen Terpentinöl sensibilisiert. Fachleute sehen einen Zusammenhang zwischen der rasanten Zunahme von Terpentinöl-Allergien in den vergangenen Jahren und dem gehäuften Auftreten von Teebaumöl-Allergien, da beide Naturstoffe ein beliebter Zusatz in Produkten wie ☛Naturkosmetik und natürlichen Farben und ☛Lacken sind. Beide Öle enthalten ähnliche Stoffe, die zu allergischen Reaktionen führen können.

Unser Rat

Wenn die Haut nach dem Gebrauch von teebaumölhaltigen Produkten zu jucken beginnt, sich rötet oder sich Quaddeln bilden, reagieren Sie möglicherweise allergisch darauf. Gehen Sie zu einem Hautarzt (Dermatologen) und nehmen Sie das Produkt gleich mit.
Teebaumöl ist keine übliche Testsubstanz, der Arzt kann aber die Wirkung mit Ihrem oder einem anderen handelsüblichen Öl testen. Wenn Sie positiv darauf reagieren, wird der Arzt die Substanz in den ☛Allergiepass eintragen. Auf der INCI-Liste (International Nomenclature of Cosmetic Ingredients) wird Teebaumöl als „Melaleuca Alternifolia" bezeichnet. Beim Einkauf von Kosmetika können Sie somit die Angabe im Allergiepass mit der INCI-Deklaration auf der Creme oder dem Shampoo vergleichen.
Vermutlich wirkt Teebaumöl vor allem dann sensibilisierend, wenn die Haut bereits vorgeschädigt ist und Ekzeme, Akne oder Herpes damit behandelt werden. Der gesunden Haut machen niedrig dosierte Mengen, wie sie in Shampoos oder Gesichtswasser enthalten sind, in der

Regel nichts aus. Jedoch kann es durch den Gebrauch zu einer Erstsensibilisierung kommen, so dass die Allergie bei Verwendung eines höher dosierten Teebaumpräparats zum Ausbruch kommt.
Teebaumöl ist sehr empfindlich gegenüber Licht, Wärme und Luft und verdirbt somit relativ schnell. Im Tierversuch konnte mit frischem Teebaumöl keine Sensibilisierung hervorgerufen werden. Mit zunehmendem Alter oxidiert das Öl jedoch, dabei entstehen Verbindungen, die allergisierend wirken können. Das Öl sollte darum dunkel, in einem gut verschließbaren Fläschchen aufbewahrt und baldmöglichst verbraucht werden.

Teppiche s. a. Staubsauger

Lange Zeit schien es klar: Teppiche sind Staubfänger und ein Milbenreservoir und haben darum in der Wohnung von Menschen mit einer Hausstaub- oder Milbenallergie nichts zu suchen. Doch so einfach ist es nicht. Nach einer aktuellen, vom Deutschen Allergie- und Asthmabund in Mönchengladbach in Auftrag gegebenen Studie, die in mehr als 100 Haushalten die Feinstaubbelastung in Wohnungen mit und ohne Teppichboden ermittelte, ist die Belastung in Räumen mit Teppichboden geringer als die in Wohnungen mit Parkett, Laminat oder Fliesen. In Wohnungen mit Teppich beträgt sie im Schnitt 30 Mikrogramm pro Kubikmeter Raumluft, in Wohnräumen mit glattem Boden fast 63 Mikrogramm pro Kubikmeter. Das ist mehr als für die Außenluft an 35 Tagen im Jahr an Feinstaub maximal zulässig ist, nämlich 50 Mikrogramm pro Kubikmeter und Tag. Das Staubbindevermögen des Teppichs scheint also eine positive und keine nachteilige Nebenwirkung des Bodenbelags zu sein.

Gut zu wissen!

Teppiche haben nur einen Nutzen für Hausstauballergiker, wenn sie kurzflorig sind. In langhaarigen Bodenbelägen verfängt sich der Staub und wirbelt auf, wenn man darauf tritt. Auch sind die kurzhaarigen Teppiche besser zu pflegen. Lassen Sie ihn zweimal pro Woche von einer Person im Haushalt saugen, die nicht allergisch ist. Verwenden Sie dazu einen Staubsauger mit einem HEPA-Filter. Das steht für High Efficiency Particulate Air und bedeutet, dass Staub zu fast 100 Prozent im Sauger zurückgehalten wird und auch keine Ausschei-

Unser Rat

dungen von Milben, Pollen und Bakterien beim Saugen in die Luft wirbeln.
Das GuT-Siegel der Gemeinschaft umweltfreundlicher Teppichböden steht für Fußbodenbeläge, die weniger Schadstoffe als herkömmliche Teppiche enthalten. Z. B. müssen die Fußbodenbeläge frei von allergisierenden ☛Farbstoffen sein, es gibt feste Grenzwerte für ☛Formaldehyd und ☛Chrom. Weitere Infos unter www.gut-ev.de. Auch das TÜV-Siegel „Raumlufthygienische Prüfung auf Allergikereignung für Teppichböden" steht für schadstoffarme Teppiche.
Menschen mit einer ☛Allergie gegen ☛Latex sollten einen Teppich wählen, dessen Rückseite frei von Latex ist. Wenn Sie einen glatten Fußboden haben und damit klar kommen, müssen Sie nicht vorbeugend einen Teppich verlegen lassen. Parkett, Linoleum oder Laminat sollten aber möglichst täglich gesaugt und zweimal wöchentlich gewischt werden, damit der Staub nicht verwirbelt und eingeatmet wird.

Terpentinöl

Das ätherische Öl, das aus dem Harz (= Terpentin) von Nadelhölzern gewonnen wird, ist in Alltagsprodukten weit verbreitet. Es dient als Verdünnungs- oder Lösemittel und Duftzusatz in Schuhcreme, in ☛Wandfarben, ☛Putz- und Reinigungsmitteln, Lederpolituren und ☛Kosmetik.

Vorsicht, häufiges Allergen

Bis Mitte der 70er Jahre galt Terpentinöl als bedeutsames Allergen, sowohl im privaten als auch im beruflichen Bereich. Wirkung zeigten nicht nur spezielle Verbindungen darin wie das aggressive Delta3-caren. Es stellte sich auch heraus, dass ähnlich wie bei ☛Teebaumöl die oxidierten, also die durch Luft, Licht und Wärme veränderten Terpene für die sensibilisierende Wirkung verantwortlich sind. In den folgenden Jahren nahm die Zahl der Menschen, die sich dagegen sensibilisiert hatten, stetig ab, da andere Lösemittel eingesetzt wurden.

Seit einigen Jahren steigt die Zahl der Terpentinöl-Allergiker nun wieder an. Nach der aktuellen „Hitliste" der häufigsten Kontaktstoffe sind knapp zwei Prozent der in Kliniken untersuchten Patienten gegen Terpentinöl sensibilisiert. Untersuchungen zeigen, dass es sich dabei vor allem um Menschen und hier insbesondere um Frauen handelt, die auch auf ☛Duftstoffe reagieren und die Ekzeme vor allem im Gesicht, an den Unterschenkeln und an den Händen haben. Fachleute vermuten, dass die Sensibilisierung über „alternative“ ☛Kosmetika, Cremes und Salben, die für die Behandlung von Hauterkrankungen eingesetzt werden, erfolgt, sowie eventuell durch Haushaltsreiniger. Nach Auswertungen von Patientendaten durch den Informationsverbund Dermatologischer Kliniken an der Universität Göttingen kommt es immer häufiger zu ☛Kreuzallergien zwischen Terpentinöl und Teebaumöl. Laut einer Studie, an der zwölf Hautkliniken beteiligt waren, reagieren fast 40 Prozent der Teebaumöl-Sensibilisierten auch auf Terpentinöl. Die rasante Zunahme von Terpentinöl-Allergien wird darum auch in engem Zusammenhang mit der seit einigen Jahren steigenden Zahl der Teebaumöl-Allergiker gesehen. Beide Öle enthalten ähnliche Stoffe, die zu allergischen Reaktionen führen können.

Unser Rat

Terpentinöl ist in zahlreichen Produkten des alltäglichen Gebrauchs enthalten. Vor allem steckt es in Naturfarben, Naturlacken und -wachsen. Es kann auch in flüssigen ☛Seifen, Badeölen, ☛Hautcremes und Lotionen, Klebern für Porzellan und Glas, Mitteln gegen Rheuma, Holzmöbeln und vielem mehr enthalten sein. Darum erfordert es Detektivarbeit, dem Stoff als Auslöser einer ☛Allergie auf die Spur zu kommen. Kennzeichen einer Reaktion sind eine gerötete Haut, Pickel und gereizte Schleimhäute. In hohen Konzentrationen können Terpene auch zu Schwindel und Benommenheit führen.

Suchen Sie bei unklaren Beschwerden unbedingt einen Hautarzt (Dermatologen) auf. Nehmen Sie alle verdächtigen Produkte mit. Er wird Sie ausführlich zu Ihren Beschwerden befragen, Sie gegebenenfalls auffordern, ein Tagebuch zu führen, in dem Zeitpunkt und Dauer der Beschwerden aufgeschrieben werden, und eventuell einen ☛Allergietest machen. Sollten Sie auf Terpentinöl allergisch reagieren, wird der Stoff in den ☛Allergiepass eingetragen. Die INCI-Bezeichnung (International Nomenclature of Cosmetic Ingredients) lautet „Turpentine“. Gekennzeichnet werden müssen Kosmetika und seit Oktober 2005 auch ☛Wasch- und Reinigungsmittel. Eine Deklaration von Farben, ☛Lacken und Klebstoffen ist nicht vorgeschrieben. Die Anbieter von Naturfarben kennzeichnen ihre Produkte aber freiwillig. Weitere Informationen: www.bv-gbw.de.

Textilien

Wenn die Oberschenkel nach dem Tragen einer neuen Jeans jucken oder sich unter den Achseln die Haut rötet, kann es sein, dass sich eine Textilallergie entwickelt hat. Insbesondere Farbstoffe und bestimmte Ausrüstungschemikalien sind vor einigen Jahren in Kritik geraten. In den Jahren 1998 bis 2002 betrug der Anteil der Patienten, die durch den Informationsverbund Dermatologischer Kliniken an der Universität Göttingen auf eine Textilallergie untersucht wurden, 2,5 Prozent. „Kontaktallergien gegen Textilfarbstoffe sind im Vergleich zu ihrer weiten Verbreitung eher selten“, so das Fazit der Fachleute. Bei der genauen Auswertung stellte sich dann aber heraus, dass einige Farbstoffe und hier insbesondere die so genannten Dispersionsfarbstoffe, Probleme bereiten können. Das sind Farben, die bevorzugt zum Färben von synthetischen Fasern und Mischfasern eingesetzt werden.

Vorsicht, häufiges Allergen

Drei Farbstoffe fielen in Untersuchungen im Zusammenhang mit einer Sensibilisierung gegen Textilien auf. Sie tragen die Bezeichnungen Dispers Blau 106, Dispers Blau 124 und Dispers Orange 3. Je nach Substanz führten sie bei sechs bis sieben Prozent der Betroffenen zu positiven Hautreaktionen. Da die Stoffe wasserlöslich sind, können sie mit dem Schweiß oder durch Anfassen herausgelöst werden.

Insbesondere Feinstrumpfhosen, Socken, Leggings, Unterwäsche und Blusen, aber auch Stofftiere aus Plüsch können problematische Dispersionsfarben enthalten, fand der TÜV Rheinland heraus, der im Auftrag von Firmen regelmäßig Textilien unter die Lupe nimmt. Das Verbrauchermagazin „Öko-Test“ entdeckte allergisierende Dispersionsfarbstoffe in sieben von 25 getesteten BHs.

Allergien auf Textilfarbstoffe treten oftmals bei Menschen auf, die auch gegen Kaliumdichromat (☛Chrom) sensibilisiert sind. Vermutlich führt das Tragen von ☛Lederschuhen, die mit Chrom gegerbt wurden, auch zur Sensibilisierung gegen Farbstoffe aus Textilien.

Auch ☛Formaldehyd kann den Spaß an der Mode verderben. Der allergisierende Stoff ist Bestandteil von Pflegeleichtausrüstungen, die die Stoffe knitterarm und bügelfrei machen. Nicht zuletzt können Reißverschlüsse, Knöpfe und Zipper ☛Nickel enthalten, das Hautjucken und Pusteln hervorruft. Nach einem Test von Jeans war die allergisierende Substanz in drei von 21 Knöpfen für Jeanshosen enthalten.

Unser Rat

Vor Farbstoffen in Textilien können Sie sich nur bedingt schützen. So ist das Tragen ungefärbter Bekleidung nicht jedermanns Sache. Auch gibt es keine Pflicht zur ☛Kennzeichnung der verwendeten Zutaten, so dass die Farbmittel und andere Zusätze nicht auf dem Etikett aufgeführt werden. Ein Hinweis, dass formaldehydhaltige Zusätze in den Textilien enthalten sind, geben Bezeichnungen wie „Pflegeleicht“ oder „Knitterarm ausgerüstet“. Lassen Sie solche Bekleidung sicherheitshalber im Laden liegen.
Das Bundesinstitut für Risikobewertung in Berlin rät, Textilien vor dem ersten Tragen grundsätzlich zu waschen, da sich Rückstände von löslichen Farbstoffen damit reduzieren lassen.
Textilien, die frei von allergisierenden Farbstoffen und Formaldehyd sind, bieten die Hersteller von Naturtextilien an. Die Produkte sind an dem Label „Naturtextil“ erkennbar und via Versandhandel oder in Naturtextilfachgeschäften erhältlich. Weitere Infos finden Sie unter www.naturtextil.com.
Das Label „Textiles Vertrauen – Schadstoffgeprüfte Textilien nach Öko-Tex-Standard 100“ kennzeichnet ebenfalls Textilien für Babys, Kinder und Erwachsene, die ohne allergisierende Farben auskommen. Ein Manko ist aber, dass ☛optische Aufheller und, außer bei Babykleidung, geringe Mengen an Formaldehyd erlaubt sind, die bei empfindlichen Menschen ebenfalls zu Hautreaktionen führen können. Infos unter: www.oeko-tex.com.
Ähnliche Anforderungen an Textilien stehen auch hinter den Labeln „Toxproof“ und „SG – Schadstoffgeprüft“ des TÜV Rheinland.
Bedenken Sie jedoch, dass nicht nur „Textilchemie“, sondern auch natürliche Fasern wie z. B. Wolle und Seide auf empfindlicher Haut zu Unverträglichkeiten führen können. Auch grobe Nähte und Textilzubehör wie Reißverschlüsse, Knöpfe und Gürtel mit Nickel können sehr belastend wirken und sollten von Nickelallergikern unbedingt gemieden werden.
Für Neurodermitiker sollen silberhaltige Textilien von Vorteil sein, da sie bakterizid wirken und Entzündungen somit verhindern.

Thiomersal

Die quecksilberhaltige Verbindung ist ein antibakterieller Zusatz in Desinfektionsmitteln, dient aber auch als ☛Konservierungsstoff in ☛Impfstoffen, Augentropfen, Kontaktlinsenmitteln und ☛Kosmetika.

Gut zu wissen!

Thiomersal wirkt insbesondere bei Kindern, Jugendlichen und jüngeren Erwachsenen häufig sensibilisierend – Tendenz steigend. Ursache sind sehr wahrscheinlich Impfstoffe, die mit Thiomersal konserviert sind, vermutet der Informationsverbund Dermatologischer Kliniken an der Universität Göttingen (IVDK). Die Reaktionsquote der in Kliniken untersuchten Patienten lag im Jahr 2001 bei 7,5 Prozent. Das erscheint hoch. Jedoch bleiben die meisten Sensibilisierungen ohne klinische Symptome, so der IVDK. Obwohl also bei vielen jüngeren Menschen eine erhöhte Empfindlichkeit gegenüber Thiomersal vorliegt, kommt es meist zu keiner allergischen Reaktion. Die Fachleute sprechen darum auch von einer „stummen" Thiomersal-Sensibilisierung. Bei Beschäftigten in medizinischen Berufen, die sich oft gegen Hepatitis B impfen lassen, kommt es ebenfalls häufiger zur Sensibilisierung auf Thiomersal. Auch hier sind allergische Reaktionen selten. In Einzelfällen kam es zu ☛Urtikaria (Nesselfieber) oder Hautausschlägen. Hautreaktionen traten auch vereinzelt nach dem Gebrauch von Kontaktlinsenmitteln und Augentropfen auf, die mit Thiomersal konserviert waren.

Unser Rat

Das Impfen wird für Kinder uneingeschränkt empfohlen. Auch wenn es zu einer Sensibilisierung auf Konservierungsstoffe kommen kann, sollte nicht darauf verzichtet werden. Das Risiko einer späteren Allergie ist nach allem, was man heute weiß, relativ gering.
Quecksilberhaltige Konservierungsstoffe werden auf den Verpackungen von ☛Medikamenten und Kosmetika genannt. Die Bezeichnung lautet „Thimerosal". Sprechen Sie mit dem Kinderarzt! Gegebenenfalls kann er einen Impfstoff besorgen, der frei von Konservierungsstoffen ist. Jedoch ist dann das Risiko höher, dass der Impfstoff zwischen dem Öffnen der Verpackung und der Anwendung verkeimt.
Weitere Informationen zu den Impfempfehlungen der Ständigen Impfkommission des Robert-Koch-Instituts in Berlin finden Sie unter www.rki.de.

T

Tomaten

Vorsicht, häufiges Allergen

Egal ob klein, wie die beliebten Cocktail- oder Kirschtomaten, oder groß, wie Strauch- oder Flaschentomaten – der Verzehr von Tomaten äußert sich bei Allergikern mit einem Kribbeln im Mund, Hautausschlag oder Anschwellen der Schleimhäute. Oft vertragen insbesondere Menschen mit einer Pollenallergie keine Tomaten, da deren Eiweiße denen von Birke, Beifuß oder Gräsern ähneln. Kreuzreaktionen können auch bei einer Allergie auf Latex auftreten.

Nicht immer verbirgt sich hinter den beschriebenen Beschwerden eine echte Allergie. Bei manchen Menschen fehlt das Enzym, das für den Abbau der so genannten biogenen Amine wie z. B. Histamin verantwortlich ist. Verbleibt der Stoff in größeren Mengen im Blut, kann es ebenfalls zu Juckreiz, Übelkeit, Nesselsucht (Urtikaria) oder Durchfall kommen. Tomaten enthalten jedoch nicht nur Histamin, sondern auch die Stoffe Tyramin, Tryptamin und den Stimmungsaufheller Serotonin, die ebenfalls Unverträglichkeiten hervorrufen können. Ob es zu einer Reaktion kommt, ist (anders als bei einem Allergen) von der verzehrten Menge abhängig. Je größer der Gehalt an biogenen Aminen in einem Lebensmittel, umso eher kann es zu Unverträglichkeiten kommen. Tomatenmark, das die roten Früchte in konzentrierter Form enthält, liefert somit mehr biogene Amine als frische Tomaten.

Nicht zuletzt kann Tomatenmark auch relativ viel Salizylsäure (Azetylsalizylsäure) enthalten. Unverträglichkeiten sind ebenfalls auf einen Mangel an einem Enzym zurückzuführen, das für den Abbau der Salizylsäure zuständig ist. Die Reaktionen ähneln denen der Histaminintoleranz.

Unser Rat

Beginnt es bei Ihnen nach dem Verzehr von Pizza Margherita oder Nudeln mit Tomatensauce im Mund zu kribbeln oder fängt sogar die Haut an zu jucken, kann es sein, dass Sie Tomaten oder Tomatenmark nicht vertragen. Gehen Sie zu einem Allergologen. Er kann überprüfen, ob es sich um eine echte allergische Reaktion handelt oder um eine Unverträglichkeit. Diese Unterscheidung ist wichtig, da bei einer Allergie schon Spuren ausreichen, um eine Reaktion oder gar eine lebensbedrohliche Anaphylaxie auszulösen, bei einer Pseudoallergie hinge-

gen eine gewisse Menge verzehrt werden muss, damit es zur Reaktion kommt.
Eine gute Anamnese umfasst das Erstellen eines Ernährungstagebuchs, gegebenenfalls verschiedene ☛Allergietests, eine ☛Diät, bei der eine Zeit lang Tomaten konsequent gemieden werden, und das erneute probeweise Essen (Provokation) des möglichen Allergens. Haben sich Tomaten oder Tomatenmark als Verursacher der Beschwerden herausgestellt, sollten Sie mit Hilfe einer Ernährungsberaterin einen Speiseplan aufstellen und eine Liste der erlaubten Lebensmittel zusammenstellen. Bei verpackten Lebensmitteln informiert die Zutatenliste auf der Verpackung darüber, ob Tomatenzusätze in dem Produkt stecken. Da Tomaten nach dem Kochen von Allergikern oftmals gut vertragen werden, sind Tomatensauce und -suppe häufig kein Problem. Bei einer Pseudoallergie kann es aber sein, dass diese Zubereitungsform ungünstig ist, da die Konzentration an Histamin oder Serotonin darin höher ist als in dem rohen Gemüse. Tomatenmark, Ketchup, Fertigsaucen und fertige Tomatensuppen sind dann tabu.
Auch in Fertigprodukten enthaltene ☛Gewürze wie z. B. ☛Sellerie oder auch ☛Geschmacksverstärker können empfindlichen Menschen zu schaffen machen.

Transfettsäuren s. a. ☛Margarine

Transfettsäuren entstehen bei der Härtung von Fetten, wenn also aus weichen oder flüssigen Ölen bzw. Fetten eine feste oder streichfähige Masse entsteht. Transfettsäuren können in verarbeiteten, fetthaltigen Produkten enthalten sein, z. B. in Geflügelnuggets, Chips, Keksen, Kuchen oder Pommes frites. Auch ☛Margarine kann gehärtete Fette und somit Transfettsäuren beinhalten.

Gut zu wissen!

Transfettsäuren haben möglicherweise einen Einfluss auf das ☛Allergiegeschehen. Das legt eine große internationale Allergie-Studie nahe, die zahlreiche Fragestellungen rund um ☛Asthma und Allergien im Kindesalter in zehn europäischen Ländern untersuchte und auch die ☛Ernährung unter die Lupe nahm. Dabei fiel auf, dass es zwischen Bevölkerungsgruppen, die Lebensmittel mit einem hohen Gehalt an Transfettsäuren verzehren, und dem Auftreten von Asthma, ☛Heuschnupfen und

Neurodermitis einen Zusammenhang gibt. Es handelt sich dabei allerdings um eine „ökologische Studie“. Das heißt, die Studie diente dazu, Hypothesen zu erstellen, die man weiter untersuchen muss, aber nicht um Zusammenhänge zu beweisen, betont Professor Stephan Weiland von der Universität Ulm.
Eine aktuelle Studie, veröffentlicht im „European Journal of Clinical Nutrition“, zeigt auch einen möglichen Zusammenhang zwischen Transfettsäuren und Asthma. Bei Menschen, die täglich rund einen Teelöffel – also bis zu vier Gramm – Margarine essen, erhöhte sich das Asthmarisiko um 73 Prozent im Vergleich zu denjenigen, die nur ein Gramm oder weniger pro Tag zu sich nehmen. Vermutet wird, dass die so genannte Elaidinsäure, die in Margarine verstärkt vorkommt und ebenfalls eine Transfettsäure ist, für das Auftreten von allergischen Reaktionen verantwortlich ist.
Es gibt Hinweise, dass Transfettsäuren die Produktion von so genannten IgE-Antikörpern erhöhen, die allergische Reaktionen vermitteln. Weil die Rolle der Transfettsäuren bei der Entstehung von Allergien und Asthma unklar ist, sehen Fachleute hier aber noch weiteren Forschungsbedarf.
Der Transfettsäure-Gehalt in Lebensmitteln ist wegen der öffentlichen Kritik in den vergangenen Jahren immer weiter zurückgegangen. Ein großer Fast-food-Anbieter versicherte kürzlich sogar, er wolle die Menge an Transfettsäuren in sämtlichen Burger und Pommes unter ein Prozent senken, was sehr gering ist.

Unser Rat

Noch ist unklar, ob Transfettsäuren bei der Entwicklung von Allergien und Asthma eine Rolle spielen. Da sie aber auch Herz-Kreislauf-Erkrankungen ungünstig beeinflussen – sie lassen das „schlechte“ LDL-Cholesterin ansteigen – ist es sinnvoll, die Zufuhr vorbeugend so gering wie möglich zu halten.
Transfette sind vor allem in fetthaltigen Fertigprodukten zu finden. Sie werden nicht extra in der Zutatenliste deklariert. Steht dort jedoch der Hinweis „Fette, z. T. gehärtet“ oder „gehärtete Fette“ können Sie davon ausgehen, dass Transfettsäuren darin enthalten sind. Zwar ist die Belastung in den vergangenen Jahren z. B. in Margarine zurückgegangen. Verschiedene Tests zeigen aber auch, dass die unerwünschten Fettsäuren noch immer in zahlreichen Fertigprodukten stecken.

Margarine aus dem Reformhaus oder Naturkostladen ist in der Regel frei von Transfettsäuren, da die Fette nicht gehärtet werden, sondern Öle mit natürlicherweise festen Pflanzenfetten gemischt werden. Auch im Supermarkt gibt es Margarinesorten, die aus ungehärtetem Fett hergestellt werden. Das loben die Hersteller meist auf der Verpackung aus, so dass die Produkte einfach zu erkennen sind. Sie können Transfettsäuren am besten aus dem Weg gehen, wenn Sie möglichst viele Gerichte selbst kochen und auf Fertigprodukte verzichten.

Triclosan

Gut zu wissen!

Triclosan ist ein starkes Desinfektionsmittel, das Bakterien sicher abtötet. Es ist darum in manchen Haushaltsreinigern, ☛Deos, in Hautdesinfektionsmitteln gegen Mitesser, medizinischen ☛Seifen, ☛Zahncremes und vielen Alltagsprodukten mehr zu finden. Der Bakterienkiller steckt aber auch in antibakteriellen ☛Textilien, die zum Sport angezogen werden. Hier hat er die Aufgabe, unangenehme Gerüche, die beim Schwitzen entstehen, zu unterbinden, indem Schweißbakterien abgetötet werden. Triclosan kann aber mit dem Schweiß aus der Faser herausgelöst werden, wie Tests zeigen, und dann die Haut reizen und empfindlich machen. In vier von sechs Funktionstextilien (Fleece-Pullis, Radlerhosen, Sportsocken, Badeanzüge u. a. m.) fand das „Greenpeace-Magazin" den Bakterienkiller Triclosan in teilweise sehr hohen Mengen.

Triclosan ist ein gesundheitlich bedenklicher Stoff und auch für die Umwelt nicht günstig. Er wirkt allergisierend und kann, wenn er mit anderen Schadstoffen wie z. B. Dioxinen verunreinigt ist, schon in geringen Mengen eine Chlorakne auslösen. Triclosan greift aber auch den natürlichen Säureschutzmantel der Haut an, da die Substanz nicht nur geruchsbildende Bakterien abtötet, sondern auch nützliche Keime. So vorgeschädigt, ist die Haut empfindlicher für Stoffe, die sensibilisierend wirken und schlimmstenfalls ein Kontaktekzem auslösen.

Unser Rat

Triclosan ist in den meisten Produkten für Haut und Körper unnötig. Die Zähne und Hände werden auch ohne Triclosan sauber, gegen Schweiß beim Sport gibt es Deodorants und die Dusche. Wenn Sie

nach dem Tragen eines Funktionstextils Hautprobleme haben, ziehen Sie es einfach nicht mehr an.
Es ist nicht einfach zu erkennen, worin Triclosan enthalten ist. Textilien müssen nicht auf die verwendeten Zusätze hin deklariert werden. Ein Hinweis auf dem Etikett wie „Geruchshemmend“, „Air fresh“ oder „Antibakteriell“ deutet aber darauf hin, dass eine Substanz wie Triclosan eingesetzt wurde. In Kosmetika erkennt man den Stoff an der gleichnamigen INCI-Bezeichnung (International Nomenclature of Cosmetic Ingredients) „Triclosan“.
Nach einer Expertise im Auftrag von Greenpeace wurde Triclosan nicht nur in Zahncremes, Textilien und ☛Kosmetika, sondern auch in ☛Schuhen, Spielzeug, Kunststoffen, die in der Küche mit ☛Nahrungsmitteln in Kontakt kommen, in Katzenstreu, Gefrierbeuteln, Toilettenpapier und Zeitungen gefunden.

Umweltverschmutzung ☛Diesel, ☛Luftschadstoffe

Urlaub

Gut zu wissen!

Für die schönsten Wochen im Jahr gibt es eine Menge Urlaubsorte und Quartiere, die sich auf die Bedürfnisse von Allergikern eingestellt haben. Menschen mit ☛Heuschnupfen oder allergischem ☛Asthma fühlen sich an der Nord- und Ostsee meist besonders wohl. Denn hier werden ☛Pollen, die für tränende Augen und laufende Nasen verantwortlich sind, im wahrsten Sinne des Wortes weggeblasen, so dass die Belastung minimal und die Symptome pollenbedingter Allergien entsprechend gering sind. Auch tut die salzhaltige Luft den Atemwegen gut, so dass die Betroffenen richtig durchatmen können.
Die Insel Helgoland ist der pollenärmste Ort in Deutschland. Hier wurde auch der Deutsche Allergie- und Asthmabund gegründet, die heute mitgliederstärkste Allergie-Selbsthilfegruppe mit Sitz in Mönchengladbach. Menschen mit ☛Neurodermitis schwören ebenfalls auf salzhaltige Luft und Meerwasser, da sie die entzündete Haut beruhigen.
In den Bergen sind Allergiker ebenfalls gut aufgehoben. ☛Hausstaubmilben, deren Ausscheidungen Hausstauballergikern und

Milbenallergikern zu schaffen machen, haben in einer Höhe ab etwa 1000 Metern keine Überlebenschance. Auch die Anzahl der Pollen ist hier geringer als in der Ebene. Manche Allergene kommen gar nicht vor, andere treten zeitlich versetzt auf. Wer also im Frühjahr in den Bergen wandert, kann den Pollen, die zu diesem Zeitpunkt zu Hause durch die Luft fliegen, ein Schnippchen schlagen.

Viele Hotels bieten allergenarmes Wohnen an. Formaldehydarme Möbel in den Zimmern, Naturfarben an den Wänden, Verbot von Haustieren und Zigaretten erleichtern den Betroffenen zudem den Urlaub. In speziellen Hotels und Pensionen kommen oftmals auch Menschen mit Nahrungsmittelallergien kulinarisch auf ihre Kosten. Auf besondere Kostformen, z. B. ohne Kuhmilch oder Zusatzstoffe, wird hier gerne Rücksicht genommen.

Im Süden sind die Quartiere oftmals allergenarm eingerichtet: pflegeleichte Steinfußböden, Baumwolldecken, Rollos statt Gardinen, Möbel ohne Polster und Plüsch. Häufig ist also kein spezielles Allergiker-Quartier nötig, wenn auch so die Einrichtung stimmt.

Unser Rat

Wenn Sie ein allergenarmes Urlaubsziel ausgemacht haben, kann es trotzdem zu einer allergischen Reaktion kommen. So können Menschen mit Heuschnupfen, die eine Kreuzallergie auf Kernobst haben, auf den Apfel im Obstsalat vom Frühstücksbüffet im Hotel reagieren. Auch sind Ferienorte an der See nicht komplett pollenfrei. Schließlich werden die Pollen nicht zu 100 Prozent vom Wind aufs Meer geweht. Auch kann es zu einer Belastung kommen, wenn Wind ausnahmsweise aus der „falschen“ Richtung weht. Darum sollten Sie die üblichen antiallergischen Medikamente, gegebenenfalls auch ein Notfallset sowie den Allergiepass unbedingt mit in den Urlaub nehmen. Bedenken Sie auf der Reise in einem klimatisierten Flugzeug oder Fernzug, dass die Schleimhäute leicht austrocknen. Packen Sie ein Nasenspray mit Salzwasser ins Handgepäck, mit dem Sie die Nase zwischendurch befeuchten können. Wenn Sie mit dem Auto fahren, überprüfen Sie vor Abfahrt auch den Pollenschutzfilter Ihres Pkws. Er sollte regelmäßig gewechselt werden, damit Pollen nicht ins Innere des Wagens gelangen.

Wer eine Nahrungsmittelallergie hat, sollte sich das Picknick für die Pause selbst mitnehmen. In Raststätten und Restaurants werden nicht alle Zusätze, die möglicherweise zu Unverträglichkeiten führen, ausgewiesen. Milch oder ☛Soja müssen anders als ☛Zusatzstoffe z. B. nicht extra deklariert werden, so dass man sich auf die Aussagen des Personals verlassen muss. Auf Langstreckenflügen können Sie um spezielle Kostformen bitten. Das muss aber rechtzeitig angemeldet werden.
Weitere Informationen zu Urlaubsorten und Unterkünften, die für Allergiker geeignet sind, sowie zum Reisen finden Sie unter www.allegro-portal.de.

Urtikaria

Gut zu wissen!

Die Erkrankung heißt auch Nesselsucht oder Nesselfieber, da sie sich bemerkbar macht wie eine Brennnessel, die auf die Haut gelangt ist. Starkes Jucken, Kribbeln und Brennen bis hin zu einer lebensbedrohlichen ☛Anaphylaxie sind möglich. Fast jeder vierte Mensch entwickelt im Laufe seines Lebens einmal eine Urtikaria, so das Allergie-Zentrum der Charité in Berlin. Sie zählt laut dem „Weißbuch Allergie" zu den häufigen Erkrankungen. Unterschieden werden verschiedene Formen. Die akute Urtikaria dauert etwa eine Woche und verschwindet meist ebenso wie sie gekommen ist. Auslöser sind Infekte der oberen Luftwege und Unverträglichkeiten auf ☛Medikamente. Lebensmittel spielen nur bei einem Prozent der Betroffenen eine Rolle.
Die chronische Nesselsucht und die damit einhergehenden Quaddeln belasten die Betroffenen hingegen sechs Wochen und länger. Die Erkrankung kann sich bis zu sieben Jahre hinziehen. Ursache sind z. B. ☛pseudoallergische Reaktionen auf ☛Nahrungsmittel und ☛Zusatzstoffe. Auch Bakterieninfektionen (z. B. mit dem Magenbakterium Helicobacter pylori) und Schmerzmittel mit ☛Azetylsalizylsäure können eine Reaktion auslösen. Auch physikalische Faktoren wie scheuernde Kleidung, Wärme oder elektromagnetische Wellen können bei jüngeren Erwachsenen zur Urtikaria führen. Ähnlich wie bei ☛Neurodermitis kann die Lebensqualität durch die Krankheit sehr stark eingeschränkt sein.

Sehr selten tritt eine so genannte Lichturtikaria auf. Sie entsteht, wenn UV-A-Strahlen auf die Haut treffen. Wenige Minuten nach dem Kontakt kommt es zur Quaddelbildung, aber auch zu Übelkeit und Blutdruckabfall. Das Meiden der Sonne sowie dichte Kleidung sorgen hier am ehesten für Abhilfe. Lichturtikaria kann übrigens auch in geschlossenen Räumen auftreten, da die UV-A-Strahlen auch durch Fensterglas wirken.

Unser Rat

Bei einer akuten Urtikaria, die meist nur wenige Tage, höchstens aber sechs Wochen dauert, wird der Arzt bei Ihnen vermutlich keine aufwändige Diagnostik durchführen. Die Quaddeln werden gegebenenfalls mit den Juckreiz stillenden Antihistaminika behandelt. Ist der Auslöser bekannt, so sollte er in Zukunft gemieden werden.

Eine chronische Urtikaria sollte hingegen gründlich untersucht werden, da sie häufiger auftritt und die Betroffenen dann mehrere Wochen lang belastet. Den Ursachen auf die Spur zu kommen, ist allerdings nicht einfach. Schildern Sie dem Arzt (Allergologen) ausführlich die Beschwerden. Das ist wichtig, da die Quaddeln spontan wieder verschwinden bzw. an andere Körperstellen wandern. Es kann also sein, dass Sie den Arzt aufsuchen, aber keine Quaddel weit und breit zu sehen ist.

Ob es sich um eine allergische Reaktion, eine Pseudoallergie oder eine physikalische Reaktion handelt, muss mit Hilfe verschiedener Tests überprüft werden. Oftmals werden Blutuntersuchungen gemacht, da der Zustand der Haut die üblichen Tests nicht zulässt. Außerdem sollten Sie ein Beschwerdetagebuch führen, in das Auftreten, Dauer und Stärke der Nesselsucht eingetragen werden.

Die chronische Urtikaria wird ebenfalls mit Antihistaminika behandelt. Kortison ist nur selten erforderlich, wenn die Antiallergiemittel ausreichend hoch dosiert werden. Wenn Sie durch eine Anaphylaxie gefährdet sind, müssen Sie ein Notfallset bei sich tragen, das Kortison, Antihistaminika und ein Adrenalinspray enthält. Notieren Sie sicherheitshalber die notwendige Dosierung, damit andere Menschen Ihnen notfalls helfen können. Unverträglichkeiten oder eine Allergie auf bestimmte Stoffe müssen im Allergiepass aufgeführt werden.

Bei einer Lichturtikaria sind Sonnenschutzmittel mit UV-A-Schutz wichtig. Bevorzugen Sie eines mit mineralischem Lichtschutzfilter, da diese oftmals verträglicher sind als chemische Lichtschutzfilter.

UV-Filter ☛Sonnenschutzmittel

UV-Licht ☛Sonnenallergie, ☛Sonnenschutzmittel

Verdickungsmittel

Sie binden Flüssigkeiten wie Suppen, Saucen, Tortenfüllungen und Eiscreme, halten Brot und Backwaren frisch und machen Liköre dickflüssig. Verdickungsmittel sind aber nicht nur zum Binden da, sie sorgen auch für ein angenehmes Mundgefühl der Speisen. Ob also eine Fertigsauce als sämig-cremig empfunden wird oder die Kuchenfüllung im Munde angenehm zergeht, ist auch eine Sache des Verdickungsmittels.
Zum Einsatz kommen vor allem pflanzliche Stoffe. Am bekanntesten sind Stärke und Zellulose. Etwas exotischer klingen Agar-Agar, Johannisbrotkernmehl, Tranganth und Guarkernmehl. Alle Dickungsmittel enthalten so genannte Polysaccharide. Das sind Mehrfachzucker, die sehr gut aufquellen, Flüssigkeiten binden und somit zum Andicken geeignet sind.
Die meisten Verdickungsmittel sind unproblematisch. Einige können jedoch allergisierend wirken. Dazu zählen Dickungsmittel, die aus Hülsenfrüchten wie Johannisbrotkernmehl oder Guarkernmehl gewonnen werden. Sie haben ein höheres allergenes Potenzial und können bei sensibilisierten Menschen schon in geringen Mengen schwere, zum Teil lebensbedrohliche Reaktionen auslösen. Schlimmstenfalls kann es zum anaphylaktischen Schock kommen (☛Anaphylaxie).

Gut zu wissen!

Auch wenn viele Verdickungsmittel keine Probleme bereiten: Meiden Sie möglichst Produkte, die diese enthalten. Bei vielen Verdickungsmitteln steht eine abschließende gesundheitliche Bewertung noch aus. Auf der Verpackung von Fertigprodukten stehen sie in der Zutatenliste entweder mit dem Klassennamen und einer E-Nummer oder mit der direkten Bezeichnung. Verdickungsmittel, bei denen Vorsicht geboten ist, sind E 407 (Carrageen, z. B. in Sahne, Milchshake, Eiscreme und Pudding aus dem Becher), E 410 (Johannisbrotkernmehl in Suppen, Salatsaucen, Joghurt, Milchmixgetränken und Eis), E 412 (Guarkern-

Unser Rat

mehl in Brot und Backwaren, Eis, Saucen, Fertigsalaten), E 413 (Traganth in Schmelz- und Streichkäse, Saucen, Suppen, Salatdressing, Brot und Backwaren) und E 414 (Gummi arabicum in Dressings, Eiscreme, Getränken).
Bereiten Sie so oft wie möglich das Essen selbst aus frischen Zutaten zu. Wer Pudding mit geschlagener Sahne selbst kocht, kann Carrageen und anderen Dickungsmitteln aus dem Weg gehen.
Es lohnt sich immer, die Zutatenliste zu lesen. Frische Sahne kann, aber muss kein Carrageen enthalten. Die Salatsauce fließt möglicherweise durch Johannisbrotkernmehl dickflüssig aus der Flasche, es gibt aber auch welche ohne. Bio-Lebensmittel enthalten in der Regel weniger ☛Zusatzstoffe, zu denen auch die Verdickungsmittel zählen, als konventionelle.

Wandfarben s. a. ☛Lacke

Wenn die Räume einen neuen Anstrich brauchen, muss eine Wandfarbe her. Seit einigen Jahren werden in Baumärkten Farben ohne Lösemittel angeboten, die eine Alternative zu lösemittelhaltigen Produkten sein sollen. Lösemittel können bei empfindlichen Menschen zu Kopfschmerzen, Schwindel und Übelkeit führen.

Vorsicht, häufiges Allergen

Doch auch die Alternativen, die so genannten Dispersionsfarben auf Wasserbasis, sind nicht unproblematisch. Sie enthalten ☛Konservierungsstoffe und Biozide, die den Verderb der Produkte verhindern können. Vor allem der Konservierungsstoff (Chlor)Methylisothiazolinon, kurz CMI oder MI, wirkt stark allergisierend. Bis vor wenigen Jahren waren fast zehn Prozent der Hobbyheimwerker dagegen sensibilisiert. Inzwischen ist die Zahl der Sensibilisierten etwas zurückgegangen. Denn die Mengen an CMI/MI wurden in den Farbtöpfen vor einigen Jahren begrenzt und es gibt nun Produkte mit dem „Blauen Engel“. Durch diese Maßnahmen konnte die Zahl der Betroffenen, die in Kliniken untersucht wurden und gegen den Konservierungsstoff sensibilisiert waren, zwischen 1997 und 2001 auf drei Prozent gesenkt werden. Für die gesamte Bevölkerung wurde eine Sensibilisierungsquote gegen CMI von 0,4 Prozent errechnet. Der Kontakt mit Schadstoffen erfolgt nicht nur beim Anstrei-

chen, sondern auch beim Einatmen der noch feuchten Farbe. In Studien hatte ein Teil der betroffenen Patienten die Wohnräume nicht selbst gestrichen, aber darin gewohnt und sich auf diesem Wege sensibilisiert. Bei den Betroffenen macht sich die ☛Kontaktallergie vor allem im Gesicht bemerkbar.
In den Töpfen steckt aber noch mehr. Während die Farbpigmente selbst der Haut nicht schaden, wird als weiteres Konservierungsmittel ☛Formaldehyd verwendet, das in frisch gestrichene Räume ausdünstet und dann allergisierend wirken kann.
Naturfarben sind nicht immer eine Alternative. Sie können Terpene (☛Terpentinöl) als Lösemittel in sich haben, die bei empfindlichen Menschen ebenfalls allergisierend wirken. Es gibt in Naturstoffbaumärkten aber auch viele geeignete Produkte.

Unser Rat

Achten Sie auf das Siegel „Der blaue Engel – weil emissionsarm“. Diese Farben und ☛Lacke enthalten nur geringe Mengen an Formaldehyd und der Gehalt an Konservierungsstoffen ist begrenzt. Auch Produkte mit dem Siegel „Raumlufthygienische Prüfung auf Allergikereignung für Wandfarben“ des TÜV-Rheinland sind eine Alternative. In Baumärkten sind auch Farben mit dem Hinweis „frei von Isothiazolinonen“ erhältlich, die jedoch andere Konservierungsstoffe enthalten. Sie können, müssen aber nicht besser verträglich sein. Vor einigen Jahren wurde das Konservierungsmittel Bronopol wegen seiner sensibilisierenden Wirkung aus den Produkten entfernt. Seit einiger Zeit wird es wieder eingesetzt. In letzter Zeit ist dann auch prompt die Zahl derjenigen, die sich dagegen sensibilisiert haben, wieder massiv angestiegen.
Die Auswahl eines adäquaten Produkts wird dadurch erschwert, dass es keine verbindliche Deklarationspflicht gibt. Sind Wandfarben als „Für Allergiker geeignet“ ausgewiesen, sollten sie vollständig gekennzeichnet sein. Ist dies nicht der Fall, verwenden Sie lieber ein anderes, komplett deklariertes Produkt oder fordern Sie beim Hersteller die Sicherheitsdatenblätter an.
Die Anbieter von Naturfarben legen die Inhaltsstoffe ihrer Produkte offen und deklarieren sie vollständig. Weitere Informationen unter: www.bv-gbw.de. Für Allergiker grundsätzlich günstig sind Silikat-, Leim- und Kalk-Kaseinfarben, sie kommen ohne Konservierungsmittel aus. Menschen mit einer ☛Kuhmilchallergie müssen jedoch bei Kaseinfarben aufpassen, da hier Milcheiweiß drin steckt.

Auch wenn keine Allergie gegen Lacke oder Farben besteht, sind Naturfarben empfehlenswert, da jedermann beim Umgang mit Anstrichmitteln vorsichtig sein sollte und sich z. B. vor Lösemitteln schützen muss. Es kann sein, dass die neue Farbe trotz Allergikereignung Probleme bereitet. Das ist möglich, wenn aus der alten, darunter liegenden Farbschicht beim Streichen Allergene herausgelöst werden.
Allergiker sollten möglichst nicht selbst die Wände streichen, wenn die Farbe Allergene enthält. Betreten Sie die Räume erst wieder, wenn die Farbe vollständig getrocknet ist und die Zimmer gut ausgelüftet sind. Durch einen Anstrich mit Natriumdisulfit-Lösung kann das Ausgasen des Konservierungsmittels CMI unterbunden werden.

Waschmittel s. a. ☛Optische Aufheller
Feinwaschmittel, Vollwaschmittel, Colorwaschmittel, Woll- und Lederwaschmittel, Weichspüler, Spezialwaschmittel, antibakterielle Waschmittel – die Auswahl an Produkten, die die Wäsche sauber und weich machen sollen, ist riesig. Jedoch haben die modernen Saubermacher auch verschiedene Zusätze in sich, die Menschen mit empfindlicher Haut zu schaffen machen können. Dazu zählen Tenside, also die waschaktiven Substanzen, die Shirts und Jeans sauber machen, ☛Duftstoffe, ☛Farbstoffe, optische Aufheller, ☛Enzyme, die besonders hartnäckige Flecken entfernen, Desinfektionsmittel, die Bakterien und Pilzen den Garaus machen sollen, und ☛Konservierungsmittel, die die Haltbarkeit von flüssigen Waschmitteln verlängern.

Gut zu wissen!

Eine spezielle ☛Allergie auf Waschmittel ist zwar selten. Bei der Untersuchung von Personen mit dem Verdacht auf eine „Waschmittelallergie“ konnte der Informationsverbund Dermatologischer Kliniken an der Universität Göttingen kein spezifisches Allergenmuster ausmachen. Jedoch können einzelne Substanzen aus den Mitteln bei bereits sensibilisierten Menschen durchaus allergische Reaktionen hervorrufen. Dazu zählen Duftstoffe, die in den meisten Waschmitteln enthalten sind, sowie optische Aufheller, die die Wäsche weißer als weiß erscheinen lassen und Weiß- und Vollwaschmitteln zugesetzt werden. Bei gleichzeitiger Sonneneinstrahlung können die Aufheller allergische Reaktionen hervorrufen.

Manchmal kommt es auch zu Unverträglichkeiten auf Rückstände von Waschmitteln in sauberer Wäsche, etwa wenn das Waschmittel nicht ausreichend aus den Textilien oder aus der Bettwäsche entfernt wurde, da die Maschine zu voll beladen war oder die Wäsche ungenügend gespült wurde. Sie äußern sich bei empfindlichen Menschen und Allergikern in Form von Hautirritationen, Ekzemen, Atembeschwerden und bei Neurodermitikern in einer Verschlechterung des Hautbildes, so der Deutsche Allergie- und Asthmabund.

Unser Rat

Wenn Sie eine empfindliche Haut haben, nehmen Sie ein Waschmittel ohne Duftstoffe, Farb- und Konservierungsmittel. Seit Oktober 2005 müssen die Inhaltsstoffe von Waschmitteln auf der Verpackung deklariert werden. Von den Duftstoffen werden die 26 namentlich genannt, die mehr oder weniger häufig allergisierend wirken, wenn sie mit mehr als 0,01 Prozent im Endprodukt enthalten sind. Das bietet zwar keine absolute, aber doch eine relative Sicherheit für Allergiker. Auch Konservierungsstoffe müssen mit dem genauen INCI-Namen (International Nomenclature of Cosmetic Ingredients) genannt werden. Zudem werden manche Zusätze als Stoffgruppe ausgewiesen, z. B. Enzyme und Desinfektionsmittel, Phosphate und optische Aufheller. Wer im Detail wissen will, was in dem Produkt steckt, kann sämtliche mit INCI-Namen beschriebene Inhaltsstoffe im Internet nachlesen. Der Hersteller muss auf der Verpackung eine Internetadresse angeben und auch eine Telefonnummer, unter der Sie oder auch der Arzt nachfragen können, wenn Sie unsicher sind bezüglich der Inhaltsstoffe.
Viele Weiß- und Vollwaschmittel enthalten optische Aufheller. Verzichten Sie möglichst darauf. Sie können nicht nur der Haut zusetzen, sondern belasten auch das Abwasser. Bunt- oder Colorwaschmittel haben keine Aufheller in sich, da sich diese wie ein weißer Film über die farbige Wäsche legen würden.
Waschmittel mit Desinfektionsmittelzusatz sind überflüssig, da die üblichen Keime bei Temperaturen über 60 Grad Celsius abgetötet werden. Rückstände von Desinfektionsmitteln können die Hautbarriere stören, die Haut anfälliger für Bakterien und Pilze machen und somit die Grundlage für ein Ekzem schaffen.
Durch richtiges Waschen können Sie Rückstände in der Wäsche minimieren. Füllen sie nur so viel Wäsche in die Maschine wie zugelassen

ist, sonst lässt sich das Waschmittel nicht richtig herausspülen. Waschmittel können Sie sparen, wenn sie auf die Vorwäsche verzichten. Sie ist bei normal verschmutzter Wäsche nicht nötig. Dosieren Sie das Waschmittel je nach Verschmutzungsgrad und Wasserhärte, die Sie beim Wasserwerk erfragen können. Durch Einweichen (im Waschbecken oder mit einem speziellen Programm) und gezieltes Auswaschen von hartnäckigen Flecken können Sie auf aggressive Waschmittel und Fleckentferner verzichten.

Baukastenwaschmittel sind ideal, weil sich Waschmittel, Enthärter und Bleiche bzw. Fleckensalz nach Bedarf dosieren lassen. Wenn Sie weiße Wäsche machen, müssen Sie einfach das Bleichmittel zusetzen. Möchten Sie ein normales Waschmittel benutzen, nehmen sie ein Buntwaschmittel. Es enthält keine optischen Aufheller. Bevorzugen Sie Tabs, diese lassen sich am besten dosieren. Flüssigwaschmittel enthalten Konservierungsstoffe. Weichspüler sind grundsätzlich unnötig. Im Trockner oder durchs Bügeln wird die Wäsche auch weich und kuschelig.

Weichmacher

Kunststoffe sind sperrige Materialien. Um sie gefällig zu machen, werden ihnen Weichmacher zugesetzt. Sie sind darum in Bekleidung aus Kunststoff enthalten wie z. B. Regenjacken, in Schuhen, Planschbecken für den Garten, in älterem Kinderspielzeug, aber auch in Fußbodenbelägen, Gartenschläuchen, Kabeln, ja sogar (unbeabsichtigt) in Olivenöl, wie die Stiftung Warentest kürzlich feststellte. Bekannt ist vor allem der Kunststoff PVC (Polyvinylchlorid), der in vielen Produkten des täglichen Gebrauchs enthalten ist, da er so schön geschmeidig ist.

Gut zu wissen!

Was praktisch klingt, hat Nachteile. Weichmacher sind nicht nur belastend für die Umwelt, da sie schwer abbaubar und damit langlebig sind – man findet sie aus diesem Grund sogar in der Muttermilch. Neueren Untersuchungen zufolge gibt es möglicherweise auch einen Zusammenhang zwischen ☛Allergien und Weichmachern. Fachleute der Karlstad-Universität und der Technischen Universität Dänemark in Lyngby untersuchten je 200 Kinder mit und ohne Allergien, nahmen auch die Wohnungen in Augenschein und ermittelten die Konzentration an

☛Hausstaub. Ergebnis: In Wohnungen, in denen Kinder mit Dauerschnupfen (Rhinitis) und Ekzemen leben, ist die Konzentration an Weichmachern und hier insbesondere an dem Stoff Butyl Benzyl Phthalate, kurz BBzP, erhöht. In Wohnräumen von Familien mit ☛asthmakranken Kindern fallen hohe Konzentrationen an dem weit verbreiteten Weichmacher DEHP (Di(2-ethylhexyl)phthalate auf. Beide Weichmacher sind vor allem im Hausstaub zu finden, wohin sie durch Abrieb z. B. des PVC-Fußbodens oder durch das Tragen von Plastikschuhen gelangen. Grundsätzlich kann der Stoff auch aus Kunststoffen herausgelöst werden, wenn Kinder am Gummientchen nuckeln oder an einem Kabel lutschen.
Auch wenn Weichmacher seit kurzem in sämtlichem Spielzeug für Kinder verboten sind, so können sie sich noch in älteren Gummitieren und Plastikbüchern für Babys befinden, die das Kleinkind vom großen Bruder erbt. Auch spielen kleine Kinder nicht nur mit Spielzeug, das für sie gedacht ist, sondern nehmen alles in den Mund, was in ihre Reichweite gelangt, also auch die Plastiksandale der Mutter, den Gartenschlauch oder die lose Ecke des PVC-Fußbodenbelags.

Unser Rat

Noch sind es erste Hinweise, dass Weichmacher möglicherweise eine Rolle bei Allergien und Asthma spielen. Vorbeugend können Sie aber weichmacherhaltige Kunststoffe aus der Wohnung verbannen. Insbesondere dann, wenn allergiegefährdete Kinder mit Asthma oder Rhinitis darin leben.
Älteres Spielzeug aus Plastik, das vermutlich Weichmacher enthält, gehört in den Sondermüll (Recyclinghof, Schadstoffsammelstelle).
Wollen Sie den Fußbodenbelag ohnehin austauschen, sollten Sie einen aus Holz oder Linoleum nehmen (oder einen ☛Teppich verlegen, da die Konzentration an Feinstaub in Wohnräumen dann nach neueren Erkenntnissen geringer ist als bei einem glatten Fußboden). Plastikschuhe können in einen Schuhschrank gestellt werden, damit sich das Kind nicht darüber hermacht. Kunststoffkabel dürfen schon aus Sicherheitsgründen nicht in die Reichweite von Kindern gelangen.
☛Textilien mit oder aus PVC sind im Etikett mit Polyvinylchlorid oder PVC gekennzeichnet. Bevorzugen Sie Regenbekleidung aus Polyester oder Polyamid, da kleine Kinder gerne mal am Ärmel lutschen.

Wein

Ob Rotwein, Weißwein oder Rosé – Wein stellt kein Allergen für sich dar. Dennoch wird er von Allergikern oftmals nicht vertragen. Der im Wein enthaltene Alkohol führt zu einer vermehrten Durchblutung der Magenschleimhaut, so dass Allergene aus der Nahrung schneller aufgenommen und zu allergischen Reaktionen führen können.

Gut zu wissen!

Auch vertragen viele Menschen mit ☛Allergien, ☛Asthma oder ☛Urtikaria (Nesselfieber) keinen Wein, da darin verschiedene biogene Amine und vor allem ☛Histamin enthalten sind. Werden diese Stoffe nicht oder nicht ausreichend vom Körper abgebaut (was auf einen Enzymmangel zurückzuführen ist), ist die Konzentration im Blut erhöht, und es kann zu Unverträglichkeitsreaktionen kommen, die die allergischen Beschwerden verstärken. Bei Menschen, die unter keiner Allergie leiden, aber auf Histamin reagieren, kann es zu Kopfschmerzen, Herzrasen, Übelkeit, Erbrechen und Sodbrennen kommen. Rote und weiße Weine zählen zu den häufigsten Auslösern von Unverträglichkeitsreaktionen durch biogene Amine.

Weine werden oftmals geschwefelt, um das Verfärben zu verhindern, das Aroma zu schützen und die Haltbarkeit zu verlängern. Laut Weingesetz sind für Weiß- und Roséweine höhere Sulfitmengen erlaubt als für Rotwein. Am meisten ☛Schwefel enthalten Spätlesen, Auslesen, Eiswein und Trockenbeerenauslesen, da sie wegen der langen Reifezeit nur wenig eigene konservierende Säure haben. Manche Menschen reagieren auch mit Kopfschmerzen und Übelkeit auf Schwefel. Bei Asthmatikern kann das so genannte Sulfit-Asthma schon durch geringe Mengen ausgelöst werden. Befindet sich am Korken ☛Schimmel, kann dies Schimmelpilzallergikern zu schaffen machen.

Unser Rat

Wenn sich die allergischen Beschwerden durch den Genuss von Wein verstärken, sollten Sie besser darauf verzichten. Alkoholfreier Wein ist übrigens keine Alternative. Er regt zwar die Durchblutung der Magenschleimhaut kaum an, jedoch kann er ebenfalls Schwefel enthalten. Rotweine sind weniger geschwefelt als weiße Weine und Roséweine, trockene weniger als liebliche. Probieren Sie aus, ob Sie vielleicht geringe Mengen davon vertragen. Weine aus kontrolliert biologischer

Erzeugung enthalten deutlich weniger Schwefel, da nach den Richtlinien der Anbauverbände maximal zwei Drittel der gesetzlich erlaubten Höchstmengen an Schwefel erlaubt sind. Der Schwefelzusatz muss auf dem Etikett des Weins angegeben werden („enthält Sulfite"), andere Zusätze wie z. B. ☛Enzyme aber nicht. Schwefelfreien Wein gibt es nicht, da auch im Zuge der Gärung von Mikroorganismen natürlicherweise Schwefel an den Wein abgegeben wird.
Haben Sie Probleme mit Histamin, ist Weißwein jedoch günstiger als Rotwein, da er weniger biogene Amine in sich hat. Auch sollten Sie darauf verzichten, histaminreiche Lebensmittel wie z. B. Sauerkraut oder Weichkäse zusammen mit Wein zu verzehren, denn Alkohol steigert die Aufnahme von Histamin und hemmt das Enzym, das biogene Amine abbaut.
Wenn Sie eine ☛Nahrungsmittelallergie haben, ist es günstiger, wenn Sie Wein nicht direkt zum Essen trinken, auch wenn dies etwas ungewöhnlich erscheint. Dadurch können Sie allergische Reaktionen auf Inhaltsstoffe aus dem Essen verhindern oder reduzieren.

Windeldermatitis

Gut zu wissen!

Ist Babys Po stark gerötet, bilden sich dort Wasser- oder Eiterbläschen und Knötchen, spricht man auch von einer Windeldermatitis. Sie tritt dort auf, wo Urin und Stuhl längerfristig auf die empfindliche Babyhaut einwirken und sie reizen. So wie ständiges Händewaschen mit Seife die Haut austrocknet und auslaugt, können auch der stundenlange Windelkontakt und das feuchtwarme Klima auf die Haut schädigend wirken und die Ausbreitung von Bakterien fördern. Die Keime zersetzen den Harnstoff des Urins und sorgen dafür, dass daraus Ammoniak gebildet wird, das die Haut stark reizt. Wenn das Baby zahnt oder einen Infekt hat, ist das Immunsystem geschwächt und kann sich möglicher Erreger nicht erwehren, die in der Windel sitzen und die Haut ebenfalls schädigen.
Mit einer allergischen Reaktion ist dies alles aber nicht zu erklären. Vielmehr sorgen ungünstige Bedingungen wie Wärme und Feuchtigkeit in der Windel dafür, dass es zu einer unerwünschten Hautreaktion kommt, die rein äußerlich an eine allergische Reaktion erinnert.

Die Windeln selbst enthalten keine Stoffe, die die Haut reizen oder eine Windeldermatitis begünstigen. „Öko-Test" prüfte 19 Einweg-Höschenwindeln auf mehr als 200 verschiedene Substanzen und konnte darin keinen Stoff finden, der zu Allergien oder Unverträglichkeiten führte, etwa Duftstoffe oder optische Aufheller.

Unser Rat

Vorbeugend sollten Sie Ihr Kind häufiger wickeln, damit die Haut gar nicht erst länger in Kontakt mit Urin und Stuhl kommt. Lassen Sie es öfter mal ohne Windel strampeln. Luft am Po ist der beste Schutz vor Windeldermatitis und Pilzinfektionen. Sollte die Haut bereits gerötet sein oder gar offene Stellen zeigen, ist das häufige Wickeln und „Lüften" besonders wichtig. Zum Reinigen verwenden Sie am besten nur lauwarmes Wasser und tupfen den Po ab, denn das Abreiben tut dann weh. Sie können ihn zum Trocknen auch lauwarm föhnen, dabei die Hautfalten nicht vergessen. Doch Vorsicht: Die Babys pinkeln reflexartig, wenn es untenherum schön warm wird. Wenn der Po gerötet und empfindlich ist, bieten Salben mit Zink eine gute Hautbarriere, d. h., sie halten die Feuchtigkeit von der Wunde fern.

Sind Rötung oder Pickel nach einigen Tagen nicht verschwunden, kann es sein, dass sich eine Pilzinfektion entwickelt hat. Dann sollten Sie unbedingt zum Kinderarzt gehen, der bei Bedarf eine Pilzcreme verschreibt. Fasst sich das Kind mit den Fingern an den Po und dann in den Mund, kann dort ebenfalls eine Pilzinfektion auftreten, der so genannte Mundsoor. Er muss unbedingt mit einer pilztötenden Lösung behandelt werden, die dem Kind in den Mund gestrichen und von ihm auch akzeptiert wird, da sie süßlich schmeckt.

Ob Kinder Einweg- oder Stoffwindeln besser vertragen, darüber gibt es die unterschiedlichsten Ansichten. Probieren Sie aus, was bekommt. Sollte das Kind mit Einwegwindeln aus Kunststoff nicht klarkommen, können Sie es mit der Stoff-Variante versuchen. Jedoch liegt der Po dann längere Zeit im Feuchten, da die Flüssigkeit nicht so gut aufgesaugt wird.

Wenn Sie Ihr Kind stillen, kann es sein, dass es einige säurereiche oder aggressive Lebensmittel nicht verträgt. Probieren Sie aus, ob ihm Zitrusfrüchte, Ananas, Tomaten und Gewürze bekommen. Wenn sich am Tag danach die Haut des Babys rot färbt und entzündet, lassen Sie diese Lebensmittel weg.

Wollwachs

Wollwachs wird aus Schafwolle hergestellt. Dazu wird die Wolle gewaschen, mit einem Lösemittel behandelt, das Wollfett filtriert und geschleudert, entfärbt und die nach Schaf riechenden ☛Duftstoffe aus dem Wachs entfernt. Jedoch gibt es kein einheitliches Behandlungsverfahren, so dass sehr unterschiedliche Qualitäten am Markt sind. Daraus ergibt sich auch das allergene Potenzial, das von Fett zu Fett variiert.

Wollwachs wird auch Lanolin genannt, da sich das Wort aus dem Begriff Lana für Wolle und Oleum für Öl ableitet. Es wird als Zusatz zu ☛Kosmetik verwendet, hier ist es Fettstoff und Emulgator. Es ist aber auch in ☛Hautcremes zur Behandlung von Hauterkrankungen enthalten, in Möbelpolituren, in Schuhcremes und in Schmiermitteln, die das Aufziehen von Autoreifen erleichtern, sowie in Papier und Druckfarben, selbstklebenden Pflastern, ☛Leder, Pelzen und unter Umständen auch in naturbelassenen Schaffellen.

Vorsicht, häufiges Allergen

In der „Allergen-Hitliste" des Informationsverbunds Dermatologischer Kliniken (IVDK) an der Universität Göttingen, die die Reaktionsquoten auf die häufigsten Kontaktstoffe nennt, steht die Substanz bei den Stoffen, die häufiger sensibilisierend wirken. Die Reaktionsquote betrug im Jahr 2004 knapp drei Prozent. Im Jahr zuvor waren es noch vier Prozent gewesen, so dass die Häufigkeit rückläufig, eine Belastung aber nach wie vor vorhanden ist. Doch es gibt auch Fachleute, die die Lanolin-Allergie als „Mythos" bezeichnen, da sie, bezogen auf die Gesamtbevölkerung, eher selten auftritt.

Wie auch immer man das bewerten mag: Sensibilisierend scheinen vor allem bestimmte, im Wachs vorhandene Alkoholverbindungen zu wirken, die so genannten Wollwachsalkohole. Auch auf Rückstände von Pflanzenschutzmitteln und Zusätze in den Wachsmischungen können allergische Reaktionen auftreten.

„Die Gewinnungsverfahren unterscheiden sich von Hersteller zu Hersteller und sind nicht nur der Grund für die unterschiedliche Qualität, sondern (wahrscheinlich auch) eine wesentliche Ursache für die unterschiedliche Hautverträglichkeit", heißt es in dem Bericht „Verbreitung umweltbedingter Kontaktallergien mit Schwerpunkt im privaten Bereich" des Umweltbundesamtes in Dessau. Allergien auf Lanolin treten also vermutlich dann auf, wenn das Wachs Verunreinigungen enthält, die sensibilisierend wirken.

Unser Rat

Wenn der Hautarzt mit Hilfe von ☛Allergietests festgestellt hat, dass Sie gegen Lanolin sensibilisiert sind, sollte die Verträglichkeit unbedingt in einem Gebrauchstest noch einmal überprüft werden. Es kann sein, dass die Hautcreme mit hochwertigem Lanolin gut vertragen wird, nicht aber die Schuhcreme, für die vielleicht minderwertiges Wollwachs verwendet wurde.
Neue kosmetische Produkte sollten Sie dann in der Armbeuge auf Verträglichkeit testen, wenn Sie bereits gegen Kosmetika sensibilisiert sind und überprüfen möchten, wie gut das Produkt vertragen wird, jedoch nicht generell. Sinnvoller ist es, die Angaben im ☛Allergiepass mit der Kennzeichnung auf der Verpackung zu vergleichen.
Lanolin verbirgt sich hinter den INCI-Bezeichnungen (International Nomenclature of Cosmetic Ingredients) „Lanolin", „Lanolin Acid", „Lanolin Alcohol", „Lanolin Cera", „Lanolin Linoleate", „Lanolin Ricinoleate", „Lanolinamide DEA", „Lanosterol". Deklariert werden jedoch nur Kosmetika, ☛Putz- und ☛Waschmittel. Andere Produkte, die Lanolin enthalten, sind somit nicht identifizierbar. Das Ausfindigmachen möglicher Zusätze kann sich also im Einzelfall als überaus schwierig erweisen.

Zahncreme

Zahncremes sollen die Zähne von Belägen befreien und vor Karies schützen. In den Pasten sind darum Putzkörper enthalten, die das Entfernen der Plaques erleichtern und Schaumbildner, die das Verteilen der Zahncreme unterstützen. Zudem gibt es Netzmittel, die die Plaques binden und den Abtransport aus dem Mund ermöglichen, sowie Geschmacksstoffe, die einen frischen Geschmack im Mund hinterlassen. Fluor ist der Stoff, der den Zahnschmelz härtet und somit direkt zur Kariesprophylaxe beiträgt.
Seit einiger Zeit werden Zahncremes auch mit antibakteriellen Wirkstoffen angereichert. Sie sollen Zahnfleischentzündungen verhindern oder reduzieren. Vor allem für ältere Leute, die sich

Gut zu wissen!

nicht mehr so intensiv die Zähne putzen können, oder für kranke Menschen werden solche Zahncremes empfohlen. Eingesetzt wird unter anderem der Bakterienkiller ☛Triclosan, der auch in Haushaltsreinigern, ☛Deodorants, Hautdesinfektionsmitteln gegen Mitesser, in bestimmten ☛Seifen und vielen Alltagsprodukten mehr enthalten sein kann.

Triclosan ist ein gesundheitlich bedenklicher Stoff. Er kann allergisierend wirken und, wenn er mit umweltschädlichen Dioxinen verunreinigt ist, schon in geringen Mengen eine Chlorakne auslösen. Triclosan greift aber auch den natürlichen Säureschutzmantel der Haut an, da die Substanz nicht nur unerwünschte Mundbakterien tötet, sondern auch nützlichen Keimen zu Leibe rückt: mit der Folge, dass die Mundschleimhaut mit der Zeit empfindlicher und durchlässiger für sensibilisierende Stoffe wird.

Auch andere in Zahncremes enthaltene Zusätze können allergisierend wirken bzw. zu Unverträglichkeiten führen, z. B. ☛Konservierungsstoffe wie Parabene, ☛Duftstoffe, ☛Farbstoffe und Aromastoffe.

Unser Rat

Zahncremes mit antibakteriellen Zusätzen sind in der Regel überflüssig. Der beste Schutz für ein gesundes Zahnfleisch sind regelmäßiges Putzen und eine ausgewogene Ernährung mit reichlich Vollkornprodukten und Gemüse. Da man sie gründlich kauen muss, wird der Speichelfluss in Gang gesetzt und die Bakterien werden auf natürliche Weise herausgespült. Kalziumreiche Milchprodukte wie Käse, Milch und Quark härten zudem den Zahnschmelz und schützen somit vor Karies.

In üblichen Zahncremes wird Triclosan zwar nicht eingesetzt, wie Tests ergaben. Jedoch ist der Stoff in Zahnpasten zu finden, die mit dem Zusatz „antibakteriell“ versehen sind. In der INCI-Deklaration (International Nomenclature of Cosmetic Ingredients) heißt der antibakterielle Wirkstoff ebenfalls „Triclosan“.

Manche Hersteller von antibakteriellen Zahncremes setzen auch ☛Teebaumöl ein, da es ebenfalls eine, wenn auch geringe, antibakterielle Wirkung hat. Jedoch wirkt auch dieses natürliche Öl immer häufiger allergisierend, wie die Auswertugen des Informationsverbundes Dermatologischer Kliniken an der Universität Göttingen zeigen. Die INCI-Deklaration lautet „Melaleuca Alternifolia“.

Zahnfüllungen

Gut zu wissen!

Mitte der 90er Jahre geriet der Zahnwerkstoff Palladium in die Schlagzeilen. Das Magazin „Der Spiegel" berichtete von einem „Großversuch im Mund", da das Material allergisierend wirken und zu weiteren Gesundheitsstörungen wie Kopfschmerzen, Haarausfall, Entzündungen, Herzrhythmusstörungen und anderem mehr führen sollte. Bemängelt wurde, dass das Material trotz dieser Nebenwirkungen sehr oft Verwendung finde.
Nach wie vor ist Palladium ein häufiger Zahnwerkstoff für Zahnfüllungen und Zahnprothesen. Wird der Stoff im ☛Allergietest überprüft, gibt es darauf auch sehr oft positive Reaktionen, wie die Auswertung der Daten von 2583 Patienten durch den Informationsverbund Dermatologischer Kliniken (IVDK) an der Universität Göttingen ergab. Danach war es bei 7,5 Prozent der in Kliniken untersuchten Patienten zu einer positiven Reaktion auf das Material gekommen. Bei genauer Auswertung kam aber heraus, dass zwar viele Menschen gegenüber Palladium sensibilisiert sind, es jedoch nur selten auch zu einer allergischen Reaktion kommt. Ähnlich wie bei anderen Stoffen (z. B. bei ☛Thiomersal) scheint es also viele Fälle zu geben, jedoch „ohne klinische Relevanz", wie Fachleute sagen, also ohne dass die Allergie tatsächlich mit den entsprechenden Symptomen auftritt. Dass Menschen auf Palladium allein reagieren, ist selten. Rund 80 Prozent der Palladiumallergiker sind gleichzeitig auch gegen ☛Nickel sensibilisiert. Möglicherweise handelt es sich um eine ☛Kreuzallergie, d. h., wer gegenüber Palladium sensibilisiert ist, reagiert auch auf andere Metalle.

Unser Rat

Sollten Sie Nickelallergiker sein und eine größere Zahnsanierung anstehen, sprechen Sie Ihren Zahnarzt auf eine mögliche Sensibilisierung gegen Palladium an. Fragen Sie nach, ob ein ☛Allergietest vorab Sinn macht. Von Fachleuten wird er zwar nicht generell empfohlen, der Test kann aber im Einzelfall durchaus sinnvoll sein, um ein geeignetes Material auszuwählen.
Es gibt Zahnwerkstoffe, die wie Kunststoffe oder Keramik frei von Palladium sind. Möglicherweise eignen sich die Alternativwerkstoffe aber nicht für Ihre individuellen Bedürfnisse, da sie nicht robust genug sind. Fragen Sie den Zahnarzt nach weiteren Alternativen.

Z

Zigarettenrauch

Rauch ist ungesund. Das weiß jedes Kind, da auch in immer mehr Schulen ein komplettes Rauchverbot gilt und Bahnhöfe und Restaurants zunehmend rauchfrei sind. In diversen Studien wurde nicht nur die Krebsgefahr durch Rauchen nachgewiesen. Auch der schädliche Effekt des Passivrauchens auf die Gesundheit von Kindern und Erwachsenen wird nicht mehr in Frage gestellt. So haben diverse Studien den schädlichen Effekt des Mitrauchens in Bezug auf die Entwicklung von Asthma und Asthma-Symptomen belegt. Durch das Einatmen kommt es mit der Zeit zur Entzündung der oberen Luftwege, die Lungenfunktion wird eingeschränkt, pfeifende Atemgeräusche und Asthma sind die Folge.

Vorsicht, fördert allergische Erkrankungen

Das Risiko ist am größten, wenn die Mutter schon während der Schwangerschaft raucht. Insbesondere Mädchen leiden schon im Mutterleib unter dem Qualm, was sich in späteren Jahren in Form von Atemnot und Asthma äußert. Für Mädchen ist das Rauchen der Mutter während der Schwangerschaft vermutlich so besonders schädlich, weil ihre Lungen früher reifen und somit länger den Stoffen ausgesetzt sind. Auf Jungen wirkt sich vor allem die Belastung mit Zigarettenrauch nach der Geburt aus. Werden sie regelmäßig Zigarettenqualm ausgesetzt, leiden sie später unter einer eingeschränkten Lungenfunktion, die sich zum Asthma auswachsen kann.

Unter dem Strich wirkt sich das mütterliche Rauchen stärker auf die Gesundheit der Kleinen aus als das der Väter. Vermutlich deshalb, da sie nach wie vor mehr Zeit mit den Kindern verbringen, so das Ergebnis einer europäischen Studie, für die Daten zur Lungenfunktion von fast 19 000 Personen aus 17 Ländern gesammelt und ausgewertet wurden.

Andere Studien zeigen, dass sich das Passivrauchen nachteilig auf Neurodermitis auswirkt. Nach einer finnischen Studie treten Ekzeme signifikant häufiger bei Kindern auf, wenn die Mutter mehr als zehn Zigaretten am Tag raucht und somit eine starke Raucherin ist. Eine Untersuchung des Instituts für Sozialmedizin des Universitätsklinikums Lübeck in Schleswig-Holstein ergab zudem, dass Heuschnupfen, Asthma oder Neurodermitis bei jedem zweiten „Raucherkind“ auftraten, also bei denjenigen, deren Mütter in der Schwangerschaft oder Stillzeit geraucht hatten. Hingegen war nur jedes dritte Kind betroffen, wenn es dem Rauch nicht ausgesetzt war.

Unser Rat

Vermeiden Sie um jeden Preis, dass Ihr Kind Zigarettenrauch ausgesetzt wird. Das gilt sowohl für die Schwangerschaft als auch für die Stillzeit und das gesamte Zusammenleben mit Kindern. Durch Passivrauchen erhöht sich nicht nur das Risiko für Allergien und Asthma, sondern auch für andere Gesundheitsschäden wie z. B. Krebs. Eltern sind Vorbilder für Kinder. Wenn Sie ständig zum Glimmstängel greifen, wird das Kind mit größter Wahrscheinlichkeit später auch rauchen und somit vom Passiv- zum Aktivraucher. Das ist insbesondere bei bestehenden Allergien unangenehm und schädlich.
Leben Sie Ihren Kindern einen gesunden Lebensstil vor. Bei Stress oder beruflicher Überbeanspruchung ist es besser, wenn Sie zum Ausgleich aufs Rad steigen, Sport treiben oder ins Kino gehen als zur Zigarette zu greifen.
Vermeiden Sie mit Kindern den Aufenthalt in „verqualmten" Räumen, z. B. den Besuch in Restaurants ohne Nichtraucherbereich. Bitten Sie Freunde, die zu Ihnen zum Essen oder Kaffeetrinken kommen, im Freien zu rauchen. Im Kindergarten können Sie die Erzieher darauf hinweisen, dass es ungünstig ist, vor den Augen der Kleinen zu qualmen. Im Urlaub sollten Sie Nichtraucherzimmer bevorzugen. Weitere Informationen zum Nichtrauchen gibt es unter www.bzga.de.

Zucker

Menschen mit ☛Neurodermitis wird manchmal vom Zuckerverzehr abgeraten, da die weißen Kristalle zu einer Verschlechterung der Krankheit führen und Ekzeme aufblühen lassen sollen. Doch diese Behauptung sei nicht haltbar, betont der Deutsche Allergie- und Asthmabund in Mönchengladbach. Nach einer Studie der Hautklinik an der Charité Berlin beeinflusst Zucker das Auftreten und den Verlauf von Ekzemen nicht. Im Rahmen der Studie erhielten 29 Kinder und Erwachsene eine Diät mal mit, mal ohne Zucker. Auch wurde das Blut untersucht. Ergebnis: Weder die Haut noch die Blutwerte waren bei der Zuckergruppe in irgendeiner Weise auffällig. Die Fachleute halten es darum für nicht gerechtfertigt, Patienten mit Neurodermitis den Zucker gänzlich zu verbieten. Die Ergebnisse müssen jedoch vor dem Hintergrund gesehen werden, dass die Studie von der Wirtschaftlichen Vereinigung Zucker mit unterstützt wurde und somit nicht unabhängig ist.

Dass Zucker kein Allergen ist, dafür spricht auch die Zusammensetzung des Nahrungsmittels. Weißer Zucker besteht nur aus Kohlenhydraten (Saccharose), enthält jedoch keine Eiweißstoffe, da diese bei der Herstellung entfernt werden. Für das Auftreten einer ☛Allergie sind jedoch vor allem Proteine (Eiweiße) verantwortlich, die vom Immunsystem als fremd erkannt und abgewehrt werden. Bei ☛Diäten wie z. B. der so genannten oligoantigenen Basisdiät, die im Rahmen der Diagnose zum Aufspüren von Allergenen durchgeführt wird, ist Zucker zudem sogar ausdrücklich als Gewürz erlaubt.

Gut zu wissen!

Für Neurodermitiker gilt also nach wie vor: Es gibt keine allgemeingültigen Ernährungsempfehlungen oder gar Neurodermitis-Diäten. Auch haben alternative Süßungsmittel wie Honig, Dicksäfte und Ahornsirup keine Vorzüge gegenüber Zucker, wie immer wieder behauptet wird. Denn sie bestehen aus denselben Zuckerbausteinen wie weißer Haushaltszucker.

Tatsache ist aber, dass verschiedene Zusätze in zuckerhaltigen Süßigkeiten eine allergische oder ☛pseudoallergische Reaktion auslösen können. Neben natürlichen Stoffen wie z. B. ☛Nüssen, ☛Kuhmilch oder ☛Gewürzen können auch ☛Zusatzstoffe zu Unverträglichkeiten führen. Unter den ☛Farbstoffen ist insbesondere das gelb färbende Tartrazin (E 102) zu nennen, das in gelb gefärbten Süßigkeiten enthalten sein kann.

Auch ☛Konservierungsstoffe führen manchmal zu ☛Pseudoallergien. So genannte Parabene oder PHB-Ester sorgen dafür, dass Knabbergebäck und Süßigkeiten nicht verderben. Auch geschwefeltes und zusätzlich mit Schokolade überzogenes Trockenobst und die Rosinen im Kuchen können Unverträglichkeiten hervorrufen.

Daneben gibt es verschiedene Erkrankungen, bei denen Zucker und Zuckerverbindungen nicht vertragen werden. Die ☛Laktose-Intoleranz, Saccharose-Malabsorption oder Fruktose-Intoleranz sind auf einen Mangel an zuckerabbauenden Enzymen zurückzuführen. Weil der Zucker unverdaut in den Darm gelangt, können Durchfall und Magen-Darm-Beschwerden auftreten. Dabei handelt es sich aber um keine allergische Reaktion, sondern um Erkrankungen des Magen-Darm-Traktes.

Unser Rat

Auf Zucker muss kein Allergiker verzichten, egal ob Neurodermitiker oder nicht. Allgemein ist die Beschränkung aber sinnvoll, da zu viel Süßes dick und auch die Zähne kaputt macht. Kinder können jeden Tag eine kleine Menge an Süßigkeiten bekommen, z. B. einen Riegel Schokolade, ein kleines Eis oder eine kleine Portion Gummibären. Es ist günstiger, Süßes zu rationieren, als es ganz zu verbieten, sonst wird der Heißhunger darauf zu groß.
Die Zutatenliste auf der Verpackung gibt Auskunft über die für Keks und Co. verwendeten Zusätze. Darin sind alle Zutaten in absteigender Reihenfolge ihres Gewichtsanteils aufgeführt. Nicht erfasst werden jedoch Spuren von Nüssen oder Milcheiweiß, die unbeabsichtigt ins Produkt gelangen können, etwa weil Nuss- und Schokoladenkekse im selben Backofen gebacken werden. Achten Sie stets auf die Angabe „kann Spuren von Nüssen enthalten" oder fragen Sie beim Hersteller nach, ob Ihre Lieblingssorte eventuell Nussallergene enthält. Da sich Rezepturen immer wieder ändern, sollten Sie sicherheitshalber vor jedem Kauf einen Blick auf die Zutatenliste werfen.
Auch Angaben zu Zusatzstoffen finden Sie auf der Verpackung. Der gelbe Farbstoff Tartrazin verbirgt sich hinter der Nummer E 102, Konservierungsstoffe (Parabene, PHB-Ester) hinter den Nummern E 214 bis E 219 sowie verschiedene Schwefelverbindungen (Sulfite) hinter E 220 bis E 224 und E 226 bis E 228.
Wenn Sie synthetisch gefärbte Süßwaren nicht vertragen, versuchen Sie es z. B. mit Gummibären oder Weingummi, die mit Fruchtsaft gefärbt sind. Sie sind vor allem in Naturkostläden, Reformhäusern und Apotheken erhältlich. Sie können, müssen aber keine Alternative sein, da grundsätzlich auch Unverträglichkeiten auf natürliche Farbe vorkommen können, z. B. auf das rot färbende Cochenille (E 120), auch echtes Karminrot genannt.
Bonbons ohne Zusatzstoffe lassen sich auch recht einfach selbst machen. Sie bestehen beispielsweise aus Sahne, Zucker und etwas Öl. Milchfreie Schokolade wird aus Gelatine, Wasser, Puderzucker und Kakaopulver hergestellt.

Zusatzstoffe

Zusatzstoffe sind aus verarbeiteten Lebensmitteln nicht wegzudenken. Die mehr als 300 zugelassenen Stoffe sollen den Geschmack, das Aussehen und die Haltbarkeit von Fertigprodukten verbessern. Sie sorgen auch dafür, dass sich Stoffe, die wie Fett und Wasser nicht mischbar sind, verbinden, dass Fertigprodukte sich im Zuge der Lagerung nicht zersetzen und dass sie – wie Brot und Kuchen – lange frisch bleiben. Zu den Zusatzstoffen zählen Antioxidationsmittel, die das Ranzigwerden von Fett verhindern, ☛Konservierungsstoffe, ☛Schwefeldioxid, ☛Farbstoffe, Emulgatoren, ☛Verdickungsmittel, Süßstoffe und ☛Geschmacksverstärker.

Gut zu wissen!

Zusatzstoffe sind nicht ohne. So können Geschmacksverstärker Kopfschmerzen und Übelkeit hervorrufen, das so genannte Sulfit-Asthma kann nach dem Genuss von geschwefeltem ☛Wein auftreten, ☛Farbstoffe können Unverträglichkeiten bewirken. Doch Zusatzstoffe führen nur bei einem kleinen Teil der Kinder und Erwachsenen zu gesundheitlichen Beeinträchtigungen. Schätzungsweise 0,5 bis 0,8 Prozent der Bevölkerung haben Probleme mit Zusatzstoffen. Echte allergische Reaktionen sind selten. Wenn, dann treten sie vor allem auf natürliche Zusatzstoffe auf, z. B. auf aus Hülsenfrüchten gewonnene Geliermittel und Verdickungsmittel. Hier reichen schon geringe Mengen, um schwere Reaktionen bis hin zu einer ☛Anaphylaxie auszulösen. Häufiger sind ☛pseudoallergische Reaktionen. D. h., es handelt sich um keine echte allergische Reaktion, an der das Immunsystem beteiligt ist, so dass lebensbedrohliche Reaktionen selten sind. Allergieähnliche Symptome wie die einer ☛Urtikaria (Nesselfieber) oder Schwellungen können aber auftreten.

Unser Rat

Es ist gar nicht so einfach, einer Unverträglichkeit durch Zusatzstoffe auf die Spur zu kommen. Die üblichen ☛Allergietests sind nicht hilfreich, da es zu keiner nachweisbaren Immunreaktion kommt. Sie werden aber genutzt, um eine echte Allergie auszuschließen.

Im Rahmen der Anamnese wird der Arzt Sie zunächst zu Ihren Essgewohnheiten befragen, Ihnen raten, eine Zeit lang ein Ernährungstagebuch zu führen, in dem vermerkt wird, was wann und in welcher Menge gegessen wird und gegebenenfalls eine ☛Diät ohne Zusatz-

stoffe empfehlen. Treten die Symptome unter der Diät nicht auf, kann es sein, dass Sie tatsächlich eine Pseudoallergie auf Zusätze in Fertiglebensmitteln haben. Zur Kontrolle muss noch ein Provokationstest durchgeführt werden. Hierbei werden die möglichen Auslöser der Pseudoallergie verabreicht. Kommt es zu einer Reaktion und wurde ein Stoff ermittelt, gilt es zukünftig, ihn zu meiden. Findet der Arzt keinen verursachenden Stoff, wird die Diät fortgeführt, die verbotenen Zusätze werden aber nach und nach eingeführt und so ihre Verträglichkeit getestet. Ziel ist eine Ernährung, die gut verträglich und vielseitig ist, aber auch schmeckt. Sind die Zusatzstoffe oder unverträglichen Lebensmittel bekannt, müssen sie gemieden werden.

Hinweise zu den verwendeten Zusatzstoffen finden Sie in der Zutatenliste auf der Verpackung. Angegeben wird jeweils der Klassenname, also z. B. Konservierungsstoff oder Emulgator, sowie der Name des Zusatzstoffs (z. B. Konservierungsstoff Sorbinsäure). Statt dessen kann auch die E-Nummer genannt werden (Konservierungsstoff E 200). Weil E-Nummern aber einen schlechten Ruf haben, wird immer häufiger darauf verzichtet.

Auf unverpackten Lebensmitteln oder in Restaurants müssen einzelne Zusatzstoffe auf einem Schild am Verkaufstresen bzw. in der Speisekarte gekennzeichnet werden. Von den allergierelevanten Stoffen sind dies Farbstoffe, Konservierungsstoffe, Antioxidationsmittel, Geschmacksverstärker und Schwefel (Angabe: „geschwefelt", wenn mehr als 10 mg Schwefeldioxid pro Kilogramm Lebensmittel eingesetzt wurden).

Folgende Zusatzstoffe können Reaktionen auslösen und sollten bei einer bekannten Empfindlichkeit unbedingt gemieden werden:

Farbstoff E 100 (Kurkumin), E 102 (Tartrazin), E 104 (Chinolingelb), E 110 (Gelborange S), E 120 (echtes Karmin bzw. Cochenille), E 122 (Azorubin), E 123 (Amarant), E 124 (Cochenillerot A), E 127 (Erythrosin), E 131 (Patentblau V), E 132 (Indigotin I), E 133 (Brillantblau FCF), E 150 b (Sulfitlaugen-Zuckercouleur), E 150 d (Ammoniumsulfit-Zuckercouleur), E 151 (Brillantschwarz BN), E 160 c (Paprikaextrakt/Capsorubin), E 160 d (Lycopin), E 162 (Beetenrot).

Konservierungsstoff E 200 (Sorbinsäure), E 202 (Kaliumsorbat), E 210 (Benzoesäure), E 211 (Natriumbenzoat), E 212 (Kaliumbenzoat), E 213 (Calciumbenzoat), E 214 bis E 219 (PHB-Ester), E 220 bis 224 (Schwefelverbindungen/Sulfite), E 226 bis 228 (Sulfite), E 235 (Natamycin) und E 1195 (Lysozym).

Geliermittel und Verdickungsmittel E 407 (Carrageen), E 410 (Johannisbrotkernmehl), E 412 (Guarkernmehl), E 413 (Traganth), E 414 (Gummi arabicum).
Säuerungsmittel E 513 (Schwefelsäure).
Geschmacksverstärker E 620 (Glutaminsäure), E 621 (Natriumglutamat), E 622 (Kaliumglutamat), E 623 (Calciumglutamat), E 624 (Ammoniumglutamat), E 625 (Magnesiumglutamat).
Trennmittel E 903 (Carnaubawachs).
Verwenden Sie so oft wie möglich Biolebensmittel. Die hierfür eingesetzten Zusätze gelten als gesundheitlich unbedenklich.
Weitere Informationen unter: www.zusatzstoffe-online.de.

Zum Weiterlesen

Allergie Konkret. Das Magazin zu Allergien, Asthma und Neurodermitis. Deutscher Allergie- und Asthmabund, Fliethstr. 114, 41061 Mönchengladbach.

Allergieprävention. Cathleen Borowski, Torsten Schäfer. Urban + Vogel Medien + Medizin Verlagsgesellschaft, München 2005.

Allergie(risiko). Was darf mein Baby essen? Herausgegeben von aid infodienst und Deutsche Gesellschaft für Ernährung. Zu beziehen über www.aid.de oder www.dge.de., Bonn 2003.

Allergie. Ungewöhnliche Reaktion auf Stoffe aus der Umwelt. Herausgegeben vom Industrieverband Körperpflege- und Waschmittel (IKW), Karlstr. 21, 60329 Frankfurt am Main in Zusammenarbeit mit der Deutschen Gesellschaft für Dermatologie, Robert-Koch-Platz 7, 10115 Berlin.

Die große Kosmetik-Liste. Über 6000 Inhaltsstoffe verständlich erklärt. Öko-Test-Verlag. Frankfurt 2004.

Hautfreund. Zeitschrift vom Deutscher Neurodermitiker Bund e.V. Deutscher Neurodermitiker Bund, Spaldingstr. 210, 20097 Hamburg.

Klarheit für ein ungetrübtes Duftvergnügen. Neu: Einzelkennzeichnung von Parfüminhaltsstoffen. Herausgegeben vom Allergie- und Asthmabund, Hindenburgstr. 110, 41061 Mönchengladbach in Zusammenarbeit mit dem Industrieverband Körperpflege- und Waschmittel (IKW), Karlstr. 21, 60329 Frankfurt am Main.

Kompakt Heuschnupfen. Öko-Test-Verlag, Frankfurt am Main 2005.

Lebensmittelallergie, Neurodermitis. Was darf mein Kind essen? Herausgegeben von aid infodienst und Deutsche Gesellschaft für Ernährung. Zu beziehen über www.aid.de oder www.dge.de, Bonn 2003.

Nahrungsmittel-Allergien. Claudia Thiel. Trias, Stuttgart 2004.

Neurodermitis und Allergien. Das Familienkochbuch. Mechthild Hellermann. Trias, Stuttgart 2005.

Richtig einkaufen bei Neurodermitis. Für Sie bewertet: Über 7000 Fertigprodukte und Lebensmittel. Karin Hofele, Mechthild Hellermann. Trias, Stuttgart 2005.

Stressfrei essen. Die neue Allergenkennzeichnung. aid infodienst, Bonn 2005. Zu beziehen über www.aid.de (download).

Untersuchungen zur Verbreitung umweltbedingter Kontaktallergien mit Schwerpunkt im privaten Bereich. Herausgegeben vom Umweltbundesamt Berlin/Dessau, 2004, erarbeitet von der Zentrale des Informationsverbunds Dermatologischer Kliniken an der Universität Göttingen.

Was isst du denn da? Lexikon der gesunden und ungesunden Kinderernährung. Annette Sabersky. Urania 2005.

Weißbuch Allergie in Deutschland. 2., aktualisierte und erweiterte Auflage. Deutsche Gesellschaft für Allergologie und klinische Immunologie (DGAI), Ärzteverband Deutscher Allergologen (ÄDA), Deutsche Akademie für Allergie und Umweltmedizin (DAAU). Urban + Vogel Medien + Medizin Verlagsgesellschaft, München 2004.